任之堂跟诊日记3

修订版

审　阅　余　浩
编　著　曾培杰　陈创涛

中国中医药出版社
·北 京·

图书在版编目（CIP）数据

任之堂跟诊日记.3/曾培杰，陈创涛编著.—修订本.—北京：中国中医药出版社，2021.9（2025.4重印）

ISBN 978-7-5132-6005-3

Ⅰ.①任… Ⅱ.①曾… ②陈… Ⅲ.①医案—汇编—中国—现代 Ⅳ.①R249.7

中国版本图书馆CIP数据核字（2019）第289483号

中国中医药出版社出版

北京经济技术开发区科创十三街31号院二区8号楼

邮政编码 100176

传真 010-64405721

廊坊市佳艺印务有限公司印刷

各地新华书店经销

开本710×1000 1/16 印张15 字数269千字

2021年9月第1版 2025年4月第3次印刷

书号 ISBN 978-7-5132-6005-3

定价 68.00元

网址 www.cptcm.com

服务热线 010-64405510

购书热线 010-89535836

维权打假 010-64405753

微信服务号 zgzyycbs

微商城网址 https://kdt.im/LIdUGr

官方微博 http://e.weibo.com/cptcm

天猫旗舰店网址 https://zgzyycbs.tmall.com

如有印装质量问题请与本社出版部联系（010-64405510）

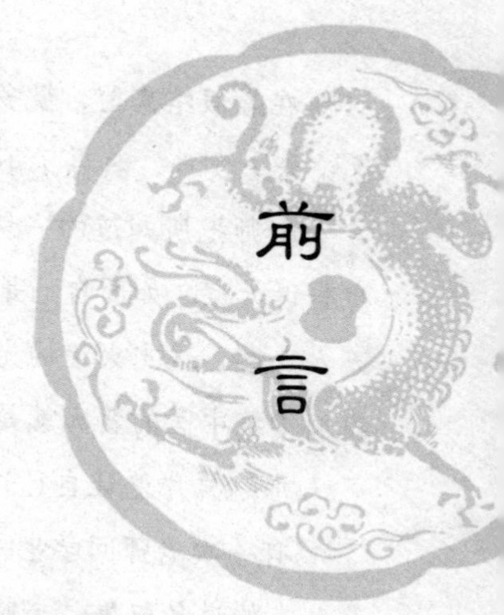

前言

盛夏，烈日炎炎，蝉鸣声声，牛头山上一派盎然绿意，草药飘香……

每天早上，任之堂外面，一排学生齐聚在桥边，大声朗诵《中医经典要文便读》《道德经》《清静经》等经典，还有学生为病人推拿按摩、吊痧拍打，一些中医爱好者还在相互把脉，交流心得。当地市民路过时，纷纷投来惊奇的眼光，纷纷议论，这任之堂咋这么热闹？

上午，抓药房里，忙得不可开交；熬药间中，干得热火朝天；炒药炉前，炒得挥汗如雨；抄方台前，写得奋笔疾书；诊病桌上，老师双手号脉，不动如山。

下午，大家齐聚民间中医联谊会，济济一堂，纷纷献宝，你方唱罢我登场。宏姐摇着扇子，边扇边讲脉法；老王拿着笔记本，边看边讲他的行医故事；邹兄带着他的满天星斗针，一边用娴熟的手法扎针，一边讲述他的祖传针法。

晚上，任之堂里依然热闹，老师打开投影仪，播放太白山采药经历，刘博士给大家讲妇科，明冠讲书法源流，王鑫讲中医文献校勘。

牛头山、四方山上，二三十人的采药队伍，浩浩荡荡，老师指着水里的蒲黄说，谁能采过来？文弱的泽伟一马当先，跳进水中，明冠在后面全程拍摄……

从我们初到任之堂，步入中医之门，到如今真正领略中医之大美，中药之神奇，转眼间将近半年，日日抄方，天天总结，遨游在医药的海洋中，就像在沙滩上捡贝壳的小孩子一样，每捡到一个，都惊喜不断。每天都有新的收获，新的喜悦。

老师对我们说，独乐乐，不如众乐乐。你们在学中医的过程中，学出喜悦感来，把中医思路理顺了，不如把这种理顺中医的思路讲出来，让前来学习的学生也能够学到这种快乐，你们就讲课去吧！

在暑假结束前，很多学生都写了跟诊心得，有些在自己博客上发表，有些在中医论坛上发表，获得了不少好评，这股“跟诊风气”居然在任之堂传开了。

老师把所知道的一切都教给了我们。老师希望我们也这样做，把自己所知道的也告诉大家。如同自己是一支火炬，帮一两个人点燃，火炬很光明，帮一千人、一万人点燃，这支火炬的光明不仅不会有丝毫的减少，而且会越传越多，越传越广，我们传统中医的薪火就是这样代代传承下去的。

那怎样才能让自己这盏火炬更加明亮，点燃照亮更多的人呢？

有一次老师问学生，任之堂的核心竞争力是什么？有的说是脉法，有的说是升降，有的说是取象。老师说，都不是，是我，我才是任之堂的核心竞争力！

老师要告诉我们的是，自己才是轴心，把自己转起来，那么整个世界都会围着你转。所以，只有自律自强，由内而明，让自己亮起来，成为灯塔，成为火炬，以心印心，一月照尽千江水，一灯燃起千灯亮，传统中医的传承才能真正延续下去。

愿我们每一个中医人，都是一个火炬，把这中医之灯流传下去，千家共明，光耀万世！

曾培杰　陈创涛

2021 年 6 月

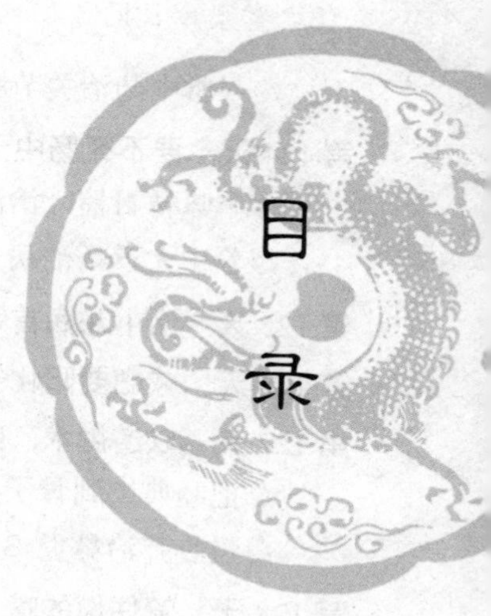

目录

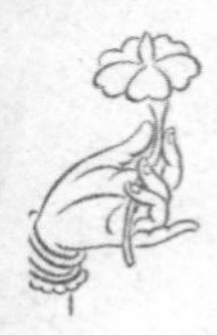

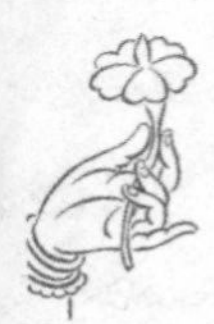

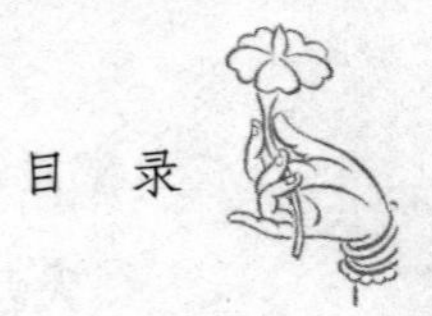

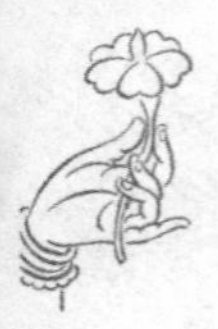

引子　到生活当中去悟

老师的《万病从根治》这本书中有大量精彩的中医感悟，这些感悟很重要，可掌握这种感悟的思维更重要。中医源于生活，我们不单要从生活当中看到闪亮的医理，还要把医理用到生活中去。每天的生活小事背后都有深奥的道理。

老师经常叫我们要养成这种思维习惯，没事要多到外面去观观山，看看水，望望天上的云彩，再到微观世界里面去，看看蜜蜂怎么采花，蚂蚁怎么搬家，树叶是怎么掉下来的，甚至去感悟水是怎么变成云彩，空气又是怎么凝成露珠的……这里面都有门道，这些“众妙之门”，只要打开一扇，就受益无穷了。

在第三阶段的跟诊中，老师把这种悟性思维，有别于感性与理性思维的东西教给我们。我们才发现老师给我们的不再是一条条鱼了，而是一招招捕鱼的技巧。

授人以鱼只饱一餐，授人以渔终身受惠。

《阴符经》曰：“观天之道，执天之行，尽矣！”

中国古代是一个农耕的社会，中医就是在这片沃土里孕育出来的一朵奇葩。即便是在耕田种地的过程中也蕴含着非常深奥的医理。比如，农民种菜，种那些根薯类的作物，如地瓜、山药、马铃薯等，首先就要深翻土，根薯类的作物才能最大限度地顺其性，把根往土壤肥沃的深处生长，才能够结出肥硕的根薯来。如果种的是瓜类作物，比如丝瓜、苦瓜、黄瓜等，就要给它搭一个棚，这些瓜类的作物才能够最大限度地顺其性，把藤条往瓜棚四面广阔空间攀延，就能够结出很多瓜来。

各种草木都有它生长的习性，有喜阴，有喜阳，有喜湿，有喜干，有冬季生，有夏季长，农谚说：稻田水多是糖浆，麦田水多是砒霜。只要能够顺应这些草木粮食的生长习性，就能够收获到丰硕的成果。

岳美中老先生很喜欢用柳宗元的《种树郭橐驼传》来谈养生治病，“橐驼非能使木寿且孳也，能顺木之天，以致其性焉尔。凡植木之性，其本欲舒，其培欲平，其土欲固，其筑欲密。既然已，勿动勿虑，去不复顾。”岳老感慨道，若医者治慢性病，懂得顺木培土一法，思过半矣。我们看完这段话后，感触很深。老师常说的“顺其性，养其真”，这在农学里就能得到最完满的诠释。

老师常跟我们说，天地之间，以人为贵，以人居其中。人体之中，肝木、脾土

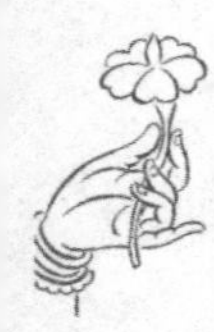

为贵，以肝木、脾土居其中故也。治病就是要顺肝木之性，养脾土之真，使得中焦斡旋，生生不息。所以老师最常用的就是加强版逍遥散与脾三药（山药、芡实、炒薏苡仁）。在顺其性的基础上，养其真就很简单了。养其真说白了，就是人渴了就要喝水，饿了就要吃饭，困了累了就要休息。

很多人都知道养其真，虚了都知道去进补，生活富裕了，都知道把饭菜搞得很丰盛，但这些养其真的做法，如果没建立在顺其性的基础上，就变成壅补呆补了。结果制造出更多的时代病，如高血脂、高血压、高血糖等。

这就像没有给瓜类作物搭棚，却一下子给它上很多肥料，这些瓜类怎么能放开手脚来成长呢？所以老师把顺其性放在第一位，把养其真放在第二位。即便是要培补，也要通补而不壅补。要让五脏元真通畅，不能让六腑有丝毫阻滞。这是任之堂医学精华中的精华，只不过很多人没有领悟到而已。

农谚说：深耕胜浇水，搭好瓜棚胜施肥。深耕松土和搭瓜棚，都是给植物更大的生长空间以顺其性，在顺其性的前提下，当你发现蔬菜的叶子干了，你去浇点水；黄了，你再稍微施点肥；有杂草了，你再锄锄草，这样就不用操心，只等收获了。

那么，在人身上要怎么摸脉定药，以顺其性、养其真呢？老师传了脉法中最重要的一句心得，这是任之堂的不传之秘，是秘诀中的秘诀——脉独大者要顺其性，脉独小者要养其真。《内经》说："非其人勿教，非其真勿授。"老师一般不轻易传这句话，我们在任之堂学习了近半年，老师才在一次偶然之中为我们道破，我们豁然开朗！以前的谜团一一扫破。古人言：假传万卷书，真传一句话。这句话绝对称得上是正品的真传！

老师说，持脉之道，知脉过与不及之理，思过半矣！过，就像植物生命力旺盛，但周围的空间又不够它舒展。在人就会体现出脉独大之象，脉独大就要顺其性，这种作物就该给它搭棚深耕。不及，像植物营养能量不够，呈萎缩枯黄状态。在人就会体现脉独小之象，脉独小就要养其真，这种作物就该给它施施肥、浇浇水了……

《眼科奇书》曰："合浦之蕴珠，光华非不灿烂也，不有鲛人之识，谁为珍而藏之。昆山之璞玉，泽色非不温润也，不经玉人之剖，谁为取而用之。珍藏之秘本，济世之良方，非不屡获奇效也，不赖先达之传，又谁为应验而广播之哉。"

古人云："饶君聪明过颜闵，不遇明师莫强猜。"如果不是老师一步一步循循善诱，我们怎么能够一点一滴地窥视到中医里面的大美呢？古方里面的深意，如果不经老师这番医理的贯通，我们现在可能还在中医门外，等闲视之。懂中医的人，就会重视；不懂中医的人，就会轻贱。但中医里面的精髓，就像玉蕴珠藏一样，不因为时代变化而丝毫褪色，一直就在我们的日常生活中。老师看到任之堂一大群学生们在埋头苦读，便说，要把书读活，就要到生活当中去悟……

第 115 天　重用白鲜皮治皮肤病

6 月 23 日

◎痤疮面斑背后的五脏失调

孙思邈说，病有内同而外异。现在有许多复杂的疾病，五花八门，但总的来说，都离不开衰老这个话题。衰老在皮肤上，表现得最为明显。少年人经常上网，饮食生冷、油腻，脸上就爱长痤疮，皮肤粗糙。中年人奔波劳虑，熬夜、下馆子，脸上就容易长皱纹。老年人缺乏运动，思虑过度，脸上则容易长斑。这些都是身体提前衰老的信号。少年痘，中年皱，老年斑，这些看似不同年龄阶段的常见病，如果从阴阳气血角度来看，他们的治疗都有共通的地方。

老师说，这些皮肤早衰病，都要从心、肾入手，调五脏，把南北对流好（心南肾北），让肌肤固密，邪风之气进不去，即使进得来，也要让五脏六腑把它们转化消散于无形。任它斑痘皮肤皱，咬定心肾不放手。所以，看老师治疗皮肤病的方法，很少用直接治疗皮肤的药，大部分是调五脏的功能，特别以调心肾功能为主。

一个从襄樊过来复诊的女病人，45 岁。原本满脸痤疮，还有些斑。吃完药后，她自己觉得好多了。以前，她用了很多化妆品，反而把皮肤搞得晦暗粗糙，再加上熬夜，皮肤几乎没什么血色。这次来复诊，脸色明显透亮起来，人显得精神了，脸上的痤疮也不怎么痛了。

老师说，还是要从心肾入手。心主血脉，其华在面，心的动力不够，脸上那些色素沉着，垃圾堆积，就推不动了。肾主藏精，五脏六腑之精皆上注于面，肾失封藏，长期熬夜，则虚火上亢，脸色晦暗。再看病人，舌淡苔薄白，舌下有瘀血点。两手寸脉沉细，尺脉弱。很明显这是精血亏虚后，脉从两头寸尺部往中间缩。寸脉不够，气血就不能上养头目；尺脉不够，气血生化就乏源。

所以调治这个病人，不单要把她痤疮、面斑调好，还要把她的五脏六腑调好，因为从中医角度来看，不把五脏六腑功能调好，痤疮、面斑是没法彻底好的。治疗痤疮、面斑不过是调理五脏六腑的一个枝节而已，病人往往只看到痤疮、面斑而没

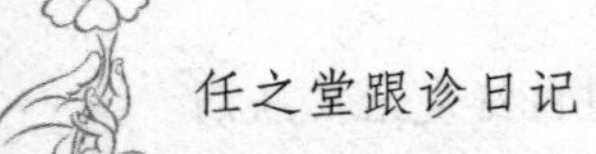

有看到五脏。只见树木，不见森林。当她寸口脉真正起来后，痤疮、面斑就会不治而自愈。

老师还是用常法：补肾助封藏，补心通血脉，佐以祛风利湿热。方药为：附子15克，龙骨20克，牡蛎20克，川牛膝15克，杜仲20克，桑寄生20克，川续断20克，黄芪25克，丹参20克，菖蒲15克，红参15克，红景天15克，泽泻15克，白鲜皮25克，羌活5克，独活5克。5付。

白鲜皮重用25克，只有这味药专治皮肤病，其他都是以调五脏为主。老师说，白鲜皮治皮肤病有特效。皮肤、血脉、关节中有风湿兼热的，它都有效，但要重用至 20~30 克，少了效果不明显。皮肤有郁热，配上羌活、独活，升发阳气，促邪自皮毛而出。配上丹参、菖蒲，强心通脉。配上川牛膝、杜仲，引虚火自右路下行。

◎夏天养生要“无厌于日”

病人问老师还要注意些什么？老师说，治痤疮与面斑，首先要心态好，心其华在面，相由心生，心态好了，你不吃药，它也好得快；心态不好，还容易反复。不是疾病反复，而是你的心性反复。还有，你要多运动锻炼，年轻人要有年轻人的朝气，你看你指甲都是瘀暗的，一派郁热在里面出不来。

病人说，等她放假后，她会安排时间去锻炼，或抽时间去打太极。老师说，锻炼要无为地去做，不要老想着办一张健身卡就了事。也不要想着工作忙就没时间锻炼。锻炼跟有无时间、忙不忙没有关系，跟你的意识重视程度有关。比如，你同样是走五楼，少坐电梯，多走楼梯，跺跺脚，爬爬楼，这就是锻炼。又比如，在家里少开空调，让身体出出汗，那也是对心性的一种锻炼，锻炼的是身体的阳气。

《内经》说，夏天调神，要“无厌于日”。就是说，不要排斥太阳的热气，大自然这个时候给你加热出汗，就有它这个时候的道理。现代人外出为了保护皮肤，戴帽子、打伞，还涂防晒霜，看似在保护皮肤，其实是在损害皮肤。当你排斥太阳的时候，其实你的身体阴邪就在加重了。你躲到空调房里，把自己身体冰封起来，阳气出不来，小则是痤疮、面斑，大一点就是风湿，再大一点就是子宫肌瘤。

在中医眼里，治疗痤疮、面斑，跟治疗风湿疙瘩、子宫肌瘤，用药在本质上是没有什么区别的，只是它们生长的地方不一样而已。究其根源，还不是吃多了水果、冷饮，加上熬夜、吹空调，把身体的阳气伤了，垃圾堆在那里出不来。堆少了就是痘斑，堆多了就是肿块。我们治疗的思路很简单，就是取这个象，把它们疏通排出来，不要让它们留在体内，养虎为患。

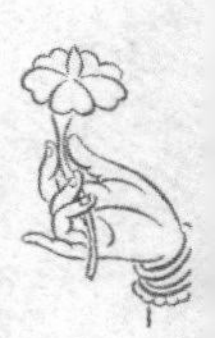

第 116 天　晚上锻炼是背道而驰

6 月 24 日

◎通因通用治出血

今天第 6 个病人，是十堰当地人。这个女患者说她一个月经常来两次月经。老师把脉后说，你第二次来的不是月经，是排卵期出血，是第一次那些瘀血未排干净引起的。病人问，为什么排不干净？老师说，你子宫有寒，寒主收引，所以排不干净，你平时要多运动运动。

她说她晚上经常跳舞，每天都有足够的运动。老师说，不对的运动不如不运动。跳舞要白天跳，晚上是阳气内收的时候，根本不适合剧烈运动。你晚上锻炼，那是在背道而驰。

《内经》曰："暮而收拒，无扰筋骨。"这是说晚上身体整个气都往内收了，不能再拉筋动骨，扰乱脏腑了。如果违反了这一原则会怎么样呢？《内经》曰："反此三时，形乃困薄。"就是说违反了这个原则，身体就很容易困乏疲倦，薄弱。

她说白天怎么有时间锻炼？老师说，晚上是阳化阴的时候，熬夜以及剧烈运动，人体不安宁，阳气浮亢在外面，化不了阴，体内多余的血糖、脂肪都化不开。你想一下，你是不是越运动，肚子周围非但减不了肥，还越来越粗大？她点了点头。

老师说，你肝脉弦硬，中焦郁堵，晚上运动更消耗了阳气，化不开中下焦的痰饮瘀血。刚开始只是肚子变大，脂肪囤积，后来还可能长子宫肌瘤。你这个尺脉沉细涩，有患子宫肌瘤的潜质。尺脉沉迟，为里寒，细为血少，中焦郁为肝胆经不通。所以治疗要暖子宫，补气血，再把中焦疏通一下，恶血排干净，身体就没事了。

治法为：暖宫散寒，补气养血，兼以疏肝化积。方药为：干姜 10 克，小茴香 8 克，艾叶 5 克，紫石英 20 克，黄芪 30 克，当归 15 克，白芍 15 克，葛根 30 克，香附 15 克，川芎 15 克，柴胡 8 克，木香 10 克，蚤休 10 克，扣子七 10 克，川续断 20 克，炒薏苡仁 20 克。3 付。

老师说，像这类子宫出血，宜降气不宜降火，宜行血不宜止血。不可盲目用止血的方法，一止血，瘀血被关在那里，就麻烦了。只要把子宫的寒气散一散，再把气血补一补，然后再顺肝之性，用理气的药疏通疏通。有湿浊痰积的，再适当加点祛湿药如炒薏苡仁，化积药如扣子七。这样瘀血残浊一去，子宫就安宁了。

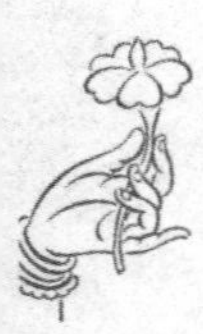

◎用通腑法治疗肩周炎

第10个病人，男，48岁，肩背痛两年，是俗话说的“五十肩”，肩周炎。

50岁，阳气衰于上，气血流动动力不足，头面就开始焦皱，肩膀就没那么灵活，很容易受寒邪，血脉一收缩，则为痹痛。尤其是现在，夏天开着空调睡觉，肩膀很容易着凉，一觉醒来，活动不利索。他说他也用了很多外敷药，效果反反复复，也用过中药，补气养血，都不管用，问老师这是怎么回事？

老师说，治疗肩背痛，用外敷药，以及补气血、通经络的思路，是常规的治法，如果思路对，三五付药就有效果。可你这个病，看似痛在肩背，其实病根在小肠上。你左手寸脉沉细，浮取不到，说明小肠不通，很容易长息肉、包块。

病人又问，大夫，这病根在哪？老师说，肩背为手太阳小肠经所过，你是手太阳小肠经不通，所以光按摩肩背部、敷药还不行，要保持小肠经的通畅。病在上，取之下。从你的脉象看，你的小肠可能有息肉。而小肠是目前医学检查的盲区，小肠有数米长，常规检查，上面下去只能查到胃，下面检查看到一段大肠，中间那一段最长的小肠，却很难探查到。而中医正擅长于治疗这小肠问题，怎么治呢？

小肠经叫手太阳小肠经，为何叫太阳，就是要有足够的温暖，肠道得温则行，遇寒则凝。心与小肠相表里，小肠经不畅，可致心脉痹阻，心阳虚衰。心阳虚衰，反过来又会影响小肠的气血供应，加重小肠积滞。病人舌质淡胖，舌苔白腻，舌下脉络迂曲。结合病人所说，平时容易胸闷，所以心和小肠合治，再佐以通肩背药。

治法：温润通肠，振奋胸阳，佐以引药入背。方药为：火麻仁20克，猪蹄甲15克，艾叶5克，苦参5克，金荞麦15克，红藤15克，银杏叶20克，红景天20克，瓜蒌20克，薤白15克，防风10克，姜黄8克，小伸筋草15克，葛根20克。3付。

病人吃后，反映大便排得很通畅，是平常的一倍。肠道排空后，胸中就没有以前那么闷了，背上疼痛也减半，那种刚开始来时不利索的感觉没有了。

这个方子前面六味药就是通肠六药，治疗病根在肠。病人左手寸脉不足，银杏叶、红景天给左手寸脉心一股动力。瓜蒌、薤白宽胸理气，专治胸痹。然后用上背三药，防风、姜黄、小伸筋草，这三味药再加上葛根是对标而治，缓解背部肌肉紧张，祛散寒凝肩背、寒主收引的状态。

老师说他用这种方法，不单治好了肩周炎、背痛的病人，还治好了很多慢性肠炎的病人。这方法，寒热搭配，攻补兼施，脏腑同治，心肠并调，治上不忘下，治下不忘上，心脏、肠道恢复了，肩背痛自然就减除。

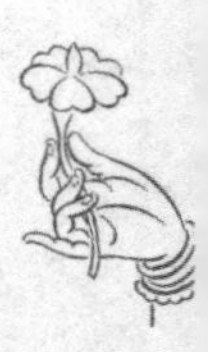

第 117 天　《伤寒论》把禁生冷放在第一位

6 月 25 日

◎为何仲景要不厌其烦交代饮食禁忌

第 1 个病人是便秘，男，46 岁。也算老病号了，吃药的时候便秘就改善，不吃药的时候，通常三四天一次大便，而且睡眠一不好，便秘就加重。

老师一看他手指甲就说，你指甲这么瘀青，身体寒得很，要少吃凉的东西。病人说以前他到别的地方去看病，医生都嘱咐他要多吃水果，润肠通便。可来老师这里，却不让吃，很费解。老师说，那你吃水果有没有把便秘吃好呢？他摇了摇头。

老师就说，那就是了，你们听话往往只听半句话，水果适合那些壮实火热的人，对于你们寒热错杂、虚寒为底的人，那无疑是毒药。所以你们吃药也老是好得不彻底，是因为嘴戒得不彻底。

病人又问，水果不是富含很多维生素吗？老师说，维生素是西医的说法，中医不讲维生素，讲四气五味、寒热温凉。你身体是寒的，就不能碰凉的东西，就算那维生素再好，你都消受不了，这是一般老百姓都懂的道理。那些病得严重的，水果都不敢碰了，一碰脾胃就消化不良，反而加重了疾病，你是还没病到那程度。

如果是真正学中医的，学到了《伤寒论》的精髓，这样的医生一定会劝病人少吃水果这些生冷的东西，为什么呢？因为仲景在《伤寒论》中桂枝汤的禁忌后面，非常详细地吩咐了这么一条医嘱：禁生冷、黏滑、肉面、五辛、酒酪、臭恶等物。余皆准此，其他病的调养也都按照这个禁忌。里面第一条就是禁生冷，水果、冷饮、空调、凉水、凉茶，这些都会伤人阳气，加重病情。

仲景把禁生冷放在第一位，是相当有深意的。我们想一下，仲景那个时代写书是多么困难，每个字都要刻在竹简上，要字斟句酌，为何他不多放些治病的条文，而要在饮食禁忌，还有熬药方法上反复强调呢？因为当时他就看到很多疾病的调理，由于病人没有忌口，结果吃药达不到医生预料中的理想效果。现代人动不动就冰冻饮料、可乐、生冷瓜果，怪不得容易反复感冒、胃肠炎，严重的还生肿瘤。

老师说，这个病人脉象是心肾阳虚，肠道动力不够，不能纯攻纯补，要用寒温并调，提壶揭盖。治法为温润肠道、益气通便。

方药为：大黄 15 克，附子 15 克，火麻仁 20 克，猪蹄甲 15 克，黄芪 30 克，生白术 60 克，生麻黄 5 克，杏仁 10 克，巴戟天 10 克，肉苁蓉 10 克，桂枝 10 克，白芍 20 克，生姜 15 克，大枣 5 枚，炙甘草 8 克。3 付。病人服用后大便就正常了。

老师说，重用生白术 60 克有两方面用意，一是长期习惯性便秘，大肠缺乏蠕动之力，这时用多脂的生白术能生津健脾，以温润肠道，必须重用。另外重用生白术能去腰脐间死血。《医学实在易》认为，凡是腰痛用药缺乏效果的，重用白术治疗各种腰肌劳损，往往有意想不到的效果。这也是脾主肌肉的一大力量。

白术这味药是补后天脾胃、益气除湿的良药。一切脾胃虚损都可用白术甘温补益，脾气健旺，清气就可以上升，浊气糟粕就得以下输。这浊气糟粕，不单包括肠道中积滞，还包括腰脐间瘀血，乃至肚子上的赘肉。这白术一味药就包含了升清降浊的思路，它能扶中焦脾之正气、清气，脾功能恢复后自然能降中焦瘀积。

所以老师治疗肥胖症，往往用白术或苍术，配上鸡矢藤，取白术、苍术健脾升清之功，把湿邪运化开，取鸡矢藤消积降浊之力。这样脾之湿邪得化，肠之积滞得消，就有利于减肥了。

病人又叫老师给些建议。老师说，心与小肠相表里，你小肠不好，跟操太多心有关。你要记住，少操心，少费神，多干杂活，多出汗。

◎肩凝散治冰冻肩

第 24 个病人，多年顽固的肩周炎，俗称“冰冻肩”。刚来老师这里治疗时，他说两条手臂像被铁丝捆住一样，不能移动。吃药后微微出汗，大便量多。走之前，双手肩部已好了大半。他要求老师给他做成蜜丸，方便长期服用，以巩固疗效。

老师就用自创的肩凝散加减，肩凝散方为：丹参 50 克，当归 50 克，乳香 50 克，没药 50 克，穿山甲 30 克，制马钱子 10 克，延胡索 50 克，川芎 50 克，生麻黄 30 克，细辛 30 克，桑枝 50 克，桂枝 50 克。诸药研成细粉，可按比例增减，加等量蜂蜜制成大蜜丸，每丸 10 克，每日两次，每次一丸。

老师说，这个方子他用了很多年，治疗顽固的肩周炎病人有上百例。这个方子是针对那种风寒痹阻在经络、气血运行不畅的。这种病人舌质往往淡暗，患侧寸部多见沉紧之脉。

方中用了张锡纯的活络效灵丹，即丹参、当归、乳香、没药，这四味药专门活血通络，穿山甲无所不通，马钱子为止痹痛良药，延胡索行气止痛，川芎活血止痛，生麻黄、细辛表散寒邪，桂枝、桑枝引药入上肢，久病体虚者可加入红参、五加皮。

两个月后，这个病人吃完药后来复诊，肩部疼痛好了，手原来抬不上去的，现在也抬得上去了，原本很僵硬，现在大为好转。他又向老师要求再做一料药丸，再巩固巩固。

第 118 天　甘草泻心汤治口腔溃疡

6月26日

今天第 18 个病人，男，26 岁，得了顽固的口腔溃疡，有一年多了，大的如绿豆，小的像芝麻。吃了老师 3 付药来复诊，他说，口腔溃疡已经收口不痛了。

口腔溃疡本来就不是大病，可是反反复复病了一年多，病人从外地赶来治口腔溃疡，可见他的口腔溃疡已经不是简单的纯寒纯热证了。

老师说，他上焦有热，中焦有痰湿，下焦有寒，舌尖红，舌根白腻，脉象是两手寸部浮越，尺部沉紧，继续守方。治法：温开苦降，潜阳伏火。

方药为甘草泻心汤加味。生甘草 30 克，干姜 8 克，半夏 15 克，黄连 6 克，黄芩 15 克，红参 10 克，大枣 3 枚，麦冬 10 克，附子 10 克，龙骨 20 克，牡蛎 15 克。3 付。

再用一个漱口方：蒲黄 20 克，五倍子 10 克，生甘草 12 克。

久病的人，绝大部分都是寒热错杂、虚实相间的。有位老中医说，他一辈子治病，纯寒纯热的不过是一两成而已，其他八九成病人都是寒热错杂、虚实相间的。所以寒温并调之法用得相当广泛。

这个甘草泻心汤也是寒温并调的良方，治疗口腔溃疡只是它的一个小用而已。方中用黄芩、黄连苦降上焦火热，用干姜、半夏温开中焦痰湿，再重用甘草伏火，配上红参、大枣补脾胃，脾胃主肌肉，脾胃土厚，则火自敛。所以那些口腔溃疡，老用清热解毒效果不好的，往往用上补土伏火，见效就很快。

至于后面加入附子、龙骨、牡蛎，老师说，这三味药能够把虚亢的上焦浮火收到下焦去，温暖肾阳，解决下面虚寒的问题。而且若口腔溃疡久治不愈，特别需要加大温药的力量。附子和干姜一配，口腔溃疡创面修复就快多了。

凭病人的舌脉，用上这个方，把上焦的火降下来，中焦的痰饮化开，下焦的寒温散，所以 3 付药下去，病人感受效果很明显。

他把嘴巴翻开给我们看，溃疡明显已经收口，而且不痛了。当然这里面也有外用漱口方的功效。这个漱口方在老师《高手过招》中有记载，这三味药既活血消肿，又能敛疮止痛，老师近年来广泛用以治口腔溃疡，效果很明显。

老师说，你这病治好后，还要多加注意。如不注意，它很容易复发，所以叫复发性口腔溃疡。反反复复发作的不是疾病，而是你不良的生活习性。

病人问，有哪些要注意的呢？老师说，你上焦有火，花椒、辣椒这些辛辣的东西少吃，少熬夜。中焦有痰湿瘀堵，要少生气，少吃黏滑油腻的东西，如鸡蛋、牛奶。你下焦有寒，冬天手脚容易冰冷，夏天就不要老对着空调吹。水果对你来说，是弊大于利的。现在夏天到了，要多出汗，多到外面去晒晒太阳。

中医提倡“冬病夏治”，夏天不单可以治冬天的病，就连秋天的凉，冬天的寒，春天的湿，都可以一并治疗。大自然给你安排夏天出汗，就是让你把秋天、冬天、春天郁积在身体的毒素，通过汗发出来。

该出汗的时候，不懂得去出汗，那么到身体不应该生病的时候，就会经常生病。《内经》说夏天要“无厌于日”，不要排斥太阳，不要抵抗出汗，适当出些汗，身体才能平衡。汗出得不透彻，它就会出个口腔溃疡，或者出痤疮什么的。

身体任何一个病理反应，都是身体在调整，在给病邪以出路。口腔溃疡，不过是身体开一个口来泻热而已，我们不应该只看到病人口腔溃烂，更要看到病人身体有郁热在那里。

第 119 天　用杀虫药治疗口腔溃疡的思路

6 月 27 日

第 14 个病人，男，35 岁，也是口腔溃疡，十几年了，反反复复。

老师摸脉后说，你脉这么沉，病根深啊！然后看他嘴唇，最大的溃疡面有小指甲片那么大，周边鲜红。这是到目前为止，我们见到过的最严重的一例口腔溃疡。

他说，这么多年啥药都尝过了，中药西药，漱口内服，都不管用。

老师说，你这病是身体长期虚弱，身体很难运化得了药，你身体这边扶就往这边倒，那边扶就往那边倒，像墙头草一样。你的身子要靠饮食来养，饮食不靠山珍海味，而靠五谷杂粮，不靠美味佳肴，而靠简单素菜。

老师说，这样吧，我开 3 付药给你试一下，能消受得了就好。如果你沉细的脉势能够提起来，那便有得一治。老师还是用甘草泻心汤的思路，不过特别加了露蜂房、贯众杀虫的药，以及扣子七、蚤休（重楼）抗癌的药。方子为：生甘草 20 克，半夏 15 克，干姜 10 克，黄芩 10 克，黄连 5 克，红参 10 克，大枣 4 枚，露蜂房 10

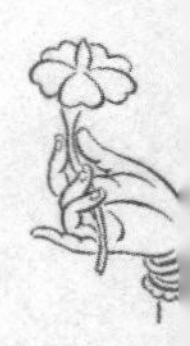

克，贯众 20 克，扣子七 10 克，蚤休 10 克。3 付。

刚开始我们也想不明白，为何老师加入露蜂房、贯众杀虫的药？老师说，回去看一下《高手过招》。原来云南有位眼科老中医，治疗角膜溃疡时喜欢加入百部、鹤虱两味药，他认为凡溃疡者，可取象比类，当作里面有虫蚀，大虫是虫，小虫细菌、支原体、衣原体也是虫，所以加入杀虫药。后来他的学生把这一经验用于口腔溃疡，效果也不错。所以治疗那些久病顽疾溃疡的病人，当疗效不佳时，就可以考虑加入杀虫的药。这也是老师加入露蜂房和贯众的原因所在。

至于为何要加入扣子七和蚤休两味抗癌的药呢？老师说，病人病程长，病情反复，病势严重，要把他的溃疡面当作肿瘤来治疗。结果 3 付药下去，溃疡面明显收口，疼痛缓解，溃疡面上深红的颜色也渐渐转淡。

老师说，你这病要注意了，能不能彻底好，以后不复发，就看你平时的不良生活习性能不能调整过来。回去后，不要熬夜、过度操劳了，要注重饮食，少吃荤，多吃素，巩固疗效。

第 120 天　四味抗癌药

6 月 28 日

◎治病如同用兵

第 8 个病人，女，28 岁，胃癌，她老爸带着她全国各地求医，长期下来，身体差得像垂老之人一样，弯腰弓背，疼痛难忍。她把以前的治疗经过给老师看。

老师说，治疗你这个病，要在神的层面上去调，不能有畏惧之心，大不了死去。你如果害怕放不开，那病反倒重了，要活得有气势。

老师给她用黄连温胆汤，加上四味抗癌的药，即扣子七、蚤休、灵芝、沉香。这是老道长在道医会上传授的四味抗癌药。老师还加入龙骨、牡蛎，不管怎么样，先要把病人的神定住。最后又加入 20 克的火麻仁。老师说，治病如同用兵，十则围之，给病留一出口，穷寇莫追，火麻仁就给肠道打开排病气的通路。

◎小肠的一大动力来源于心

第 13 个病人，女，40 岁，来老师这里复诊，经常三五天一次大便，非常不规律，便秘十几年了。她说来老师这里吃药就好些，可不吃药，过不了多久，又回到老样子。我们问她有没有忌嘴啊？她说，让少吃肉和水果，肉类可以少吃，可水果就想不明白。她说她看了这么多中医、西医，一见到便秘没有不叫多吃水果的。

老师说，病在观念，你这观念不改过来，这病是没法治好的。你以前吃水果吃到手脚冰冷，吃到浑身没有热气，非但便秘毫无改善，反而会吃出病来。

当一样东西你吃了不舒服，就别再吃了。就算是山珍海味，身体不受用，也没必要吃。就像你知道开水是要烫手的，你还会去碰吗？像这水果对于你虚寒的体质来说，那可是大毒，碰都不能碰。

病人说她最近头脑晕沉、心慌。老师说，你这病是病在小肠、心和脑这一条线上，小肠不通，心阳不通，头部清阳上不来，这都是一个病，你背部还怕冷怕风，对吧？她点了点头。老师把脉后说，心阳不足，小肠不通，寸脉弱，整个脉势有疙瘩瘀点，不流畅。于是老师念方药，治法：润肠通便，温通心阳，兼升阳祛风。

方药为：火麻仁20克，猪蹄甲15克，郁李仁15克，杏仁15克，桂枝15克，白芍20克，生姜15克，大枣5枚，炙甘草8克，红参15克，红景天20克，银杏叶20克，生白术60克，扣子七10克，羌活5克，独活5克。3付。

凡仁皆润，这个方中用仁类药来润通肠道，针对小肠治疗。心与小肠相表里，小肠的一大动力来源于心。大部分中老年人肠道蠕动乏力，都跟心力衰退相关。所以老师治疗小肠疾患，总是心肠并调。如果病人寸脉弱，要以补上焦心气心血为主，所以用桂枝汤加上红参。这也是久秘多虚的道理。

至于重用生白术通大便，在前面已多次提到。而用扣子七这味非常有灵性的药，老师说，治疗肿瘤积块可找它，那些脉象摸起来有疙瘩、瘀点不通的，也可以靠它理顺。同时，病人便秘这么久，也要考虑她的肠道是否长东西了。

至于用上羌活、独活这两味风药，一方面表散背部寒邪，另一方面用它来升阳。欲降先升，凡用药，升清和降浊总是相因进行。

第121天　学医心得——信求疑悟行

6月29日

◎用心抓药，核对签名

前天药房抓药时，给一个病人多抓了一味竹茹，立马引起老师的高度重视。老

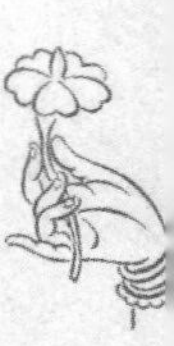

师立即用笔写了“用心抓药，核对签名”八个字，贴在大药房抓药台上。并跟我们说，医院里面有“三查七对”，他们这样做肯定有道理。一个医生再怎么严格，都是不够的。出了一件小事，有可能就会害了别人，甚至是害了自己。所以你们在药房抓药，不但不能多语调笑，还要严阵以待，像上战场一样，像过独木桥一样，战战兢兢，毕恭毕敬。抓完后，你们还要两人分别核对。

接下来，你们要把十八反、十九畏、妊娠用药禁忌歌背下来，这是中药最基本的禁忌。一个医生还没学会救人，首先要学会保护自己。保护自己最好就是处方、用药、抓药、煎药，甚至写名字都不能出现丝毫的差错。药房里面任何一件事都不是小事，任何一个细节都是关键，任何地方都有可能出现风险。

◎医道非商道

医生容易当，好医生不容易当。当一两次好医生容易，当一辈子好医生难。

鉴于这几天学生们都有些浮躁，老师今天晚上又给我们重复这个古老而新鲜的话题——如何当好一个医生。

第一，医道非商道。有个骨折病人，在医院里打了个钉。医院跟他说，国产的钉子一枚五百元，进口的要一万多。他这个手术做完，安上两个钢板两个钉，共花了两万多块。他很郁闷地跟老师说，这钉子即使用黄金打的，也用不了一万块啊！

老师说，现在有些医院把医道当成商道来经营，把经营放在首位，这是商家的行为。医生不是生意人，医道不是商道。行医把利益看淡些，路子才会越走越宽广。不要把医术当成你谋利的手段。商场上为了谋利，奸商的手段有很多，比如偷梁换柱，囤积居奇，以次充好，短斤缺两……很多你想不到的他们都用上，而把这些东西用到医道上，那就失道了。“得道者多助，失道者寡助。”我们任之堂刚开的时候，那段时间非常辛苦，药房忙得不可开交，自己一个人根本忙不过来。忙到没时间做饭，周围老百姓都纷纷送饭过来，他们甚至自动轮流给我们任之堂安排伙食。

很多人在帮你的时候，你会觉得你是顺着风在行船，顺着道在走。虽然刚开始走得比较慢，但却对未来充满信心。这样，你干每一件事的精气神都与众不同，人会很有神采。药房你把它定位成经营药品和为人治病两个不同点上，经营出来的气场是完全不同的。当很多人对你有意见不满时，你就要看看你自己有没有失道。失道是做不出品牌的，也是干不长久的。

要想到，求学访道才是学医的目的，而钱财只是学医过程的附加品。学得好不用求自然就有，学不好靠手段到手的，还会因为类似的手段流失。《医家论》曰：“(医

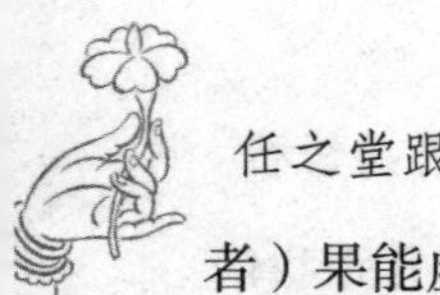

者）果能虚心笃学则学日进，学日进则每治必愈，而声名日起，自然求之者众，而利亦随之。若专于求利，则名利必两失，医者何苦舍此而蹈彼也？”

◎成败在于细节

第二，学医要做个有心人。

做任何事情都是这样，当你很用心去做，跟不用心去做，效果天差地别。老师说，我小时候，看到别人玩箫很好玩，自己也要做一个，于是我把别人的箫借过来，完全按它的尺寸，选竹子来做，连哪里打洞、打得多大多小都模仿得惟妙惟肖，可就是吹不响。后来发觉还不够用心，最后削的木头塞子，还做得不够丝丝入扣，要做得与接触面完全吻合，一模一样，才能吹得响。

成败在于细节。你做事情时，常要这样想：为何别人做了，他就是品牌，而你做了就是庸品？他的生意为何人皆称赞，你做得为何无人问津，遭人摒弃？

道临有心人，大道是降临在有心人身上的。就拿治病来说，我也一直在琢磨如何治疗癌症，怎么让肿瘤肿块消散掉，如何把寒包火的状态解决。你用了散寒的药，如姜、桂、附，寒没有散开，反而加重了他的热火。你用了清热泻火的药，如半边莲、白花蛇舌草，结果还没有把热给清掉，就把正气给伤了。甚至你又想到用虫类药，如全蝎、蜈蚣、穿山甲把经络打通，结果反而伤了经络，又想到用有毒的药来以毒攻毒，如马钱子、木鳖子，这样病人不死于病，却可能死于药……还有晚期的癌症，我现在每天都会想这些问题。

这次去太白山，最大的收获之一，就是从孙蔓之老师那里取到了应用风药的经验，并且把风药的一些神奇之处吃透，运用于临床。一般人用风药，只想到治疗风寒感冒或风湿痹证，再深一点他会想到治疗胃肠寒湿，可有多少人能够再钻深一点，想到这风药可治疗肿瘤？利用风药这股生发之气，让身体进入春天状态。这就是一层层地深入，就像打井一样，打得越深，水也越多。半途而废者，往往无水可得，多学少成。比如，最近有肿瘤的病人，痛得不可忍受，用热水泡痛加剧，用冷水泡却凉得受不了。我们看，大自然的风，在春天能够把冬天的寒冷吹走，在夏天能够把夏天的暑热消减，这是大自然给我们的启示。我们用风药，目的就是让身体有这股春生流动之性，把肿瘤外表包裹的寒气消散，把里面的郁热透发出来，结果他的病痛就减轻了。就这一类风药，你悟透吃透就能解决不少疑难杂病。

当你处于时刻用心钻研状态时，你会发觉机缘随时都有可能降临到你身上，你经常会有一点即透的感觉。有时同行无意中的一两句话，你几年来的疑惑就想透了；

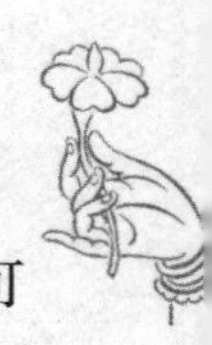

有时病人随便说几句他的感受，你也会豁然开朗，虽然别人未必特别有心教你，可这一切却好像专门为你而设一样。

◎一切法从恭敬中求

第三，是医生的言行举止。《大医精诚》曰：“夫为医之法，不得多语调笑，谈谑喧哗，道说是非，议论人物……”老师说，最近药房的人多了，大家容易边抓药边开玩笑，有的学生早上在外面，穿着白大褂，却在高声谈笑，这都非常不好。

医道通仙道，在这医门里面，你要处处小心啊！要用沉静的心来对待医道医法，就像面对圣贤祖宗。“一切法从恭敬中求。”你们来这里，是来求学的，不是来玩的。所以你们要养成非常严谨的作风，这样你们会受用一辈子，不管你们做不做医生，你们养成这种庄严恭敬的作风，对你们将来一辈子都是有好处的。

病人过来，首先不是看你医生的药方，而是看你整个任之堂的气场。如果你们抓药，一会儿秤药掉到地上，一会儿嘻嘻哈哈，他们心里会怎么想？所以你们抓药时要用心抓药，不抓药时就背背书，不要调笑，更不要说人是非。下午不开诊，就要有个人的学习计划。要把你们最佳的学习状态表现出来，这样病人也会受到感染。他看到你们背书看书，处于精进状态，他们都会从心里面敬服。

上次林宇过来时，感触最大的就是来任之堂的学生很幸福，他们都在医道中走，顺医道而行，相互提携，相互帮助，就像大雁南飞一样，互不掉队，大家一起飞，互相鼓劲，力往一处使。

第四，你们是为什么来的？不是为抓药熬药，也不是为偏方秘方，更不是为谈天说笑，那为什么呢？为医道！你想抓药熬药，哪个地方没有抓药熬药？你想谈天说笑，到娱乐场去！你想找偏方秘方，现在网络信息这么发达，随手百度就一大把。你如果想抄方，《伤寒论》里一百一十三方，方方都比我的好。你想学习知识，在家里，在学校，在图书馆，那里才是学习的殿堂。你们来任之堂，这些都是次要的，重要的是为医道而来，这点一定要搞清楚。

老师说，你们不远千里来任之堂，为的是来取经，经是什么？《伤寒论》，你们手中都有，不用这么远来求，你们求的不是外面的形式，而是心中的实质。外面的形式，天下哪里都有药房，但未必每一家药房都能按传统中医的要求来干。

你们都想一下子学成上道，其实学成上道一点都不难，难的是你有没有这份心。《论语》曰：“仁以为己任，不亦重乎？死而后已，不亦远乎？”把仁之心当成肩膀上的重任，这是任重道远啊！这颗仁之心是学医的第一位，有了你就上道了，没了

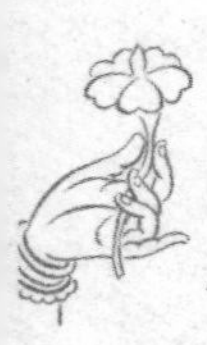

你还在原地打转。有了你看书临证时常是满载而归，没有你入宝山也将是空手而回。

现在我们就来谈谈中医的学习之路，这也是我个人的学医心得，希望对你们有帮助。我总结为五点：一是信，二是求，三是疑，四是悟，五是行。

◎信则不疑，信则致用

第一步是信。“信为道源功德母，长养一切诸善根。”病人没有信，见不到真中医。学生没有信，进不了中医门。因为有信，才会有你后面的追求探索提升。王蒋也是相信中医，才弃商学医的。如果信都不信，什么都白搭了！有多大的信力，成多大的果。你如果半信半疑的话，那肯定走不到头。

比如中医基础理论，你信不信？你只有信了，才能全心去悟去用，不信的话，拿着书学习，也得不到皮毛。信“心主血脉，其华在面”，这是刚学中医的人都知道的，那么你临床上见到长痤疮、黄褐斑的病人，立马想到这句话，从心入手，把重点放在调理心上。或活血化瘀，用丹参、菖蒲；或温通心阳，用桂枝、白芍；或补养心气，用红参、红景天；或养心安神，用合欢皮、首乌藤，使心脉得通，心阳得布，心血得补，心神得安。这样辨证治心，脸上那些疮斑就好得快。

信“肝主筋，肝开窍于目，膝为筋之府”，临床上你如果碰到经常看电视的老年人，摸他左关肝脉不足，你就断他视物模糊，膝关节有退行性病变，活动不利索，这样八九都不离十。你再问他晚上是不是经常抽筋，很多中老年人都会有这种反应，这都是肝耗用过度所致，肝血不足，血不养筋，血不养目。然后你再利用养筋汤的思路，给他养血柔筋，再适当加些淫羊藿、小伸筋草，使肝血得养，肝气得调，那么眼睛、膝关节、抽筋的困扰，往往三五付药下去就可以解决……

信中药取象比类的思想，比如竹茹、芦根、白茅根，这些都是中空之物，中医认为中空能通表里气，表里气机不通，三焦上下不利，六腑有积，你就会想到用这些中空之物。中空象征着虚心，六腑就是以空虚通畅为妙，经络血脉也以松通流利为妙。以前我用芦根、白茅根治疗发热效果很好，这就是取它们二者的象。

人会发热，是表里之气不能很好流通，三焦上下不能很好对流，芦根、白茅根一配，一个清气分热，一个清血分热。芦根透表，白茅根清里，二药一配合，把人体气血津液从上到下、从内到外都理顺了。你看，它们上可以清热透邪，祛痰排脓，中可以益胃生津止渴，下还可以导热从小便出，有利尿的作用。对人体热邪亢盛，烦躁郁闷，小便黄赤，表里三焦不通利，用上去效果都是相当不错的。就这两味药重用，治疗一般的实热、小儿高热，效果就杠杠的！

有位常年肺病胸闷的老人，感冒后咳吐大量浓痰，抗生素治疗数周，都缓解不了，反而引起严重便秘，三焦六腑不通，痰涎壅盛，黄稠。家属抱着试一试的心态，找来任之堂。老师跟他说，用竹子放在炉火上烤，取竹沥水，每次 30 毫升，每日两次。老人家很怕中药味道，又多日不怎么进食，不想吃东西，但当家属把竹沥水烤好给他喝时，他一闻清香味，没有什么苦药味，反而有股清气。于是抱着试一试的心态服用了，服用第一天就放了很多屁，第二天解出一大堆黏腻的大便，胸闷、咳嗽顿减，开始思食。服用一周后，身体就恢复了。

老师说，竹沥教材上只谈到清热化痰，用这个功效来治病，远远不能充分发挥竹沥的妙用，要把这竹沥的妙用发挥出来，就要善于取象比类。

竹沥是从竹子里面取出来的精汁。竹子的形态，你们都知道，中空而外直，从竹头一直到竹尾，有几十个竹节，看似每个结节都受阻，其实它们气机是一脉贯通的。就好比人体有很多体腔，如胸腔、腹腔、盆腔，还有很多关节、脊椎、血脉瓣膜，它们看似不通，其实从上到下是一气流通的，内外也是相连的。

从这个角度把竹沥取象用到贯通人体三焦气机上去，那么竹沥就不单是简单的化痰之品了，它能够从上到下，把痰热从心包、血脉、肌肉理顺下来，降到六腑肠道或膀胱排泄出去。

这竹之一物，看似普通，一取象比类就非比寻常。所以你们把竹沥、竹茹、竹黄这种理顺三焦六腑痰热的通利之象，用到顽痰、热邪阻滞五脏六腑中去，配伍到辨证方中，往往能收到意想不到的效果。甚至单味药运用，效果也非常神奇。

◎路漫漫其修远兮，吾将上下而求索

第二步是求。求，有向古书经典中求，有向老师身上去求，有向大自然中去求，有向日常生活中去求，等等。屈原《离骚》曰："路漫漫其修远兮，吾将上下而求索。"对于求学而言，为学日增，没有追求就没有收获，所谓求知就是这个道理。

孙思邈"博极医源，精勤不倦"，仲景"勤求古训，博采众方"。经典古籍成就了药王、医圣，医书古籍就是医道的源头，智慧法术都从里面流出来，所以要善于从经典古籍中探求。

"师者，所以传道授业解惑也。"再者就是向老师求，以前提到拜三个老师，加上一个古人为师。三个老师，第一个是学院派的，理论功底非常扎实的老师；第二个是民间派，实践水平经得起考验的老师，这样的老师不管用什么方法，目的就是把病治好；第三个是草药郎中，他们经常与山中草木打交道，有非常独到的草药辨

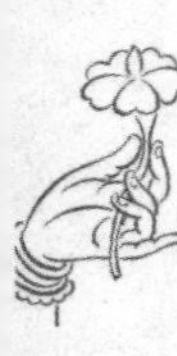

认治病知识，跟他们采药，能观药性，识药性，有助于领悟药理。历史上赵学敏就是向民间草医学习的榜样，他编著的《串雅》相当了不起，把民间中医简验便廉的特色发挥得淋漓尽致。

从自然中求，你身体需要什么，往往大自然按不同的季节都为你准备好了。比如冬吃萝卜夏吃姜，不劳医生开处方。这里面绝不局限于吃萝卜、姜上面，它是教人要顺时而养生，冬天盛产萝卜、大白菜，就以萝卜、大白菜为食物。夏天盛产生姜、瓜果，就以生姜、瓜果为食。

春天，柴胡一到正月十五已经绿叶葱葱，富含春生之气，你就很容易联想到柴胡归肝经，升发肝气。而细辛长在阴冷的水边，你就想到它极耐寒，身中有大热。半夏、夏枯草在夏至的时候，一个开始生长，一个开始枯萎，正值阴阳交汇之时，所以用它们交通阴阳，治疗不寐。

春天蒲公英茂盛，胃热、炎症你找它。秋天菊花飘香，干燥、眼胀你找它。冬天各类种子成熟处于封藏状态，如枸杞子、菟丝子，用五子衍宗丸助精封藏。长夏暑热大盛，西瓜卖得特好，这是大自然提供的解暑生津之品……

还有向日常生活中求，没有实践的理论是不牢固的理论。中医的理论在日常生活中都可以发挥得淋漓尽致。就拿六淫邪气中的风气来说吧，风，你用得好，就是六气，用不好就是六淫、六贼。教材里有很详细的总结，我们主要看它在生活中如何体现。毛巾放在通风口容易吹干，这是“风能胜湿，风令水干”。所以治疗肠道有湿气的，用上些风药，把湿气从肠道往上升一升，靠脾胃就能把它代谢出去，这就是玉屏风散中用防风的道理。

把家里的窗户打开，风无处不到，忽而这边，忽而那边，忽而吹脸，忽而吹脚，这叫“风性善行而数变”。当你碰到那些关节痹证，疼痛忽这忽那，或者碰到皮肤瘙痒此起彼伏的，这都是有风邪在里面作怪。所以在用药治疗的时候，都会加些荆芥、防风、蝉蜕之类的药，透透风邪。

再者我们去爬山，登到山顶的时候，感受到的是山风阵阵，你看泉水往下流，到不了山顶，只有风能吹到山顶，这就是“风为阳邪，易袭阳位”，也即“高巅之上，惟风药可到”。所以治疗巅顶头痛、偏头痛等各类头痛，总少不了风药，如藁本、川芎、柴胡等……

◎厌熟二字乃学医最大障碍

第三步是疑。疑就是疑惑，没有疑惑就不会开悟。做学问是小疑小悟，大疑大

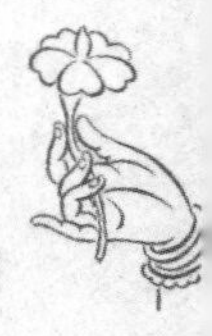

悟，无疑则不悟。当你心存疑惑时，读书临床就会处于渴望求解状态。你天天想，日日想，随时随处都想，这样突然一个机缘，你就悟到了。

比如，我治疗肿瘤，还有很多疑难杂病，都是步步存疑。还有很多中西医都未攻克的医学难题，你不要想着这是别人的事，与自己无关。不管你有没有找到答案，你存疑了，去追求，去探索，这种研究的精神将带领你把中医的路走得更高更远。

说完，老师在纸上写了两个字，"厌熟"。老师说，这"厌熟"二字是人成功最大的障碍，也是人失败、栽跟斗最大的原因。俗话说，矮凳子，绊倒人。人如果自以为熟悉而不留心，走路也会被石头绊倒。所以你们抓药不要以为熟了就可以谈笑，熬药不要以为熟了就掉以轻心，抄方不要以为熟了就放松警惕，背书不要以为熟了就弃之不顾……有很多问题都是出现在纯熟之中却掉以轻心的。

有个大专家，做了一辈子胃部手术，轻车熟路，就跟家常便饭一样，到他将要退休时，做最后一个胃部手术，很多实习生都在旁边观摩，他也觉得这种手术是相当轻松了，谁知这个手术却让他非常难堪，因为做手术时他把病人的一条大血管弄破了，当时也做了抢救，可第二天病人却死了。

中国有一个顶级走钢丝大王，他在钢丝上行走，就像常人在寻常山道上行走一样，非常纯熟。可是在他最后一次表演时，却从钢丝上掉下来摔死了。

所以，你们要把药房的小事当成大事来看，要把人生的每一步小节都当成大节来看，不要以为熟了就放松，就不存疑，像医道这种行业，你再怎么熟都还是不够的。医无止境，你一旦有厌熟之心，你就是在退步了。包括你们背书，背熟了，未必是真熟，会用了，未必是真能妙用。你们看少林寺练武功的人，他们刚开始几年都干挑水砍柴的杂活，重复着非常单调的生活。厌熟的人，啥都没学到，就像在干苦力。处处存疑留心的人，却在干杂活中悟到很多东西，最终武功大成。

又比如，达芬奇画鸡蛋，这是谁都知道的，就那个圆鸡蛋，它练基本功就花了几年。先是形似，再后来就是神似了。像你们刚开始学中药方剂，开出古人的方来，照搬的，那只是形似，可能你们要花不少时间在这形似向神似方面过渡。同样一个方，出自不同人手中，完全是不同的样子。就像同样一根笔，在常人手中与在达芬奇手中，画出来的东西是完全不同的。

同样的大白菜在张师傅与李师傅手中炒出来，味道也是不同的。不同在哪里？在功夫，在用心，在存疑，在琢磨，在进步！谁都知道书法的入门功夫就是那横竖撇捺，厌熟的人水平就止于此，不厌熟处处存疑的人，他就处处进步。

我们学医也是这样，看似这些病人很多都是黄连温胆汤、乌梅丸、逍遥散、桂

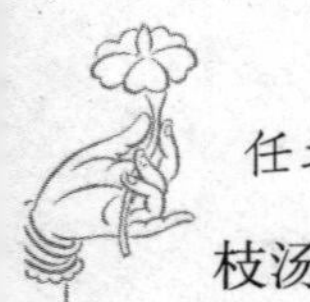

枝汤、小柴胡汤、补中益气汤等，非常平常，都是在转人体那股气机。为何有些人就转得很好，有些人就转得很别扭？这里面都是看各自的功夫用心。

我们医学这门行业，实在是太不容易了，你们选择的是一条非常坎坷的路。可话又说回来，往往人生修成正果，经历都是相当坎坷的。如果一个人能走自己理想中的兴趣之路，这条道路又符合正道，那么他所做的一切付出，所经历过的所有困难坎坷，再回忆起来都是充实而快乐的。

无名氏说过这样的一句话，“中医是一种苦行，要把学医当作学佛菩萨圣贤来对待，做医就是做佛做圣贤。”这样你对自己就会严之又严，就不容易浮躁，掉以轻心。

你们来任之堂学习就是为这个道而来的，所以要搞清楚，这个道你把它学到手，不单是医术随着而来，名利你也推之不去。像志心于道的人，名利对他们来说，都是不求反得的，他们避之都惟恐不及。

◎悟为学医众妙门

第四步是悟。明代著名学者黄宗羲在《明儒学案》中说过一句非常精辟的话，就是指修学技艺的人，一定要用心领悟，自己有心得，才能用技艺救人，他说：“为学为教，舍自得，别无他路，欲自得，舍悟别无他路。”

中医治病，非常重视悟性，悟了才能透过现象看本质，中医治病，不是治表象而是治本质。我们看一段非常重要的传心歌诀：

见痰休治痰，见血休止血，无汗不发汗，有热莫攻热。
喘气休耗气，遗精不涩泄。明得个中趣，方为医中杰。
行医不识气，治法从何据？堪笑道中人，未到知音处。

譬如病人痰多，不一定用祛痰治法，因为痰只是标。所谓肺为贮痰之器，脾为生痰之源，肾为生痰之根，健脾固肾，才可以使痰不再生，这就是治本。

血症不一定用止血方法，因为气为血帅，补气可摄血，则出血自止。否则，徒用止血而不补气，则血亦难以止住。

无汗不一定用发汗药，因为汗为心之液，要看心液够不够，如果心阴亏损，反用发汗，就会损伤心脉。

发热可能是实证，也可能是虚证，可以是阳虚，也可以是气虚，如果一律用清热、退热的方法，可能会加重病情。咳嗽气喘，不一定用宣肺药，如果是虚喘，肾不纳气，一用宣肺的药，就喘得更厉害，因为宣肺药本来就有耗气的弊端，必须查

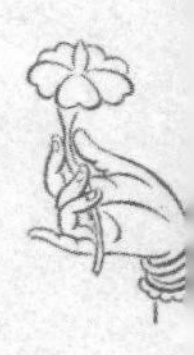

明发病的原因。

遗精不一定用补肾固精法，所谓肾者受五脏六腑之精而藏之。心火亢盛会遗精，肝气不条达也会遗精，如果一见遗精，就通通用止遗的方法，反而会伤了心肝……

上面是医理之悟，当然还有药性之悟。比如，温病学家治疗湿温时，很喜欢应用一味蚕沙，这蚕沙你琢磨透了，它也是一味升清降浊的良药。吴鞠通说，蚕沙能化浊中清气，大凡肉体，未有死而不腐者，蚕则僵而不腐，得清气纯粹者也，故其粪（蚕沙）不臭不变色，得蚕之纯清气，虽走浊道而清气独全。所以用蚕沙治疗腹部湿浊弥漫，升清降浊，正本清源。

施今墨老先生就善用蚕沙与皂荚子连用，"此二药，升清降浊，上能治头晕，中能消胃胀，下能通大便。"

又比如冬瓜子，这药也是升清阳除湿浊的，治疗从上面肺一直到下面肠、肛门一条线上的湿浊都管用。《太氏药谱》这样来悟冬瓜子，书里说，冬瓜乃寻常果菜之物，它的子何以有如此奇效？

原来古人把冬瓜子抛到猪粪坑中，却不腐烂，第二年用这猪粪施肥后长出来的冬瓜，甘淡爽口，从而悟出冬瓜子"极善浊中生清，抗生力强，更属轻清之品"。于是，化裁冬瓜子"升清降浊，清可祛实"的特性，用来治疗肺中咳吐浓痰，肠中有痈瘤，妇科带下湿热，浊邪内阻，都有疗效。

谈了医理之悟、药性之悟，当然还有生活之悟、自然之悟，比如老师《万病从根治》里面，篇篇都是从一件生活小事中悟到一种疾病的真相。

◎步步是法，步步是度

第五步是行。行就是实践，践行你之前信、求、疑、悟所得到的东西，通过行，切身体会中医的疗效，你就会增进对中医的信心。中医是需要反复实践的，也经得起反复实践的考验。学医者，要早临床，多临床，不要轻易放过任何一个实践的机会。就像下棋一样，每一步有每一步的法度。步步是法，步步是度。

许多医家都是因病而成就医术，比如近代的岳美中，古代的黄元御。不知疾苦，无以为医。三折肱，九折臂，得而为良医。这些医生能够成为出色的良医，都是有他们的因缘，他们大都是把自己的身心疾病治好后，悟出医道，并帮助周围的人治病，乃至著书立说，给后人治病的启发。

所以，医术先要靠自己去行证，才能用于人，你的每一次感冒、咳嗽或者头痛、湿疹等，那都是最好的践行机会。

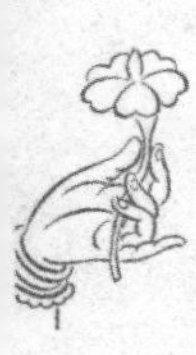

第 122 天　扁平疣的几种治法

6 月 30 日

◎牢抓心肾不放松

外地病人一下子多了起来，很多人连号都挂不上。有些一来就是一家人，因为这个时候孩子们已经开始放暑假了。

今天只谈一个病，扁平疣。这个病，西医认为是一种病毒性皮肤病，当你身体抵抗力弱时，它就会繁殖得很快。多发于青少年，常长在面部和手、四肢。

这个病人得了扁平疣七八年了，也治疗了七八年，效果不好。她说，我现在都有些失去信心了，全国治皮肤病最好的医院，北京空军总医院我也去了。

老师先是把脉，又看了舌象说，我以前也治过不少扁平疣，治法也有很多，像你这种至少要一个月，有些人坚持不住就没得治。这位病人比较急躁，毕竟病了那么多年，手上、脸上的扁平疣都没有消退，反倒有加重的倾向。

老师说，不管什么病，病多久，我们还是用脏腑升降的思路，不足者补之，有余者泻之，下陷者升举之，上越者收敛之。这病人脉象很明显心血亏虚，寸脉不足，久病穷必及肾，肾阳尺部也亏虚。你是不是冬天手脚怕冷、背部还发凉呢？她点了点头。心阳不足则背凉，肾阳不足则脚凉。所以老师说，这个病要牢牢抓住心肾坎离不放松。这个病人说话还有些倦息，肺脾气也不足。

治法为：潜阳温心，补气利湿。方药为：附子 15 克，龙骨 20 克，牡蛎 20 克，桂枝 10 克，白芍 15 克，生姜 15 克，大枣 5 枚，炙甘草 8 克，黄芪 30 克，苍术 15 克，炒薏苡仁 30 克，火麻仁 20 克，猪蹄甲 15 克。3 付。

老师说，扁平疣的病人忌食发物，葱、姜、蒜、鱼、蛋、奶、烟、酒、辣椒，这些刺激性的发物都要忌口。

老师又谈到他治疗扁平疣多年的经验。老师说，扁平疣至少有十种治法，每种治法对部分扁平疣都有一定效果，但都不是万能的。法无定法，没有绝对的治法！

第一种是按道家思路提出来的治法。就是春天打雷时，下第一场雨，你就趁那雷动之机，伴随着雷声，用手反复按摩病变部位，有些扁平疣自然就掉了，民间就有人这么治好的。老师说，这里面的机制，我也没法给个非常好的解释。但中医这种东西，讲究悟性与取象，所有的病毒都是阴邪，需要用阳气才能化掉，这春雷就是天地间至阳至刚之气。春雷一响，地上所有邪气都会被震动，甚至被消灭掉。人在春雷响声下，整个气场就不同了，春雷给人体病邪一个信号，就是不要让它伏藏，让它震动起来，然后你就趁这个时机去除阴邪。老子《道德经》里说："动善时。"牢牢把握这个时机，用手把它搓磨掉。

◎艾熏扁平疣

第二种治法，是用雄黄和艾叶做成艾条，点燃后直接熏扁平疣。老师用这个治法治好了十几例。老师说，还是那个道理，《本草纲目》里记载："艾治百病。"但凡病是由阴邪引起的，以艾叶至阳之性都可治疗，特别是端午采的艾，所谓"端午百草皆是药"，更何况是这艾叶。雄黄亦是至阳之物。两者都是阳性物质，再用火烧烟熏，阳上加阳，来治疗这阴性的扁平疣，所以有效。

当地有个女子，手上、脸上长了四五个扁平疣。老师把药配好给她熏，先只是熏手部，手部熏得又黑又黄，一周后手上、脸上的扁平疣全没了，光洁如初。她觉得很不可思议，不用吃药就治好了。于是又帮她弟弟熏，因为她弟弟脚上也长了一大片，也是几天就熏好了。

又有一个超市的女售货员，半边脸长满了扁平疣，都快毁容了，治了四年都治不好，为这个病她也相当自卑。她问老师有没有把握治好。老师说，试试看吧，我也不能给你打包票，这样吧，你这个病比较重，我给你七天的熏药，收你 50 块钱，如果熏不好，一个月后你回来，我把钱退给你。她熏完后，回来找老师，脸上没有好，老师就准备给她退钱了。她说，虽然没有熏好，但我觉得熏后，它不再长新的了，钱就不用退了，我想再买一个疗程的药。于是又给老师 50 块，再回去熏。

老师说，这个雄黄艾条熏的烟，味道很大，必须要捂住鼻子，闭住眼睛，最好有人帮忙熏。整个熏治的场面，就像烧锅炉一样，烟味很大。

结果，这女子又拿了一个疗程的药，最后彻底熏好了。老师说这个病是他见过最重的一个，也是熏治效果最好的。

◎五花八门的治疣法

老师说第三招是醋蛋法。用 30 个土鸡蛋，泡在一坛醋里，连续泡上 7 天。然后一天吃一个，连续吃一个月。老师说，用这个简单的民间土方，也治好了几个。

第四招单用薏苡仁 50～80 克煮粥，当早餐长期服用。西医说，薏苡仁抗病毒效果很好。中医则说薏苡仁健脾除湿，湿的环境一祛除，病毒就没有滋生的条件了。

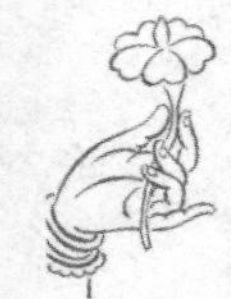

老师说，一般久病身体偏寒的，要用炒过的薏苡仁。用这个方法也治好了不少人。

第五招是老师在《中药大辞典》里看来的，是外洗方。用木贼草、香附各 15 克，用 300 毫升的水，文火煎成 100 毫升，再用药液反复涂洗患处，也治好了一些病例。现在当地的医院还把这个方子制成药水当成品卖。

第六招是比较“残酷”的烧灼法。经过一部分病人验证有效。但如果把握不好度，会留下瘢痕。方法也很简单，就是用一根铁钉烧红，直接按在扁平疣上，烫过后，扁平疣自然会脱落。

第七招是当地一个老中医告诉老师的。老师跟他切磋医技时，提到扁平疣的治法。老中医说，这还不好治，你搞点硇砂，在病灶搓搓就好了，直接化掉。这硇砂，古人是专门用来祛除恶疮、息肉、目翳胬肉的。

第八招是内服中药。老师说，凡是见到病人右手寸部不足，乃右路阳气升不上来，这时用麻黄附子细辛汤，治疗扁平疣效果也很好……

第 123 天 中医调升降就是调那团气

7月1日

◎胁痛多因生气起

第 18 个病人，胁肋痛。老师说，你这个病肯定是生气引起的。她说，我脾气很好。老师说，得这个病的人，没有哪个脾气好的，你说好是自欺欺人，掩耳盗铃。最近你家中有没有发生特别的事？老师摸到她肝脉中有明显纠结，故有此一问。

她听后欲言又止。老师说，你这病我可以帮你纠正过来，你想要彻底好，有两个办法，一个是要大哭一场，因为金能克木，悲能胜怒。脾气不好的人，要改脾气，首先要痛哭反省。第二种办法就是要放得开，对人情冷暖要能看得开。如果你做不到，以后你的肝部、胆道容易长东西。她说，已经有胆囊炎了。

老师说，你肝胆脉郁得那么厉害，没有就怪了。你性格不要太犟，太好强了气就往上冲，还会得乳腺增生。老师叫她伸出舌头，舌苔薄黄，舌质鲜红。

于是确立治法为滋水涵木、破血降气。方药为：玄参 20 克，牡蛎 20 克，赤芍 15 克，生甘草 8 克，三棱 15 克，莪术 15 克，穿破石 30 克，当归尾 15 克，川楝子 15 克，龙胆草 6 克，枳实 12 克，竹茹 20 克，苍术 20 克，枇杷叶 20 克。3 付。

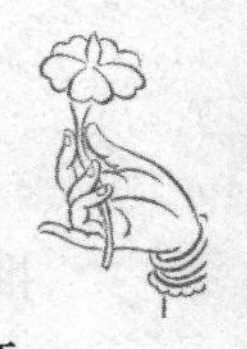

妇人胁肋胀痛是常见病，中医认为肝郁化火，伤了血络。老师治肝，也治肾，还治胆，肝气要疏通，水能生木，肾水要能涵养肝木，同时还非常重视降胆火，肝中的余气要靠胆疏泄到肠道中排出去。用川楝子、龙胆草、枇杷叶、竹茹，这些都是降胆、肺、胃之气下行的。所以治疗胁痛，一方面要治它的来源，肾水不能涵养肝木了；一方面还要治它的去向，肝之余气不能靠胆很好地疏泄出去。

这病人服完 3 付药后，胁痛就缓解了。这胁痛不是大病，可如果拖久不治，却会变成难治之病。所以老师对她说，别生气了，生气是找病受，你的身体值一千万，一个肝脏至少值两百万。对你而言，有啥事能大过一千万的？说你们很会计较，其实是相当不懂得计较啊！

◎蛋黄大小的肉疙瘩

第 22 个病人，男，37 岁，近一两个月手臂上长了个蛋黄大的肉疙瘩，吃了老师的药来复诊。他说，肉疙瘩消了，但手臂还有一些疼痛。

老师说，你那肉疙瘩不过是一团痰湿而已，是一堆垃圾郁在那里不通，用药打通后，那些痰湿消散了，但还粘连在经络周围，没有完全消尽，所以还会痛。要它彻底吸收消尽，就要少吹空调，少碰凉水，少喝冷饮。

《内经》告诉人们夏天养生要“无厌于日”，不要排斥太阳与出汗，是夏天让你出汗，才能把你秋天、冬天乃至春天体内伏藏的寒啊湿啊都通通排出去。

还有，不要养尊处优，瞧你身上长的肉，就知道你不爱运动。痛则不通，你身体经络会痛，就是因为你活动少，它不通了，你要动一动，多干体力活，不干体力活，经络它怎么能有动力伸缩自如呢？你们都畏惧出汗，畏惧锻炼，但你们却花钱去桑拿蒸汗，这夏天出汗是顺自然而为，是件好事，偏偏要躲进空调房里，站在风扇下，这是在找病受。

老师还说，左脉关部郁，右脉寸关部郁滑，不能吃鱼、蛋、奶，凡见滑脉者，都应该少吃肉，滑为痰湿阻络。鱼生痰，肉生火，加重病情。

治法：疏肝降胃，化痰散结，温通心肾。方药为：柴胡 10 克，黄芩 15 克，半夏 15 克，生姜 15 克，竹茹 20 克，王不留行 15 克，天南星 15 克，白芥子 15 克，红参 15 克，附子 15 克，龙骨 20 克，牡蛎 20 克，红景天 15 克，银杏叶 15 克，火麻仁 20 克，猪蹄甲 15 克，小伸筋草 15 克。3 付。

老师说，像这类肉疙瘩，脂肪瘤，不能局限于见痰治痰，病人是有痰湿瘀堵在里面，可你要想清楚，痰湿为什么会瘀堵？一个是肝不能疏泄，一个是心动力不够，

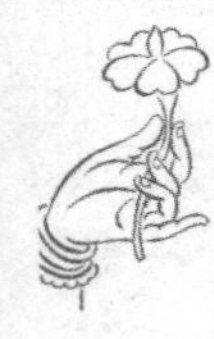

推不动。这时，加入疏肝的柴胡、黄芩，补心的红景天、银杏叶，就是从左路给病人一股推动力，把痰湿挪散开。挪散后要知道痰湿的去路，痰湿要靠大量的大便排出去，靠的就是这条消化道。半夏、生姜、竹茹，从上面胃中把痰湿往下降；火麻仁、猪蹄甲，直接在肠道中打开一条通路，让痰湿有个出处。而这左路肝和心一升，右路胃和肠一降，痰湿很自然就留不住了。

你再加点白芥子、天南星这些化顽痰的药，王不留行、小伸筋草这些通经络的药，这样痰消经络通畅，针对痰治，再清理战场，那痰就去得干净。

为何后面还要加入参附龙骨牡蛎汤呢？这汤是治疗虚喘气上越的，它能够把整个上泛的气势往下收，病人手上的肉疙瘩也是痰湿上泛的结果，加之病人平时养尊处优，缺乏运动，气力不足，所以用之。

◎寻常中药治关节肿痛

第 36 个病人，男，45 岁，是来复诊的。上次 6 月份来抓了 3 付药，那时他膝关节肿痛，行走不便，在医院检查，说是痛风的可能性比较大。这次吃了 3 付药后，效果非常好。他说，大夫，这 3 付药，可真神！膝关节不肿不痛，全好了！

老师说，别以为好了，就可以再喝冰冻啤酒，年轻时贪凉饮冷，年老时苦痛难忍。你这还不到年老，就提前给你报信了，要提高警惕啊！

老师说，这个病是寒邪郁在外面，里面关节的热透发不出来，所以治疗要让它内外上下对流，还是用升清降浊的思路。我们查看了上次的方，3 付药能把右腿膝关节肿痛消掉，这是什么药呢？原来还是很平常的中药，不过升降理法却相当清晰。

治法为：通肠泻浊，升阳祛湿。方药为：火麻仁 25 克，猪蹄甲 15 克，艾叶 8 克，苦参 5 克，鸡矢藤 30 克，红藤 20 克，炒薏苡仁 30 克，土茯苓 30 克，丹参 20 克，葛根 30 克，川芎 20 克，露蜂房 15 克，鹿衔草 20 克，透骨草 15 克，小伸筋草 15 克。3 付。

我们看老师这个方子，前面十二味药，没有一味药是专门针对膝关节治疗的，都是在调理病人的升降，前面八味药降肠浊降浊水，中间四味药升清阳，而只有最后三味药鹿衔草、透骨草、小伸筋草是针对膝关节筋骨治疗的。

老师说，治病法则要牢牢把握，就是升清降浊。任他头上脚下病，恢复升降为第一。所以，中医治病，完全不局限于病名，局限于病名的就不是中医。

《道德经》里说："进道若退。"老师也说了，治病不单要从万种千般的疾病退到五脏来，还要从五脏退到阴阳升降来。你用显微镜看人体，只能看到细胞细菌，

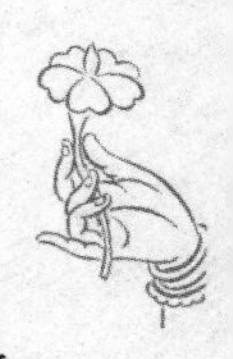

用放大镜看皮肤，只能看到毫毛，用解剖学看人体，无非是皮、肉、筋、骨、脉，你再退到外面来看人体，就是一个整体。你再退远一点去看，不过是一团气。就像你在遥远的太空看地球一样，地球不过是恒河中一粒沙一般，就是一粒微尘，一团气。中医调升降，就是调这团气。

第 124 天　要不死肠中无滓，要长生五脏长清

7月2日

◎单味番石榴叶治泄泻

夏天了，小孩喜欢喝冷饮，喝完后容易拉肚子，这几天经常有这样的病人过来。老师把完脉看舌头是白腻的，一般多建议服用藿香正气口服液，效果比较好。

有些家长喜欢自己煎汤药，老师就告诉他们夏天治泄泻的一个单方，即番石榴叶，干品一次用 10 克左右，如果是新鲜的可以用 30 ~ 50 克，煎水烧开后 20 分钟，把药汁给病人服用。用单味番石榴叶治疗泄泻，是广东国医大师邓铁涛的临床经验。邓老家里房前屋后都种有番石榴树，一般遇到病人泄泻时，邓老就从树上摘取三十片左右的番石榴叶，煎水给病人服用，屡试屡效。

番石榴叶味甘涩，性平无毒，收敛止泻，专治泄泻、湿疹。跌打创伤出血，用新鲜的番石榴叶捣烂敷在伤口也有效果。因为此药是收敛药，《中药大辞典》指出大便秘结者要忌服，还有泄泻肠道积滞没清理干净的，也要忌服，怕它关门留寇。

◎大自然恩赐的礼物——阳光

第 8 个病人，男，16 岁，慢性胆囊炎，肝区胀痛，病程日久，有几年了，久病多虚，头部比较怕风，早上起来，容易流清鼻涕，大便也比较稀溏。

老师说，你头上怕风，是元气不足，大便稀溏，也是清阳不能上升外达。《内经》说："清气在下，则生飧泄。"

病人说，他站在凉荫树下，也容易流清鼻涕，鼻头痒痒的，而站在太阳底下就没事。这是什么原因？老师说，你说呢？很明显你阳气不足。

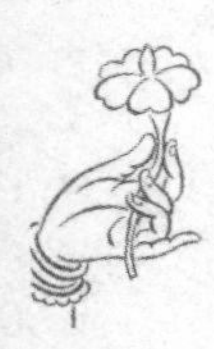

《伤寒论》里说，各随其所欲而治之。身体渴望阳光，就要多到外面晒晒背，利用大自然恩赐的礼物——阳光，把你身体的阴寒消散，这叫制阳光以消阴翳。

他家人对老师说，这孩子老爱待在电脑旁，或看电视，很少运动锻炼。老师说，这是不行的，老不运动，把身体憋坏了，胆囊炎、抑郁症随之而来。不运动水谷怎么化得了，大便也不可能顺畅。你要问他愿意吃中药，还是要运动。

老师说，大便稀溏和流清鼻涕都是肠道有寒有湿，胁胀是因为肝区有郁热，所以治疗要肝肠并调。治法为：补中升阳，祛湿利胆。

用药为：黄芪 30 克，桂枝 12 克，白芍 15 克，生姜 15 克，大枣 5 枚，炙甘草 8 克，羌活 5 克，独活 5 克，炒薏苡仁 30 克，泽泻 15 克，竹茹 20 克，枇杷叶 20 克，金钱草 15 克，龙胆草 4 克，川楝子 15 克，通草 6 克。2 付。

病人吃完药后，复诊说他早上不再流清鼻涕，大便也顺了，胁肋也不胀痛了。老师叫他以后不要吃鸡蛋了，他问为什么？老师说，鸡蛋是发物，吃了你胆囊壁毛糙，容易烦躁发火。

◎养生大道，治病大道

第 23 个病人，男，33 岁，大腹便便，一看就知道是肥人多痰湿，肯定长期饮食过度。他这次来主要是治疗饱胀的。他说，无论吃不吃饭，总是饱腻。老师摸他脉后说，你肠道气不通，饱腻看似在胃，实则在肠。你单服降胃的药是治不好的。病人说，是的，我以前也服过赭石之类重镇降逆的药。

老师说，如果是堵在肠，你用赭石，胃气降了，肠道不通，那肚子反而会鼓起一个包，像孕妇一样。你这胃饱胀，关键是要治下面肠道，肠道腹部要放松，要能通开，降本流末，浊阴下去，上面所有胀气也就下去了。

老师说，他这个是肝郁脾滞，心血不足，小肠不通。所以治法为：养心通肠，疏肝运脾。方药为：桂枝 15 克，白芍 20 克，生姜 15 克，大枣 5 枚，炙甘草 8 克，火麻仁 20 克，猪蹄甲 20 克，扣子七 12 克，延胡索 15 克，川楝子 15 克，枳壳 15 克，桔梗 15 克，木香 20 克。2 付。

老师说，你服完这药后，会拉黑便，放很多屁。你下面放松了，上面就不胀了。果然，复诊时病人上逆饱胀感消失了。这个药方并没有用特殊的降逆止呕药。为何会拉黑便？因为放了扣子七、猪蹄甲这些化肠道积滞的药。

老师说，病人肠道长期积滞，很重，脸色都泛肿了，就像好久没打扫房间一样，一打扫洗刷，这个抹布洗出来的水都是黑色的。

老师建议病人说，要长寿，常吃素。最起码一个月要吃三五天全素，最好是吃大白菜，这是道家服食清肠的一个法门。道经说：要不死，肠中无滓；要长生，五脏常清。没有人比道家更了解身体经络升清降浊的运行了，这五脏中清气上升，肠道中渣滓浊毒下排，就是养生大道，治病大道！

第 125 天　治小儿病首调气

7月3日

第 7 个病人，是个疑难杂症。白天稍微运动一下，就要出汗，晚上睡觉特别容易惊醒，头晕，身体酸痛，肚脐下自觉有跳动感。

老师说，这一方面是肾不纳气，故动则发喘，易收紧；另一方面则是少阳枢机不利。少阳之为病，口苦，咽，干目眩，但见一证便是。

这病人左关部脉弦数，右寸部虚亢，是左路不升，右路不降。于是，老师给他开小柴胡汤加参附龙骨牡蛎汤，还加了竹茹、桑叶、麦冬，以降肺胃之气。

他吃后来复诊，说肚脐下自觉跳动感好些了，身体也没那么酸痛了。老师问他《清静经》背了没有，他摇头说，只是看了一遍。老师说，上士闻道，勤而行之。昨天有个病号，上午刚到，我给他《清静经》叫他背，他下午就过来找我说背会了，连吃饭的时间都用来背经。就那几百个字，快的人半天就背会了，慢的人两三天肯定也能把他拿下。你来这里多少天了，如果真的是很想治病的话，就要听医生的话，不听医生的话，就要另请高明了。经老师这么一说，他才引起重视，连连说，会的，会的，我回去一定把《清静经》尽快背会。

老师不是叫每个病人都背《清静经》，而是心特别烦乱镇不住，到处治病都没有什么效果的，这样的病人老师就会建议他们辅以背经，往往会有意想不到的效果。

仲景《伤寒论》里提到，邪气侵犯人体，病人自身可为的第一反应，最好就是通过导引吐纳，进行自我康复。所以老师说，每个人都要掌握一套健身功法，生老病死在所难免，练一套功法，面对疾病就不容易恐慌，可以选择八段锦、六字诀等。

盛夏时分本来应该多热病，反倒寒病居多，为何？因为现在家家都有空调、冰箱，睡必空调，饮必凉水，这可以让健康的人生病，可以让小病变成疑难杂症。

近来看到非常多的小儿咳嗽，老师一叫他们伸出舌头，很多都是舌苔白腻水滑，非常典型。老师用药也是不治咳而治气，这里就谈谈一例小儿咳嗽的治疗。

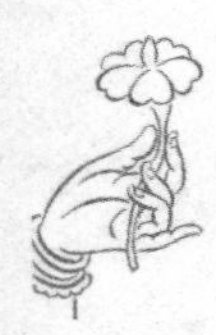

这个小孩因为大便难，家人给他吃了苹果、香蕉，都是从冰箱里拿出来的，结果大便没有通畅，反而感冒咳嗽。老师首先跟他们说一下饮食忌宜，不然他们连病在哪里都不清楚。现代的家长确实太需要健康教育了。你看那些家里小孩疾病不断的，这个家庭的小孩教育以及家长的健康常识肯定有问题。

老师说，你这小孩的咳嗽要想治好，绝对不能喝饮料、吃水果了。家长问为什么呢？老师说，先别说那防腐剂、农药，就拿你现在吃的苹果，那可是去年秋天、冬天长的，不是这个节令的东西，你吃了对身体有好处吗？

老师问学生说，治咳嗽要用什么药？学生有的答，寒的可用干姜、细辛、五味子。有的答，热咳用桑白皮、百部。老师摇摇头说，小孩咳嗽，先不要问寒热，一分寒热就容易出错，因为很多小儿病是寒热错杂，甚至是寒包火的。这小孩咳嗽是气不顺的体现，只要能出气顺，入气顺，就不咳了。所以，治疗小儿咳，调气顺气比散寒化痰更重要。你只要把中焦之气宣通理顺，就这三味药，枳壳、桔梗、木香就有效。中间大气升降开阖都有序，能转圈子了，咳嗽自然会慢慢好转。所以老师给这小孩开方以这三味药打头阵，即枳壳、桔梗、木香。

这三味药如何变化使用？老师说，肺中的气是一宣一降的，宣降受阻而为咳。这时你可加入炙麻黄、杏仁，一宣一降，一出一入，配合枳壳、桔梗、木香转胸中大气，就比较全面了。再者，小孩你要考虑到他是少阳之体，容易阳郁化火，他一有气郁，就会化为肝胆之火。所以治疗既要疏肝，也要利胆。用柴胡、黄芩这组药对，柴胡疏肝气，黄芩降胆肺之火。肝胆主一身气机，这两味药一下去，小孩子气郁化火、少阳之体的问题就解决了。

剩下的就是临证加减了。如果小孩子久咳，你摸他心脉弱，背部凉，那就把桂枝汤的思路加进去。如果咳嗽，咽部痒痛，就加入凤凰衣、木蝴蝶。咳时痰比较多，直接用龙骨、牡蛎往下收。如果痰量多，泛出口来，这是脾不摄津，加上芡实、茯苓。如果干咳无痰，可用麦冬滋润。咳痰黄稠有火，加入桑白皮最好。痰湿偏于绿色的，百部是专药。咳大量稀痰时，用干姜、细辛、五味子，直接退痰饮。

第 126 天　减肥要阳化气

7 月 4 日

今天第 9 个病人，女，23 岁，脸上长了很多痘痘，来复诊。吃了几次药，老

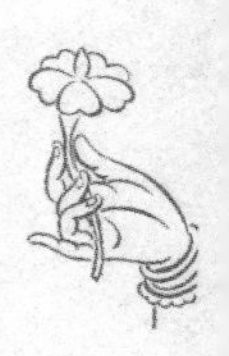

师问她怎么样了？她说，痘痘是消了，痘斑还没有消掉，但没有再长新的痘痘了。

老师把她脉说，很好，六脉开始平和了。即使现在不吃药，她也会慢慢恢复。

原来上次她来的时候，是心肺之火上亢，胆胃不降，整个脸上看起来有一团浊气。老师就用黄连温胆汤加上丹参、菖蒲、火麻仁、猪蹄甲、附子、龙骨、牡蛎、红参，通降血脉与肠道，把上面的浊气导归大肠。

老师说，肝胆血脉上的热毒泻下去，你这脸上立马就干净了。她说，余医生，我看了你的书，我觉得我这个病是湿热。

老师说，谁跟你说是湿热的。她说，我老爱上火，这不是热吗？

老师说，你看像热，我看却是寒了！她又说，那我怎么那么怕热？老师说，心静自然凉，你心烦躁。你身体也是一样，不是上火了，是没有火气。你看你的手指甲都呈青瘀色了，明显是肝经有寒，散不开啊！

她说，余医生，我还想减减肥。老师说，你肝脉瘀堵，中焦不通，所以肚子容易长赘肉，减肥要配合运动和素食。她说她现在已经很接近素食了，也经常运动。

老师说，你是晚上运动的？她点了点头。老师说，晚上运动背离自然，不但不能达到减肥的效果，还会把身体锻炼出毛病来。我们十堰这里，以前有批老人，每天晚上都按时在一起运动锻炼，可不到一两个月都坚持不住散了，原来违背自然日出而作、日落而息的运动方式，会把身体搞乱。这些老人有好多都把身体旧病锻炼得发作了，小病锻炼成大病，于是不敢晚上再锻炼。你看，山里的那些鸟有没有晚上出来到处乱飞的。这么简单的自然现象，你都没有观察到吗？

上次老师用黄连温胆汤把她头面上痤疮的虚火收了下来，于是痤疮变淡了，也不再长新的了。这次老师用加强版逍遥散，加上通肠二药，关键要把她中焦肝胆脾胃打通，使腹部堆积的浊气有个疏泄的出路，她也希望老师给她减减肥。

她说，余医生，我身体能减掉多少？老师说，这就要看你了，你配合得好，身体就减得快。她问，怎么配合？老师说，鸡蛋、水果、牛奶不要吃了。心静下来，气沉丹田，你现在的气浮躁到脸上去了，所以长痤疮，你要把气沉到腹部丹田，那些赘肉自动都会化开。阳化气，阴成形。减肥要靠你的阳气，所以你趁这夏季要多晒太阳。夏季排毒，冬季进补，春夏养阳，秋冬养阴。你老喜欢待在空调房里，身体处于冬天的阴成形状态，那些赘肉怎么能变成汗排出去呢？赘肉要化开，就要让身体常处于夏天阳化气的状态，才能把肥肉减下去。

她又说，听人说，吃三七粉能美容是真的吗？老师说，给你一缸脏水，你再怎么搅，它还是脏水！活血化瘀，疏肝理气，没错，但是你的心要静，神要清！心静

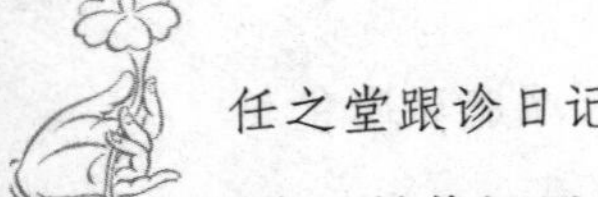

下来，就像缸里的浊水澄清一样。你再把肠道通通，很快那些浊气就排干净了，一排干净，美容啊，减肥啊，治痘痘啊，这些都是附带的效果。心不沉静下来，用那些活血的药，反而会越用越燥，气血像是在打仗一样，不过是把身体当成战场而已。

第127天 以道御术，以德育人

7月5日

◎把经典读到骨子里面去

清晨的微风从窗外吹来，温暖的阳光投在书桌前。每天，都是这样平常而反复的过去，似乎没什么特别的变化。

早上一起来，就背医籍、《道德经》。和阿发在吃完早餐的路上，对背着《大医精诚》、《伤寒论》序，这是德篇的。加上道篇的《清静经》与《黄帝阴符经》，不知不觉，背得得心应手。

有个网友读老师的博客后，说老师发扬中医教学，叫“以道御术，以德育人”。这八个字说得非常到位，老师走的正是这条道医之路。

每一样术都是有局限的，而道则是无穷的。德的高度最终会决定道的高度。所以在我们任之堂学习的学生，每天早上都会把道篇的经典与德篇的经典过一遍。

老师说，一定要念到脱口而出，不念而念。不用通过思考，就能够把经文诵出来，在梦中也可以诵读。这才算把经典读到骨子里头去了！到这种地步，再来谈经文的用途，才是恰当。之前所谈的大都是意解，意解非实证，很难用来指导临床。

看了一个早上的病，有不少是常见病，还有一些是以前反复见的写到的医案，如耳鸣、腰痛、胃痛、失眠等。我们就想，以前写过了，现在还要不要再写相关的病种呢？老师治疗的思路与理法都没有太大的差别，还是用升降的思路为主导，以气机的流通为功用。一张张处方单，都有老师升降出入的气脉在贯通。

◎石上坐三年的勇气

我们问，都是相同的病例治法，要不要再写下去？老师说，修道学医，不要怕重复，一块玉石，要经过数十万遍的重复打磨，一块禅板，也要经过数万遍的来回磋磨，写毛笔字的横竖练了无数遍，弹钢琴就那几个音调可以弹练数十载……

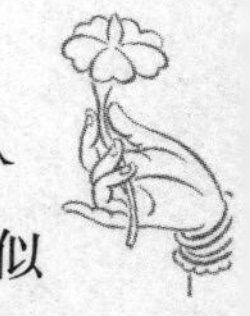

我们学中医也是这样，不要厌熟，自己觉得熟了就放开，其实还是未熟。看似每天我开的方都是这几十味药在变化，要么是黄连温胆汤，要么是逍遥散、桂枝汤、柴胡汤。抄得多，见得多了，你们会觉得熟，熟只是一个瓶颈，这个瓶颈的突破还要生出巧来，巧上还要妙，妙上还有神，熟能生巧，巧能生妙，妙能生神。

所以一个医生、艺术家，只做到熟这个层次，那才是刚刚入门，你把理法方药搞熟了，不过是略通医技，熟上面还有好多个层次，需要靠悟性去打通。你们抓药的不要厌熟，熬药的不要厌熟，抄方的更不要厌熟，一厌熟了，心就浮躁了，技术就无从提高，就变老油条了。听老师这样说，我们又把心回归到跟诊日记上。在任之堂这里，不单要做到每一天都没有白过，更要争取做到每一天都是充实的。

学好任何一门技艺，都需要安心于道上，要有在"石上坐三年"的勇气。这句话给了我们很大的鼓励，因为有这份心，才会持之以恒，笔耕不辍，把接下来老师的讲药写成《任之堂中药讲记》，继续写下去。吴鞠通当年写《温病条辨》，他总结说，诸医家像木工钻孔，已钻到九分，他再穿透最后一分。我们学医也一样，为山九仞，功亏一篑，打井九分还差一分就到水，这都不算功成圆满。现在社会比较浮躁，学医的人心也比较浮躁，所以多学少成的人非常多。

老师的一位朋友，民间整脊高手王老师，老师说他整脊的功夫已经开始往艺术化方面靠近，在保持临床疗效的基础上，整脊、推拿做得非常有美感，就像庖丁解牛一样，要把医学由技进到道上，就要有这种追求。所以我们以后看病、把脉处方，都要非常注重这些细节，处方开出来，能不能有那种一气贯通之感？一张处方里面，能不能体现升降出入一气流通的奥秘……

老师给我们讲到现代资讯非常发达，条件俱足，学医的人看的东西非常多，可自己独立思考的东西却非常少；看文献报道的人很多，自己琢磨创新、融会贯通的人非常少；浮于皮毛的人多，沉于深究的人少。

所有医学的妙用，都要靠自己独立思考去悟通才行，学而不思则罔。听老师这么说后，我们的心再次沉定下来，即便是相同的疾病，相同的治法，也一样提起了十二分的注意。

◎强心肺治鼻炎

第23个病人，男，18岁，是个中学生。过敏性鼻炎一年多了，早上起来老打喷嚏，流清鼻涕，去年吃了老师的药，他母亲说好了几个月，但后来又复发了，经常流鼻涕，上课头脑昏沉，影响学习，故而家长也很焦急。

老师说，过敏性鼻炎是西医的说法，中医不存在这样的说法。这小孩寸脉不足，头部阳气不足。《内经》说，头为诸阳之会。阳气不足，一阵风吹过来，他也会流清鼻涕，敏感得很。“正气存内，邪不可干。”正气足的话，就没有所谓过敏之说。

老师还是脉证合参用药，治法：温通心肺，升清降浊。麻黄附子细辛汤合桂枝汤加味。方药为：生麻黄5克，附子10克，细辛5克，桂枝8克，白芍10克，生姜10克，大枣4枚，炙甘草8克，苍耳子12克，辛夷花10克，通草6克，黄芪30克，竹茹20克，龙骨15克，牡蛎15克。3付。

这个病人治疗效果很好，3付药下去，鼻子不痒了，早上也不流清鼻涕了，头脑也没以前那么昏沉了。老师说，这个生麻黄效果很好，直接把阳气往头顶上升，配上附子、黄芪和桂枝，下焦、中焦、上焦的阳气俱足，再加上苍耳子、辛夷花、通草这鼻三药，鼻窍一开，寒气就散出去了。

治疗过敏性鼻炎，老师为何要选用《伤寒论》的麻黄附子细辛汤与桂枝汤合方呢？按照常理来说，肺开窍于鼻。《病因赋》里说：“鼻塞者，肺气之不利。”这是只看到局部，还没看到全部。中医讲五脏是相关的，心肺偏走上焦，肾偏走下焦，肝胆脾胃斡旋于中焦。所以，头面有病首先要看心肺，腰脚有病首先寻找肾。

《内经》曰：“心肺有病，而鼻为之不利。”鼻窍不利，关联到心、肺二脏。老师说，鼻炎不能单治肺，还要强心，心肺同属上焦，心主血脉，肺主气。鼻子的气血通畅与否全在于心肺。具体治法，《内经》也告诉我们了，“五气入鼻，藏于心肺，上使五色修明，音声能彰。”不仅治鼻要治心肺，脸上的美容，还有声音、咽喉，也要调心肺。治心用什么呢？用桂枝汤。桂枝汤能令心阳布散于头面。治肺用什么呢？可用麻黄附子细辛汤。麻黄附子细辛汤能让肺中寒邪表散于皮肤、鼻孔外。

这病人两边寸脉都偏弱，左边主心，右边主肺，很明显是心肺阳气不能振奋，故邪气乘虚而入。所以治肺、脾都不够，还要振奋心的阳气以助肺。考虑到整个方都以升散为主，老师说，单升而不降，非道也。所以加入龙骨、牡蛎、竹茹，这是把浊气往下收，使浊气能走浊道，清气能升清窍，各归其位，各从其欲，其病自愈。

他母亲非常感谢老师，又问老师，小孩要多吃些什么东西才好？老师说，什么东西都可以适当吃一些，但多吃些，就出问题了。关心则乱，你不要太在意孩子饮食上的问题，让他粗粗糙糙，五谷杂粮最好。你给他吃太好的补品，他反倒身体不争气。你看古代那些出人头地的，哪个不是咬着菜干、饮着米粥而金榜题名的？不要怕饿坏儿子，就怕你把他吃坏养坏。以后一定要远离一切寒凉食品和零食，如果不远离的话，这鼻炎还是会复发的。

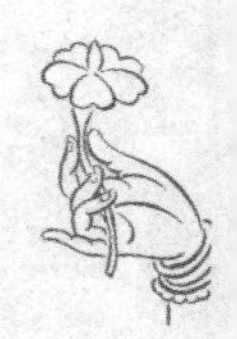

第 128 天　管住你的嘴，迈开你的腿

7月6日

◎适合学中医的脉象

老师 8 号要去太白山，到时会有十几位当地采药郎中一起同行，大概要一周后才能回来。今天是 6 号，所以这三天病人猛增，最多的时候，一个上午看六七十个，老师七点多过来，一直看到中午将近一点。

那些到处求医的病人看了这个场面都说，很少看到医生定力这么高的，可以一看病看一个上午，一动都不动的。

这还不算老师的绝活，听郑姐说，老师当年刚开任之堂的时候，病人很少，老师在有病人过来的时候，就和病人打招呼，没病人的时候，就一人静静地坐在那儿看书。一年从头到尾只放三天假，从来没有因为杂事而终止药房工作。

老师的心像沉在江底的石头一样，在药房里看书，可以看一天，在外面采药，可以走一天。

老师对我们说，你们在我去太白山期间，这七天时间要好好自学。大家心中都有小打算，想去爬爬山，或去武当，或去赛武当。

老师早就想到这点，他拿着一根笔，对我们说，你们的心要像这根笔一样，一竿子插到底，学医才能学出点东西来。你们的心沉不到底，就不能到外面去，除非你们哪个心能真正沉下来。这七天，一个要把药性汤头巩固，第二要好好总结反省。

古语云："圣人之心若珠在渊，常人之心若瓢在水。"老师对这句话体会很深，还把这句话写进《万病从根治》里。老师说，凡是气定神闲的人，很少会出现上焦火重的，上焦火不亢了，学中医才能学进去。一个人适不适合学中医，从他脉象就可以看出来。如果上焦脉浮越的，中医肯定很难进得了门。我们这群跟老师学习的学生，还没有老师真正放心的，所以武当山之游又要再推后了。

老师也说，如果你们的心像瓢浮在水面上那样，摇摇晃晃，非常危险。你们的心要像珍珠在深渊底下一样，含而不露，沉静内敛，这就差不多了。

◎通肠利水治脚肿

第 35 个病人，男，43 岁，肚子大得像孕妇。他是被老婆拉来看病的，他老婆

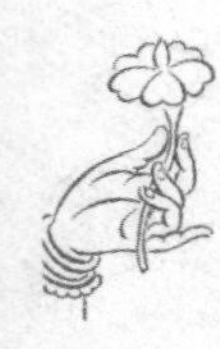

在老师这里看过病，效果很好。

这个男的一进来，老师说，观其高矮胖瘦，则知病之大概。肥人多痰，瘦人多火。这个男的才中年，肥头厚脸，满脸浊气。像他这样的人，肯定是吃喝无忌的，所以想劝他吃素，他很难听得进去。但作为医生，对病人，还是要跟他叮嘱的。

他说他有高血脂、高血压、尿酸高，血糖也偏高，西医的病都快占全了，现在来老师这里主要是治疗脚肿。

老师叫他把脚露出来看看，我们上前去按了按他的脚，一按一个窝，慢慢才弹起来，很明显是水肿。老师叹了口气说，这病不好治，你首先要多吃素，少发火，你的脉很差，寸脉基本摸不到，寸脉浮取摸不到，大小肠堵得严严实实。

他说，你看我这是啥病？严不严重啊？老师说，中医看的不是你那些检查指标和病名，中医看的是你的正气。你正气足，邪气就会退，正气不足，一场伤风感冒也可以死人。正气足得了肿瘤，也可以带病延年，活个八九十岁不成问题。西医的病名对于中医来说，并没有太大的指导意义。它不能直接反映疾病严不严重。你这身体状态不引起重视的话，很快就会出问题，况且现在已经出问题了。

怎么注意呢？老师说，管住你的嘴，迈开你的腿。这些西医的指标，反映你长期饮食过量啊，你吃的那些荤肉啊，都变成痰湿，裹在血脉、肠壁上。大便黏黏的，解完大便擦屁股时很费纸。他说，是啊，大夫，那怎么办呢？

老师说，血糖、血压高，要先把肠道通通；尿酸高，要先把小便通通。如果针对西医所说的治标治疗，服用降糖、降压药，你只能选择终身治疗，永远治不好。因为你肠道堵得非常厉害，整个大小肠不通气，你想那些压力能降下来吗？现在脚都肿了，已经不是小病了。

治法为：通肠利湿，活血降气。方药为：火麻仁 30 克，猪蹄甲 30 克，艾叶 8 克，苦参 8 克，红藤 20 克，鸡矢藤 30 克，扣子七 15 克，露蜂房 10 克，土茯苓 30 克，炒薏苡仁 40 克，泽泻 20 克，川牛膝 20 克，益母草 15 克，生麦芽 10 克，桑叶 10 克。3 付。

老师说，这药下去，你大小便量都会增多。原来老师这个方子，以通肠七药为主，配以利水的土茯苓、炒薏苡仁、泽泻，以及活血的川牛膝、益母草，使肠道中的浊气、血脉中的瘀血、经络中的废水都通过下窍排出去。浊阴出下窍，这些浊阴没有出路，身体会被搞垮。

病人吃了 3 付药后，虽然血压、血糖指标没有下降，但脚上的肿消了。所以又来任之堂调方吃药，脸上的浊气明显退了好多。

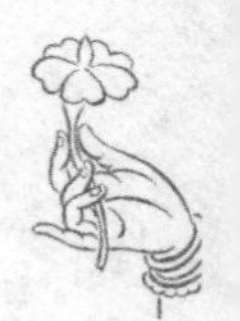

第 129 天　明清以后，医案最妙

7 月 7 日

◎白睛溢血选桑叶

今天有个病人跟老师说，大夫，我这眼珠子溢血七八年了，反反复复，花了几千块钱没治好，没想到我女儿从网上搜到你的秘方，用桑叶治疗兔子眼，结果几块钱就搞定了。老师说，中医有些药叫专病专药，你对上了，疗效特好。比如，这桑叶治疗眼球结膜下出血，效果是经得起反复检验的。中医称之为白睛溢血，民间又叫作兔子眼。往往用 30～50 克桑叶煎水给病人当茶喝就行了。桑叶既能清肝明目，又能凉血止血。既治肝火上炎，热伤血络，也治肺火上亢，血溢脉外。

今天第一批病人都是从广东过来的，有六人，整个家族过来找老师看病。原来病人上次治疗效果不错，这次他们趁暑假全体出动。有一个是胃病，在广州吃了不少胃药，都不管用。吃了老师的胃炎散，却反映效果很好，胃不痛了，胃口也开了。

老师的胃炎散方，不单治胃炎，还治肠道。胃以降为和，整个消化道能顺降，保持通调，不单胃会好，周身都会好。所以胃炎散这个方子调的也是周身的气机。

接下来是一个长途司机，他又要外出了，上次吃老师的药，胃和腰都不痛了，睡眠也好了，想趁外出之前再开几付药调调，巩固巩固。

老师说，这司机是典型的上热下寒，腰脚以下发凉，胸胃上有郁热，烦躁失眠。所以治法非常明确，降本流末，交通水火。降本流末，老师针对他上焦火郁上越，用的是黄连温胆汤。既治慢性胃炎反酸，也治开车的职业病，烦躁难眠。交通水火，用的是藏精六药，即杜仲、桑寄生、川续断、附子、龙骨、牡蛎，这六味药就是专针对腰以下寒凉的。

方药为：黄连 5 克，黄芩 10 克，枳实 12 克，竹茹 20 克，陈皮 10 克，半夏 15 克，茯苓 20 克，炙甘草 8 克，杜仲 30 克，桑寄生 20 克，川续断 20 克，附子 15 克，龙骨 20 克，牡蛎 20 克，红参 10 克。3 付。

◎尝药穿破石

由于老师明天就要去太白山了，外出这几天的工作，老师特别做了安排，让我们轮流到药房去值班。老师说，这次去太白山，一行有十五六人，其中有七八个是草

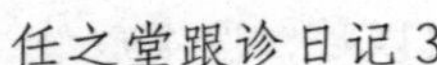

医，哪怕一个草医只告诉你一招，那也受益匪浅了。所以，这次一方面是去采药，一方面还是去交流经验。

老师又叫我们分别谈谈尝穿破石的感受，原来大家前天晚上都尝了穿破石，每人一大杯，药量巨足。穿破石有强悍的穿透力，能祛风湿，壮筋骨，治跌打，破血通经，去陈年瘀积结石，善走肝经，对于急慢性肝炎、肝硬化、胆结石，有较好的疗效。浙江金华一带，人们用它治疗劳伤，许多老百姓用此药作为保健品服用，这穿破石通中还带些补益作用。

老师说，穿破石是块木头，不滋腻不碍胃，不像熟地黄那样。它长在岩石周围，很纯净，不夹杂邪气。它是植物，走势缓慢，而力量深厚，不像穿山甲走得那么急躁。它破血而又不像丹参那样偏凉。我就先谈谈我服药的感受吧，那天晚上，我服完穿破石，回家上楼梯的时候，就觉得胸中有股非常强大的气，好像将军在指挥千军万马一样，有那种可以一下子调动很多力量的感受。当天晚上，我居然梦到把自己身上的邪气逼出来了。学生们纷纷如是说，要么逐邪外出，要么正邪交争，要么把邪气化解，要么正气十足，活力四射……

针对近期越来越多的学生来到任之堂大药房，老师说，那些想在这里好好学医的，想待久点的，我们要好好安排，我们要把定位搞好，必须有计划。每个环节都要经历，从刚开始的倒药渣、搞清洁，到抓药，到熬药，到抓方，到讲解医案……

比如，刚来药房时，先做半个月的杂活，倒药渣，搞清洁，其间把《大医精诚》、《伤寒论》序两部德篇背完，再加上《清静经》这部道篇，然后再把药物的十八反、十九畏及妊娠禁忌歌诀背熟，下一步就是进入药房抓一个月的药。

为啥要这样？因为以后你们想个体行医，这些环节都是必须经历的。抓药的一个月里，把《药性赋》和中药教材搞熟，熟到随便从药柜里拿出一味药来，都能大致说出药性功效，能真假鉴别。这样就可以在第二个月进入煎药房煎药。

煎药非常重要，医者煎药要像蒸馒头那样，一开锅就知道大概煎到什么火候。先煎后下，久煎快煎，都要知道是什么道理。在煎药房里的一个月里，重点学习《中医基础理论》和张锡纯的《药性解》，并把《病因赋》《病机赋》背下来。

这一个月如果能把中医基础理论弄熟，到第三个月就可以开始抄方了。抄方需要基础，要知道汤头，比如我说龙胆泻肝汤、黄连温胆汤、天麻钩藤饮，我不会一味药一味药地说，一个汤头出来，就要能够立马写出来。所以抄方期间，一方面要熟悉汤头，一方面要把《中医诊断学》学好，诊断出病来，用药用方才有方向。

抄方期间，如果领悟快的话，可以读医案、讲医案，比如叶天士医案、朱丹溪医案、谢映庐医案。明清以后，医案为最妙。医案是理法方药，乃至于道的精华荟集，篇幅虽小，五脏俱全。

你们自己看看，如果基础好，一年半载就可以熟悉这些环节。如果没有基础，就要多花些苦功夫，某些环节可能还要多花几个月时间。

学医不能怕打转，要不急不躁，只要你觉得干这事儿有意思，你就一辈子干下去。如果想一下子成为名医，是非常不现实的，千万不要有这种想法。贪名必死，好利必亡。医生是在治病，不是为了名利。有名利之心，医术就仅止于术；淡泊名利，医术就能上升到道，名利反而是不求自来，这时你想躲都躲不开。

第 130 天　治腰要治肾，治膝要治肝

7月8日

◎疳积的小孩喜欢抠鼻子

第 2 个病人是个小孩，10 岁。他妈妈说，孩子有鼻炎，很容易感冒，经常用手去抠鼻子。老师说，这小孩肠道有积，肺与大肠相表里，肺开窍于鼻，疳积的小孩都喜欢抠鼻子。老师把了小孩的脉说，这小孩晚上睡觉，还很容易做噩梦。

他妈妈惊讶地说，大夫，真像你说的那样，你怎么知道的？老师说，这小孩你没养好，凉的东西给他吃多了，寒凉的东西积在体内就是一团“鬼邪”，身体的正气就要把它赶出去，所以这小孩的梦很乱。治法：温心阳，理中气，消疳积。

方药为：桂枝 10 克，白芍 15 克，生姜 10 克，大枣 3 枚，炙甘草 5 克，枳壳 8 克，桔梗 8 克，木香 10 克，扣子七 5 克，鸡矢藤 20 克。3 付。

老师用桂枝汤温通心阳、扶助正气为底，把身体的寒邪散散，再用枳壳、桔梗、木香三味理气药，升降中焦气机，令大气能转。而扣子七与鸡矢藤都是治疗小儿疳积的良药，单味药磨粉冲服，治疗小儿疳积都有效。

老师说，这个方子看似简单，不是专门治疗感冒或者治疗鼻炎的，但它却能达到这个效果，因为它是整体调一个人的精气神。桂枝汤作用于上焦心肺，加上红参的话，专调神，治疗心虚、寒凉、噩梦。这小孩身体阳气亏得还不算厉害，所以不用红参。枳壳、桔梗、木香三味理气的药，偏于作用中焦，调整气机升降。治病当活泼，如珠走盘。若病人身体有积、有郁、有寒，就要让他身体的气机转起来，大

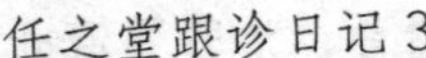

气一转，其气乃散。扣子七、鸡矢藤，偏于走下焦的肠道，治疗有形的积滞。轻度的疳积，单用鸡矢藤就行了。疳积日久，加点扣子七，就非常有效。扣子七连肿瘤都可以消。这样，上焦的神，中焦的气，下焦的形，一并都理顺调理了。所以说，这个方子是用道家思路开的，不单是治疗小孩食积、容易感冒，还可以治好多病。只要是病人容易受凉，中焦脉郁，茶饭不思的，这个方下去，都没有错。

◎痔疮要有药引子——地龙和猪蹄甲

第 21 个病人，膝盖痛，吃了 3 付药后，复诊说不痛了。他还说自己有痔疮。老师说，你面色比较浑浊，浊气不降已经很久了。不要老坐在电脑旁，要多运动。

老师治疗腰和膝，是用不同的思路。治疗腰部偏于治肾，治疗膝部偏于治肝。因为腰为肾之府，膝为筋之府。肝主筋，肾主骨。

老师说，这个病人是肝筋不柔，肝气不顺，中焦脉郁，肝胆脾胃都堵得厉害。肝络不通，肝浊不降。整个肠道都不怎么通畅。所以治疗要柔肝筋，顺肝气，通肝络，降肝浊。方药为：酸枣仁 20 克，巴戟天 20 克，香附 15 克，木香 20 克，鹿衔草 30 克，小伸筋草 15 克，透骨草 15 克，地龙 10 克，猪蹄甲 30 克，竹茹 20 克，枇杷叶 30 克。3 付。继续巩固治疗膝关节，同时也给他排肠浊，降肝毒。

地龙和猪蹄甲这组药对能引药到肛门。竹茹降利三焦之痰浊，枇杷叶降十二经之逆气。酸枣仁、巴戟天是养筋汤中的两味药，能养肝血与柔筋。香附、木香两味香药，既能顺肝气，又能醒脾。鹿衔草、小伸筋草、透骨草，这三味药是专治膝关节疼痛的，是膝三药。所以这病人服用后，膝关节痛立马就止住了。

◎苍术乃健脾圣药

第 35 个病人，拉肚子。老师摸他脉说，关脉濡缓，中焦有湿。又看他舌头白腻，就说，泄泻者，脾气伤而不平。中焦脾胃有湿，脾为湿邪所伤，运化不开，单用一味苍术 50 克，分几次泡茶喝，就管用。苍术为治脾湿圣药，它能燥湿健脾、解郁辟浊，治疗泄泻，肠中有湿邪留饮，效如桴鼓。古书里也有这方面的记载，如《本事方》曰："脾土也，恶湿，而水则流湿，莫若燥脾以胜湿，崇土以填科臼，则疾当去矣。于是悉屏诸药，服一味苍术而疾除。"

这病人泡苍术茶饮用两天后就不拉肚子了。这苍术一味泡茶，不仅能够治疗拉肚子，还能治疗胃中有停饮，甚至湿浊不化引起的头晕。因为苍术能除湿，还可以升清阳，它气味比较雄烈。

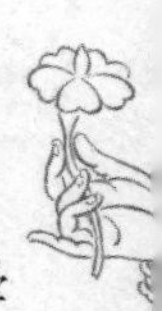

有个病人头晕，大便不成形，老师叫他常泡苍术茶喝，大便成形了，头也不晕了。苍术茶一药而两用，既能够除下焦浊阴湿邪，也能够健脾以升中上焦清阳之气。

老师还经常把苍术和香附配成药对，更能体现中焦升清降浊、一气周流的妙处。因为大多数病人有郁脉的都出于中焦。一旦有郁脉，没有不生病的。这时就要散其郁，调其中。中焦有走左路，有走右路，左路代表肝胆，右路代表脾胃。香附乃气中血药，能疏利肝胆气机；苍术乃健脾胃圣药，气味雄壮辛烈，开发水谷之力最大。两者配合，一走左路，一走右路，苍术以升清阳为主，辅以化湿；香附以顺气下气最速，辅以疏肝，一升一降，相得益彰。像越鞠丸、六郁丸都少不了这组药对。

◎宣发阳气治尿床

接下来这个小女孩比较有意思，十来岁了，晚上还经常尿床。她父母说，不知找过多少医生，晚上在她尿床之前想将她叫醒都非常困难。可是小孩尿床后就自动醒过来了，为什么不是没尿床之前先醒过来，自己去洗手间？

我们和老师相视一笑，因为这种病在任之堂已经治过不少了，而且效果还不错。老师说，想不尿床有办法，就是她晚上有尿意的时候，要能自动醒过来，能醒过来就没事了，那我们用什么药呢？大家异口同声地说，生麻黄！

生麻黄和菖蒲配伍，据说是青岛一位名医的经验。晚上醒不过来尿床的孩子，用这组药对，加入一些补肾固精药，往往在晚上有尿的时候可以自动醒过来而不尿床。她醒不过来，是因为阳气不能出上窍，麻黄、菖蒲就能把阳气引达到脑窍中去。这小孩舌苔淡薄，舌尖红，脉象尺部偏弱。

老师就用清上焦郁火、理中焦脾气、收下焦肾精的思路。方药为：栀子 8 克，淡豆豉 20 克，木香 10 克，通草 5 克，益智仁 10 克，桑螵蛸 15 克，炒鸡内金 10 克，金樱子 10 克，杜仲 15 克，红参 10 克，生麻黄 5 克，菖蒲 10 克。3 付。

这小孩服完药后，她妈妈带她来复诊，感激地说，这几天都没有尿床了，晚上有尿时孩子能醒过来了，这在以前是很少见的。

老师就分析说，肾主骨生髓，髓上达于脑。心藏神，神主调控。所以治疗小儿遗尿，首先要注意温肾固肾，其次还要注重通心窍于脑。这样，肾能封藏，心窍能开，脑窍能清，它就能控制遗尿。

老师又说，如果碰到病情比较顽固的小孩，还可以加入露蜂房。这是朱良春先生蜂房散的经验，单味露蜂房研末治小儿遗尿也是有效的。一般每次 4 克，每日两次，开水送服，3 ~ 7 天内就能看到效果。

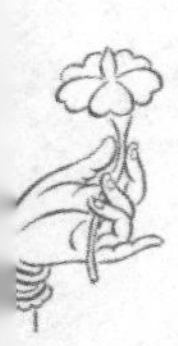

第131天 子宫肌瘤要远寒凉近温暖

7月21日

◎好记性不如烂笔头

一位老中医说过，偶有所得，必有所录，不因事小而不为。中医比任何学问都需要这种精神，积少成多，积土成山，集腋成裘。许多中医的知识点，不是说自己看过就懂，必须要有所领悟，然后再用笔记录在案，这才叫作有所得。

回头看看我们写的跟诊日记，幸好每天坚持不懈。如果让我们再重新写过去的东西，肯定写不到那种样子了。因为时过境迁，你的心境已经不是当时那种心境了。我们来任之堂最大的收获，就是每天把跟诊医案以及老师的耳提面命记录下来，一天没记录一天就没进步，每天勤于总结记录，每天都在进步。

好记性不如烂笔头。看到想到的未必是你的，但你用笔记录下来的就是你的！看来智慧还是在笔耕总结中流露出来。这几天海南的陈墨过来跟我们一起写跟诊日记。他高兴地说，写跟诊日记的感觉真不错，只有把老师讲述的东西，用自己的话再总结一遍才是自己的东西，不然很容易忘记，似得非得。这就是很多学生到老师这里来，老师都要求他们写总结的道理。老师学医是过来人，他总结的本子也很多，我们还准备把老师总结的方药编成《集腋成裘本》。

老师说，看书不写小结，就像猴子摘玉米，摘一个丢一个，看似读了很多书，其实真正留在心中的不多。只看书、听老师讲课，而不事后总结，就像把知识写在沙滩上一样。写总结就像把知识刻在石头上一样，刻在石头上的东西，经得起风吹雨打，而写在沙滩上的字迹，一阵浪花过来就磨灭了。我们学习中医，学到的东西是要用一辈子的，所以要学得刻骨铭心。

◎颈部的筋也要靠肝来疏泄

第22个病人，子宫肌瘤术后，腰部酸胀难受，吃了老师3付药后缓解了。来复诊，想治疗颈椎病。老师帮她把脉说，你子宫肌瘤和颈椎病都是一样的道理，寒气太重了才长瘤子。你虽然把瘤子给切了，可下焦寒冷的环境并没有散掉。切掉的只是表象，要用补肾散寒通络的药，让下焦温暖，整个身体才不会那么僵硬疼痛。

她说，为什么我这颈椎老是僵硬发凉？老师说，就像外面的树枝一样，夏天温热，枝条就柔软，冬天寒凉，枝条处于收敛状态，就干枯，而且容易折断。你夏天都不想晒太阳，躲在空调房里，身体进入冬天状态，筋骨怎么能不僵硬呢？中医叫“寒主收引”，你要远离一切寒凉的东西，亲近温暖的环境，你的病自然就好了一半。你的子宫肌瘤也是因为这样而得的，如果不把这个不良习惯从根源上纠正过来，瘤子还会在其他地方长。

老师说完，就给她开藏精六药，加上黄连温胆汤，因为病人是典型的上热下寒，一摸她的脉非常明显，左手寸脉亢盛，右手尺脉沉细无力。

方药为：附子 15 克，龙骨 20 克，牡蛎 20 克，杜仲 30 克，桑寄生 20 克，川续断 20 克，川牛膝 15 克，酸枣仁 15 克，黄连 5 克，黄芩 10 克，枳实 10 克，竹茹 20 克，陈皮 5 克，半夏 15 克，茯苓 20 克，炙甘草 8 克。3 付。

这个病人再来复诊时，腰就不痛了，颈部也不那么僵硬了，这就是寒热对流的效果。如果我们看到颈椎病就直接按颈椎病来治疗，可能就偏离了方向，中医讲究的是整体观。老师说，下焦阳气不够时，肾水是寒凉的，水能生木，那么寒凉的水生出来的木，肯定也是寒凉的，寒凉的木就像冬天的树木一样，没有生机，僵硬，充满死气。这样的病人指甲短而乌青，就是寒凝肝经。

肝主一身之筋，颈部的筋也要靠肝来疏泄。下焦寒必然会导致肝寒，肝寒则筋寒，颈部是周身上下重要的经脉汇聚地。筋寒了一收引，血脉不畅通，病人就感觉疼痛，疲倦，头脑昏沉，容易累，甚至烦躁。这时，就要从下焦根源治起，把下焦暖起来，再把心中的燥热引下去。

第 132 天　《中医人生》里的一个故事

7 月 22 日

◎鸡矢藤加淡竹叶治小儿食积哭闹

今天我们一到大药房，就看到十多个学生在外面背《内经》《清静经》《药性赋》《汤头歌诀》等，一派读书的气象，每个人都那么忘我，病人看了也都肃然起敬。

一日之计在于晨，一年之计在于春。清晨是记忆最好的时候，也是把脉最好的时候，所以学生们赶早过来读书，病人们赶早过来看病。

第 24 个病人是一个两岁的小孩子，晚上睡觉老爱哭闹。老师看了小孩的指纹，

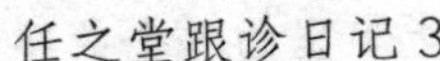

问他妈妈，这孩子小便是白的还是黄的？他妈妈说有点黄。

老师说，小儿常带三分饥与寒，别给他喂得太饱了。这小孩肚子里有食积，心经有热，心与小肠相表里，小肠有食积会心烦，用鸡矢藤。心经有热，可以通过引导下移到膀胱排出来，可用淡竹叶或灯心草。灯心草的力量更强一点。如果小孩舌尖非常红，小便非常黄，就用灯心草；小便淡黄的，就用淡竹叶。

就这两味药：鸡矢藤 15 克，淡竹叶 2 克。3 付。两天后，他妈妈过来说，被孩子折腾了一个多星期，吃了那两味汤药后，小孩子晚上就不闹了。

看来鸡矢藤真消积良方也！淡竹叶能引心经之热从膀胱排出，更是功不可没！

◎灯心草治小儿夜啼

《中医人生》中有个用灯心草治小儿夜啼的案例，非常精彩。20 世纪 30 年代，北京协和医院儿科有一个女大夫，生了一个男孩，非常可爱。但是这个男孩有一个毛病，就是夜间啼哭不止，三年来闹得全家人寝食不安。在医院里反复体检也没有查出什么问题，所以也就无法服药。她也求诊过几位名中医，有的诊断为心肾不交，投黄连阿胶汤；有的诊断为肝阳上亢，投羚角钩藤汤或者杞菊地黄丸；有的诊断为心阳虚而神气浮越，投桂枝甘草龙骨牡蛎汤。然而男孩夜间啼哭依然，这使她心力交瘁，对中医、西医均感到失望。更令这位女大夫苦恼的是，由于孩子夜间啼哭，她家请来的保姆都无法待下去，久的半月，短的两天，辞职的保姆就像走马灯从她家进进出出。后来又请到一个安徽合肥的保姆，这个保姆温和安详，女大夫很喜欢她，心里又担心这个保姆在她家待不长。

刚来的第二个早晨，这保姆就大声喊了起来，这样的孩子为什么不去医院治？女大夫一听就怕了，心想这个保姆一定马上要走了。谁知道，这个保姆却说出令她难以相信的话。保姆说，你这孩子的病，我在村子里见多了，我都是三五付药就打发了。女大夫一听就有点生气，一脸严肃地说，看病可不是儿戏，这个病大医院的大夫都瞧不好，你可千万不要乱来。我在村子里看病都是他们求我看的。保姆不无得意地说，你不要我看就算了，我还狗抓耗子多管闲事啊。

保姆嘴上是这样说，但还是买菜的时候顺便买来了一小把白色细长柔软的灯心草，再解下孩子脚上的黄金足环，把灯心草与黄金足环用水洗干净，放在药罐里加水煎煮了二十来分钟，然后给孩子悄悄地喝下。因为清淡，没有什么异味，孩子很爱喝。就这样连续喝了三天，孩子夜里啼哭的毛病就再也没有发作了。

女大夫发觉孩子夜里突然不哭了，非常奇怪，也非常害怕，是不是这个保姆给孩子吃了什么安定的药啊？女大夫把保姆叫到自己的房间里，关上房门，对保姆说，你有没有瞒着我偷偷地给孩子吃什么药？保姆听了很生气，我给你把孩子夜哭的毛病治好了，你不但不感谢我，还这么凶地责问我。女大夫从保姆口中得知孩子吃的不是安眠药，而是普通的草药，也就放心了，再说这几天孩子精神气色比之前明显好转，所以就转怒为喜。这个使全家三年来日夜不安的夜啼病，就这样被保姆用 3 付药给治好了。这 3 付药也改变了女大夫的科学观。当后来保姆毫无保守地全盘托出自己诊治的秘密时，她更为坚定地认为保姆的治法是非常合理的。

保姆说她并不是用一种方法治疗小儿夜啼的。孩子舌尖红，甚至溃烂时，就用这个黄金灯心草方，如果孩子小便黄短，那么就非它莫属了。如果没有舌尖红、小便黄短这个症状，小儿夜啼，一身汗，她一般用甘麦大枣汤，疗效也是很好的。如果把两个方子弄反了，就一点效果也没有，但也没有任何副作用。

女大夫说，把金子放到水里煮沸，用科学的原理来解释是没有什么东西溶析到水里去的，因为黄金是最不活泼的物质，你有没有试过不用黄金入煎也有同样的效果？保姆说，当然试过，我们的小村子里很难找到黄金，所以我也想去掉黄金，但是没有黄金入煎就没有疗效。你说金子放在水里煮沸是没有什么东西跑到水里去的，但是金子入煎后水的气味与没有金子入煎的水的气味是不一样的。

女大夫感慨无限，看来科学对于人体的研究还处于婴儿阶段！

第 133 天　尝半夏

7 月 23 日

◎银翘片与丹参片治风湿疙瘩

第 8 个病人，手上的风湿疙瘩消下去了。老师说，你可以回去了。但你寸脉还有些浮涩，浮为有风，涩为血滞，回去可以吃点维 C 银翘片和复方丹参片。

病人有些不解。老师说，常人以为维 C 银翘片是治疗感冒的，复方丹参片是治疗心脏问题的，这只是停留在表层的看法，我们中医看的是深层的东西。中医把证放在病前，把证抓住了，这一个组方可以治疗十多种疾病。只要病人肌肤有风热，血脉有不通的，表现为瘙痒、痤疮、风湿疙瘩、感冒、头痛等，这些都可以用。

病人又问回去要注意什么？老师说，别吃凉的啊。病人说，菊花茶可不可以喝？

老师说，菊花茶会把你的风湿疙瘩变硬，辣椒你也不能吃，辣椒会把风湿疙瘩变大。

病人说，忍不住要吃怎么办？老师说，人不一定要知道自己的长处，但一定要知道自己的短处，这样你就不会肆无忌惮。你知道自己身体属于上热下寒体质，就要知道怎么去呵护，去防守，去把薄弱的地方保护住，身体才会越来越好。

忍不住，那是借口。心长在自己身上，怎么会忍不住呢？只是你不想忍罢了。你没有把健康放在第一位。人活着要动心忍性，不能太顺了自己的性。生病就是太顺了自己的性。当你能自制时，很多疾病其实就那么回事。所以你们来我这里治病，我帮你们全力治病，你们也要帮自己全力修心性。

◎血竭粉配大宝消斑痕

第 20 个病人，痤疮消了，还有一些斑痕，老师就叫病人去买一瓶大宝回来，然后叫周师傅打了血竭粉，把 15 克的血竭粉掺进一瓶大宝里去，叫病人晚上睡觉的时候在斑痕周围抹一点，这样几次就消掉了。

这种方法近来一直都在用，对于普通的斑痕，单用效果就很好。如果是严重的，配合内服汤药，再加外抹，内外兼用，也好得快。

血竭，《药性赋》里说："麒麟竭止血出，疗金疮之伤折。"血竭又名麒麟竭，是伤科要药，专走血分，善活血化瘀，能生肌止痛。既可外用，也可内服。

我们看那痘斑，离不开这三个机制：第一，痘斑就是一团瘀血，需要活血化瘀。第二，有些痘斑瘀久不通还会痒痛，需要活血，定痛止痒。第三，痘斑的病人一般会用手去抠，抠出血，甚至抠出凹陷来。这时就需要生肌止血。血竭，既能活血化瘀，又能定痛止痒，还可以止血生肌，三方面都兼顾到了，真可谓一举而三得啊！

这个单方，是老师从太白山访道的时候取回来的。而血竭这味药，还有大功效，有不少颈椎病，病程日久，痰瘀交结，顽固不化，在服用汤方的时候，加入 3 克的血竭粉冲服，能有强大的祛瘀生新、开通经络的效果。

《医灯续传》里提到，血竭是治疗颈椎病的特效药与专药，每次用 3 克冲服，配合汤药，可增强疗效。但这种血竭要选择上等的真货，一般真货外边看起来，颜色鲜红如血，打粉后，我们去摸容易黏在手上，不容易去掉。

◎神农尝百草的精神

下午，邹兄讲了针灸课。邹兄有侠客的风范，一套太极练得行云流水。他是家传针法，又加上针灸硕士毕业，理论和实践功底都相当深厚。老师说他在针术上造诣颇深，可以把道家升降的理论融到针法中去。正如清人刘开所说："非尽百家之美，不能成一人之奇。非取法至高之境，不能开独造之域。"在老师眼中，道家升降的思想就是至高之境，用药要法此，用针一样要法此。

邹兄下午的课让我们大开眼界，他讲的课我们在跟诊日记里另外辑录成篇，这里就不再重复了。老师在课上还谈到，他向道医学习的三个重要秘传之穴。

第一个是头上的天道穴。天道穴是变化的穴位，沿头环一周，对应一年三百六十五天的周天循环，治疗奇难怪病，其他方法不行时就找它。

第二个是陶道穴，在督脉大椎穴下面，这个穴位是督脉上最狭窄的地方，打通了能升一身之阳气。上次有个耳鸣、鼻塞的病人来这里，老师直接帮他拍打这个穴位，拍打了几下，耳鸣就停止了，鼻塞也通气了。

第三个是鬼泣穴，又叫鬼哭穴。如果病人来时，你摸他的脉忽大忽小，忽长忽短，这在民间认为，是有邪气在作怪。老师说，这样的病人，你再摸他的尺脉，一般左右两边长短不等。这时要灸这个鬼哭穴，鬼哭穴就在大拇指指甲下面。

晚上，大家在一起尝药，老师就问，生半夏有没有毒？学生说，有毒啊！老师就说，上个月我们大家每人都煎了 20 克生半夏水服用，没有一个人中毒，而且这生半夏还是特别从乡里采挖来的，野生的，药力十足。

又有学生说，吴鞠通说生半夏"一两降逆，二两安眠"，能用到那么大剂量，应该没毒吧？老师笑着说，没毒？那你尝尝看。

实践出真知，于是老师叫王蒋从药柜里拿出一袋生半夏来。十多个学生，每人都踊跃不已，纷纷表现出神农尝百草的勇敢精神。

老师说，你们别尝那么多，米粒那么大的一小块，都有可能会中毒。不过没事，我们尝之前，先切几片生姜放这里。

这样，大家分别从小量开始尝，有学生一嚼完，整个嘴巴就像被火烁刀割一样，赶紧吐出来。有学生大胆地吞下去，不一会儿就不断地打嗝，咽喉火辣辣地痛。老师赶快叫他们嚼生姜……

最后老师总结说，生半夏小剂量都会引起中毒，所以禁用散剂，但入汤剂则无碍，因为生半夏的毒性不溶于水。今天你们都尝了生半夏，将来给病人开方处药，自己心中就更有底了。

这时，大家才恍然大悟，张仲景的半夏泻心汤治胃病那么好，为什么不叫半夏泻心散呢？原来半夏不能轻易入散剂。还有老师的胃炎散，基本都用了半夏泻心汤的思路，刚开始我们还疑惑为何要把半夏换成砂仁，现在终于恍然大悟了。

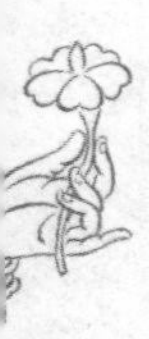

第134天 游医之祖方

7月24日

今天又有一得，这一得虽说不大，却非常深刻。如果没有老师点破，大家都还蒙在鼓里。中医就是这样，往往一味药的调整，治疗的思路就截然相反。

以前老师已经讲过通过看手掌纹路来定用药思路，比如掌中有许多细小的纹路，说明此人平时思虑过多，心脾两虚。如果掌中纹路非常凌乱，看起来非常苍老，这个病人一般有长期失眠的症状。如果病人大鱼际处血脉暴露鲜红，说明他心肺火旺，用降气降火的思路准没错；如果颜色暗红偏紫，说明肝脏内已经有瘀血，要考虑用活血化瘀、疏肝理气的药。

老师不止看掌纹，还看指甲，肝其华在爪，原来指甲可以充分反映肝气的条达，还有肝胆的寒热状态。

第7个病人和第11个病人，两个病人都有心烦，胁下胀痛感，一个用通肠六药加香附、乌药，一个用小柴胡汤加香附、黄连。老师说同样的胀满、烦躁、头晕，上一个病人是小肠经不通，下一个病人是肝胆经不通。

我们就问老师，为何前一个病人用香附、乌药，后一个病人用香附、黄连？老师说，你看他的指甲，凭指甲可以定药。指甲的色泽可以反映身体的寒热，指甲色泽偏乌紫的是肝经有寒，这时用香附、乌药；指甲色泽偏暗红的，是肝经有郁热，用香附、黄连。一个是暖肝理气散寒，一个是行气解郁泻热。

我们恍然大悟。老师说，单用这两组配伍药，就能治不少病了。你们可以去看《串雅》，开篇第一卷就提到，以前游方医飞霞子行医天下，外治百病，男用黄鹤丹，女用青囊丸，此二药乃游医之祖方也。说这两个方子包治百病，确实有点儿过，但它们能够治疗不少疾病是真的。

我们看这两个方，男用黄鹤丹，即香附、黄连，当然这不局限于男的，男代表阳，阳气有余便化为火，所以气郁化火，单用香附、黄连两味药就搞定了。这两味药就相当于丹栀逍遥散的思路。而女用青囊丸，即香附、乌药。我们想到，女的不仅代表女，还代表阴，身体阴寒偏重就要用暖肝肾散寒的药，香附、乌药就有这样的功效，这两味药不正相当于暖肝煎的思路吗？这样肝经郁火能够得到清理，肝经寒凝能够得到温散，周身气机又能得到香附来理顺。就凭这两个方，古代游医走天下，真不是虚吹的。《串雅》里盛赞，单这两个方用之得宜，其效如神。

老师不单教我们两个方，而且教我们怎么凭指甲来定方，怎么看到这两个方背后代表的法。明白以后就可以用方药，而不执着于方药。

老师又让我们回去好好研究一下香附。香附这味药被称为“气病之总司，女科之主帅”，这个名字可不是随便叫的。我们当今时代，很多人或多或少都夹杂着郁闷，所以香附这味药在大药房用量也相当大。有是病，用是药。看老师手头常用哪些药，我们就能揣摩出这个时代的人们生活在哪一种非正常状态下。

第 135 天　初咳属肺，久咳属肾

7 月 25 日

最近，有很多咳嗽的病人，有些已经咳了几十年。我们看老师方子里常用的有四味药，附子、龙骨、牡蛎、川牛膝。以前还有些不理解，现在明白了很多。

老师治疗咳嗽的病人，不单看到肺，也不仅止于看到脾土生肺金，老师直接看到了问题最根本的实质——肾。初咳属肺，久咳顽咳属肾。

来老师这里治病的，很多都是疑难杂症、陈年久病，老师是站在心肾相交的角度来调理咳嗽的。温通心阳，靠的是桂枝汤加丹参、菖蒲；而把肾阳收下来，助肾纳气，靠的则是附子、龙骨、牡蛎、川牛膝。

老师说，这个思路是民间郎中老张告诉自己的。老张在民间行医多年，知道咳嗽用止嗽散治好的并不多，咳嗽轻症或许有用，但是顽症重症非得从肾入手不可。肺主呼气，肾主纳气，吐纳失常，咳嗽乃作。所以治根还是要把气纳下来。这川牛膝在这里可不是用于补虚的，它是用来治疗肺火上亢，把上亢的火引下来，达到金水相生、交通肺肾的目的。

◎开方用药就是在开升降

这个暑假来任之堂学习的学生比较多。老师常对我们说，你们来任之堂学习也将近半年了，你们写的两部跟诊日记，对任之堂也有相当重要的作用。你们是抱着理顺中医思路来的，也希望通过写跟诊日记帮助更多中医学子理顺思路，现在他们来任之堂了，以后你们可以到民间中医联谊会去，利用下午的时间给他们讲讲课。讲讲我们任之堂怎么用升降理法来治病用药，我们开方用药就是在开升降。这样我们就每隔三天在民间中医联谊会讲一次课，讲课的核心就是如何理顺中医思路。

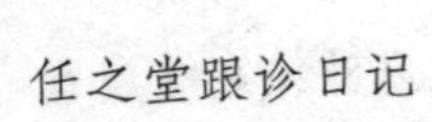

下午，大家一到民间中医联谊会，开了空调，觉得太冷，又将空调关小。老师也经常跟病人说，夏天要少吹空调，你看外面的树木，夏天长得多茂盛，一让空调把它们冻住，它们就长不好了。人啊，秋天、冬天受的寒，要靠哪个季节来祛寒，要靠春天和夏天，尤其是夏天。《内经》说“春夏养阳”，也叫“冬病夏治”。你一个冬天触受的寒湿关在体内，没有夏天的阳气，身体怎么能通透疏散呢？大自然安排了夏天，自有它的道理。

下面我们开始谈在老师这里学习五个月的一些心得。会议室里坐满了学生和老师，看着围了一大圈的人，我们也比较紧张，害怕讲不好。

◎粥油最养人

《黄帝阴符经》说：“食其时，百骸理；动其机，万化安。”大自然很奇妙，你身体需要什么，它早为你安排好了。冬吃萝卜夏吃姜，不劳医生开处方。冬天吃萝卜、大白菜这些时令蔬菜最养人，夏天吃当时当地的瓜果、蔬菜、生姜也最养身。这就叫“食其时，百骸理”。人们只知道人参、鹿茸、冬虫夏草、燕窝的神奇，却很少知道五谷杂粮、寻常瓜果的神奇。如果我们把老师用药的理法思路道明，你们也会觉得相当平凡，但是用活了，你们就会觉得非常神奇。神奇就是从平常中来的。正如清代医家费伯雄所说，天下无神奇之法，只有平淡之法，平淡之极乃为神奇。

比如晚期食管癌的病人，水谷不入，连野山参都补不进去，那么该如何调身体呢？老师用抽抽桃，又叫碧桃干，就是绿色的桃子还没有成熟，就被虫蛀，掉到地上，中医就取这个象，这抽抽桃处于发育状态，有强大的生发之力，突然间中断萎缩，掉到地上，生发之机顿然被中断，而食管癌患者的病灶也具有强大的生发之力，癌细胞相当活跃，怎么让它停止下来，这时用上抽抽桃就可以让咽喉部的病灶缩小，这样咽喉能够通气，能够进入米浆，就可以为治疗争取到机会。

老师往往建议病人服用粥汤，有些不明白的病人还以为身体病弱，要给身体补补，于是牛奶、肉类、肉汤就喝了起来，这样一喝问题就来了，咽喉、食管又给堵上了。肿瘤的病人，需要的是平淡，需要的是身体能快速吸收消化，而不是那些营养看似丰富，事实上却很难被身体彻底消化吸收的食物。

那什么最养人？就是粥油。粥油是什么？就是煮粥的时候最上面的那层米汤，这层米汤乳白色，能补阴，又因为它在上层，所以清阳部分可以升阳。以前的贫穷家庭，没钱买药，更不用说买贵重的人参来补，他们就喝粥油。越是大病，越是要把胃气养起来，吃东西越要单纯。很多大病的人，不是缺营养，而是吃进去太多营养，胃气壅堵住了，升发不上来。中医认为有胃气则生，无胃气则死。你中焦堵住了，身体就不行了。就像打仗的士兵再凶猛，一旦断了粮草，战斗力就下降了。

这粥油你看像什么？米汤的精华，它就像是人体的精华，中医取这个象来补精。那些大病后精华流失的人，粥油是食疗妙品，这就是人知其神之神，不知其不神所以神也。人们都不知道寻常粥油的神奇之处，这就是平淡之极乃为神奇也。

◎用黄连温胆汤的三个层次

接下来我们谈一个任之堂经常用的方，黄连温胆汤加减。这个方子也是我们广州中医药大学附属医院心血管内科的协定处方。邓铁涛老师很喜欢用这个方。这个方子有它背后的时代背景。你们看一下这个方子，它治什么证？有人说这是治痰湿的，没错，痰生百病食生灾，因过度饮食而生痰湿、肥胖的病人太多了。痰湿是有形的邪气，是最基本的病理产物，用黄连温胆汤可以治痰湿化热。

在更高的层面而言，黄连温胆汤该治什么呢？有学生说是治疗胆胃之气上逆，没错，从这个层面上来用药，站的角度就高了点，是站在气机角度来把握这个方。枳实、竹茹都能降气，陈皮能理气，半夏能降逆，茯苓可以把痰湿之邪往下渗，整个黄连温胆汤就能把胆胃浊气往下降，身体的气机一往下降，痰浊都会往下渗，只要痰浊不往上逆乱，心神就能得到安宁。这也是黄连温胆汤能够治疗心脏病的神奇之处。气顺则痰消，气顺则痰浊下化，胆火不扰心，则心神自安。可见站在气的层面上来用这首方，就高了一层。

那么，有没有更高的？当然有，那就是站在神的角度来用这首方，很多病人普遍心浮气躁，思虑过度，整个精神都往上越，所以活得很累。很多聪明的人因为过度使用大脑而精神分裂，这在佛家叫作“禅病”。就是想事情想疯了，换一种文雅的说法就是心意识止不住，整个心神都往外越。《内经》说：“形与神俱，而尽终其天年，度百岁乃去。”可见上古之人，能活得长寿，最重要的不是营养好不好，而是他的神有没有和形体紧密地结合在一起。

老师说了，凡心浮气躁者，不可与言脉巧。不仅学脉是这样，学养生之道更是这样。心浮气躁，神往外越往外飘，人就相当疲劳。怎么补营养，怎么睡觉都补不回来。所以善养生者，养什么？就是养这个神；善治病者，治什么？就是治这个神。我们用黄连温胆汤，从神的角度看，就是把上越的脉象往下收，把上浮的心神往下敛，所以在此方的基础上加龙骨、牡蛎，就等于把高度运行的心意识止下来，相当于给极速飞驰的汽车踩一踩刹车。

老师的黄连温胆汤里还加了一味黄芩，为什么呢？因为普遍思虑过度，心神上越的病人除了左手寸脉上于鱼际之外，右手寸脉也上于鱼际。这样的病人很容易得高血压、脑出血，必须把这股上越的脉势往下收。很多中风的病人在中风前的脉势就是这样的。黄连能把上越的心脉往下降，黄芩能把上越的肺脉往下降。枳实、竹茹能把中间的胆胃之脉往下降，整个神志就往下收回来。所以那些胆火扰心、心浮气躁、夜梦杂乱的病人，这黄连温胆汤一用上，失眠也减轻了，心烦气躁也减轻了。这就是站在治神的角度上来调理疾病，就更高了一层。

从这里可以看出，黄连温胆汤完全可以从三个层次上来用，站在痰的层次上来用，可以治疗不少怪病；站在气的层次上来用，气为血之帅，亦为痰湿之帅，气顺则痰消，气顺则血活；站在神的层次上来用，神为气之主，神可以驾驭周身气机。

为何张锡纯在《医学衷中参西录》中会赞叹龙骨、牡蛎为治痰之神品，道理也都在这里。陈修园说，痰，水也，随火而上升。龙骨能引逆上之火、泛滥之水下归其宅，若与牡蛎同用，为治痰之神品，今人止知其性涩以收脱，何其浅也！

你们看，黄连温胆汤加龙骨、牡蛎是治什么的？很明显啊，是心意识止不住，神定不住啊，痰浊逆气都往上涌，如果单从治痰病来用这温胆汤，这种认识就相当局限了。我们读《名医类案》的时候会发现书里治癫狂疾病，有很多都是用这个思路。如果大便不通的，他们还会加入大黄。心肺之火气往上越，脏有热，要靠腑来排，所以通腑泻热，给浊阴开个通道，也是治疗神志疾患的一个关键。

当今时代，神志心理疾病的病人不少，因为有这个时代背景，所以老师这里用黄连温胆汤是相当频繁的。

◎万病之毒，皆生于浓

饮食之道，着重突出一个“淡”字，平淡的东西才能长久。君子之交淡如水，平淡交情滋味长。就像白开水一样，喝一辈子对人体都有益。啤酒、可乐却不能常喝，常喝有害。很多人以为清稀的粥没营养，所以他们把粥煮得浓稠，放了各种药材与调料，这样反而容易壅堵脾胃。尤其是晚上睡觉时喝浓稠的粥，会消耗掉身体里大量水分，所以一早醒来，人会呈缺水状态，脾胃也似醒非醒，动力大减。这时最需要的是补水，稀粥中含有丰富的水，这样更容易消化吸收。

古代有三种情况下喝粥的经验，一是灾荒时，赈灾喝粥；二是家中贫苦时，节省食物而喝粥；三是治疗疾病或养生时，保养胃气而喝粥。尤其是第三条，喝的粥是越清淡越好。前面灾荒或家贫喝粥是无奈之举，但生病或养生时喝粥，却是大益

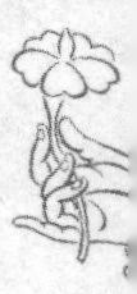

于身体。尤其是要喝淡粥而非浓粥。

医院里抽血，正常的血是淡红色的，清稀流畅，而异常的血却是暗红色或紫红色的，浓稠黏腻，这样的血液环境非常有利于疾病的生长，故曰：万病之毒，皆生于浓。为什么呢？浓于饮食者，如膏粱厚味，肥甘厚腻，则生血液病（脾胃生血液）；浓于声色者，如纵情视听，纵欲无度，则生恐惧病（肾主恐）；浓于货利者，则生担忧病；浓于名誉者，则生激动病；浓于功业者，则生得失病。浓之为毒，有一味药可以解，那就是“淡”字。淡粥可养生延年。《内经》说，恬淡虚无，真气从之，精神内守，病安从来。那些甘于淡薄稀粥的人，都有一份随缘喜乐的心，所以他们往往高年无忧。故曰：淡饭腹中饱，万事随缘了。

《菜根谭》说，咬得菜根香的人，大多冰清玉洁。血至净则无病，清净的血液，疾病根本没有立足繁衍之地。清净的血液从何而来？从淡粥中养。有句话说，若要身体安，淡食胜灵丹。淡味的饮食，就是指少油少盐，它能够清肠胃，把湿邪渗利下去。尤其是风湿痹证的老年病人，你一问他们的饮食，不是太咸，就是太肥。他们的味觉都被油垢蒙蔽了，加上衰老退化，对平淡的饮食没感觉，味道越吃越重，身体的血脉就越来越不通了，堵得也越来越严重。《内经》怎么说的？鱼者使人热中，盐者胜血。风湿痹证、血脉不通的病人，一定要饮食清淡，稍微咸一些，血脉流行会受阻；稍微油一些，鱼生痰，肉生火，胸中会觉得有痰火。

我们治病，一个要教病人戒口，另外一方面要懂得淡味的药物。《草药歌诀》里有句话，味淡入腹通筋骨。要令筋骨、经脉流通不滞，饮食上就需要清淡。用药上，我们通常会使用通草、丝瓜络、茯苓、冬瓜子这些平淡之品。既能通经络，也能祛痰湿。还有一句话，升清降浊涩最灵。人体清浊分不开时，我们会用升降法，令其清升浊降。你们想一下，降浊最好的药对是什么？可能很多学生都会想到老师常用的猪蹄甲，这猪蹄甲降浊是很厉害，但是龙骨、牡蛎能从整个气势上来降浊，往下涩收，助肾纳气，能把五脏的浊气都往下收。就像放风筝的时候，在地面的人用线把风筝往下扯。

◎学医读书抓眼目

我们上节课谈到读一本书，把这本书的眼目找出来第一重要。《千金要方》的眼目在“大医精诚”，《伤寒论》的眼目在序言里面，《金匮要略》的眼目在第一篇“脏腑经络先后病脉证第一”，《内经》的眼目在第一篇的“上古天真论”。所以我们学医，入门还是要把这几篇眼目点亮。里面有很多古人的智慧，或者明白跟你说，或者隐含着说，或者字里行间有，或者要你于无字处推敲，才能恍然大悟。

在老师这里学习的学生们，首先都会把这些眼目背得滚瓜烂熟，脱口而出。比如，《金匮要略》第一篇提到：若五脏元真通畅，人即安和，客气邪风，中人多死。这是用药的最高境界，善治者治皮毛，善治者令五脏元真通畅。

上次老师去太白山时，向渭南孙蔓之老先生学习用风药的经验。这风药是轻灵之药，有不同境界的用法。比如羌活、独活，初入医门的人，大都知道一个走上半身，一个走下半身，偏重于治风湿，这是比较通俗的理解。而我们站在道医层面上来看，就有更深入的体会，道家讲究的是那股元真之气，我们用药是要把五脏的元真之气调动起来。从这个角度用羌活、独活，拨动五脏的元真之气，那就厉害了。

羌活、独活，用小剂量的3克、5克就能起到流通元真之气的效果，能够在脏腑之间建立一个场。如果用8克、10克，或者更大量，思路又有不同，这时它就以祛散身体风寒湿为主，把药力往肌肤外面透，起到祛除风寒湿的效果。煎煮时间上也相当讲究，开锅后5分钟就关火，跟开锅后20分钟关火，熬出来的药汤走势也有不同。一般取其发散风寒走表的作用，都是不宜久煎的。烧开锅后三五分钟，芳香之气大出，服用效果最好。

我们那天跟老师一起服用羌活、独活，尝药后特别有体会。少量地喝有股暖热之感，大量地喝药力直接从背部发出来，微热出汗，脚非常舒服。

用风药来治风的重要性，在《金匮要略》开篇就提到了，“夫人禀五常，因风气而生长，风气虽能生万物，亦能害万物，如水能浮舟，亦能覆舟。”

懂得风药的含义，是读懂汉唐医籍方书的一把中药钥匙。风药能把肠道的水湿、背部的寒气，甚至头顶的风邪祛散开。而站在扶正的角度上来看，风药流通五脏元真之气，立足点就更高了。

◎足球大的松节

下边这个方子是老师常用的一个思路，你们看看是治疗什么病、什么证的？半夏、干姜、黄芩、黄连；枳壳、桔梗、木香；火麻仁、猪蹄甲、炒薏苡仁、龙胆草。

有的学生说，是治疗胸闷的，也治疗胃病；有的学生说，治疗肠道不通，小便黄；有的学生说，治疗寒热错杂，胆火扰心；有的学生说，治疗中焦不通……

其实，掌握住这个方子的理法，可以治疗多种疾病。这个方子从整体上来看，是寒温并用、理气通腑，主要治疗寒热错杂、升降失司的。

药房里有一颗像足球那么大的松节，是一位病人送给老师的。这位病人是个哑

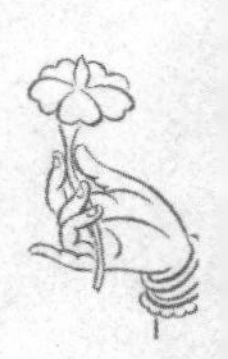

巴，他来药房时，用手指着心，又指着胃，脸胀得通红，急欲表达却表达不出来，很明显是胸胃不舒服，口气也比较重。

老师就说，好了好了，不用说了，把完脉给你开方。这个病人舌苔黄厚，两边关部堵得厉害，老师就按上面的思路给他开方。3 付药没喝完，这哑巴抱了一个大松节来送给老师，跟刚来治病时焦急痛苦的表情相比，这回他过来，满脸都是欢喜，还对老师竖起大拇指，指着自己的胸腹，意思是气往下顺了。

原来，他看到药房外面放了几个松节，知道老师药房需要松节，为了表示感谢之情，他特地跑到深山里砍了一颗最大的松节，抱回来送给老师。

还有一个中医爱好者，经常反酸胃痛，好几年了，自己开了制酸的药，有时反而加重。他找老师看，老师还是给他用这个思路。他一看老师这个方子，没有制酸的药，就疑惑了。老师说，先喝着试试看吧，未必见酸一定要制酸。你中焦郁堵，下焦要排空，就像抽水马桶一样，水下不去，是下水道的问题，不是马桶的问题，泛酸也是这个道理。他喝完 2 付药后，就不泛酸了，很高兴。这也让他明白了中医的一个重要道理，治病要整体观。

◎寒热对流与大气一转、通肠降浊

我们来看这个方子背后的理法是什么？前面四味药是半夏泻心汤的四味药，专治寒热错杂，中焦升降失司，痞满不通。老师胃炎散中就以这四味药为底。很多胃病都是吃出来的，天气太冷就吃烧烤、麻辣烫，胃黏膜给烧伤了；天气热时就喝冷饮、冰冻水果，把胃给冻伤了。这样长久下来，就把脾胃搞得寒热虚实夹杂，胃热脾寒，中焦痞塞不通。这四味药，两温两寒，寒温并调，目的就是要把中焦脾胃的寒温不适给扳过来，我们称之为“寒热对流”。

中间三味药，是任之堂最常用的枳壳、桔梗、木香。我们发现，很多病都跟生气脱离不了干系，所欲不遂，心中就有闷气。这股闷气郁结在胸胁，就会影响周身大气的运转。老师用这三味药，一升一降，一个理顺三焦气机，芳香醒脾，让中焦气机转起来，我们称之为“大气一转”。

下面四味药，火麻仁、猪蹄甲，走肠道排浊；炒薏苡仁、龙胆草，引热于下焦，把湿浊从膀胱小便渗利出去。这四味药是起到浊阴出下窍的功效。人体五脏的浊邪，绝大部分都要靠下窍来排，给下窍开一个口，整个身体的浊邪就有个出路，我们称这四味药为“以降治浊”。

这样，这个方子就富含着三个理法，一个是寒热对流，一个是大气一转，一个

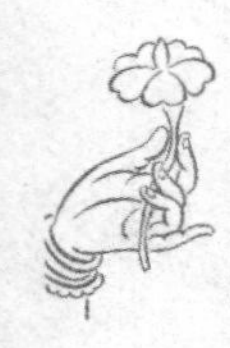

是以降治浊。病人哪方面偏重，哪方面下药就重一点。这个理法用活了，临床上很多疾病都可以治疗，而且有比较平稳的疗效。

中医治什么呢？有人说是治病，有人说是治证。民间派草医郎中很多都擅长治某一类疾病，他们比较偏重于用单方来治病。而学院派往往推崇辨证论治，他们站在辨证的角度上执简驭繁。而我们道医呢，更多的是站在人的层面上，所以在道医眼中，所有的治法都是治人的。那么用什么来治人呢？有人说，用针、用灸、用中药。这些都是不同的术，都有各自擅长之处，也有各自局限之处。

我们看《金匮要略》第一篇提到四肢才觉重滞，即导引、吐纳、针灸、膏摩，勿令九窍闭塞。张仲景也不是一看到病人不舒服就要病人吃药，吃药只是治病的一种术，治病的方法非常多，针灸、按摩、导引应有尽有，但最终的目的就是要达到让人五脏元真通畅，把闭塞的九窍打开。

◎中医治病用的是智慧

那么中医究竟用什么来治人呢？有这么多好的技术可以选择，我们来看看老师去太白山的经历吧。老师第一次去太白山时，在一个庙里碰到一位道长，这位道长脚崴伤了，好几个月都好不了，走路非常不适。而一起上山采药的毛老师看到后就说，这不是个大问题，我去周围找点草药。毛老师是太白山采药高手，当他去采草药的时候，老师就跟道长聊起来，帮道长拍打，脚部痛拍打手部，按照上下左右对称的原理。不一会儿毛老师就把几样专治扭伤的草药采了回来，而老师则边拍打边让道长跺健康的脚，再叫他走走看。奇怪！脚部的不适感荡然消失。毛老师惊讶地说，不用药也能治病，我采药还差一两味呢。萧道长则笑着说，用药治病就不叫中医了。大家都愣了一下，那中医用什么治病呢？萧道长说，中医治病用的是智慧。

萧道长用智慧来治人治病是有心得的，这里就有一个活生生的例子。一青年经常焦虑，胃不好，慢性浅表性胃炎，胃溃疡，特别消瘦，身体极弱。他上山找到萧道长，想要萧道长帮他调理。萧道长一看，这个年轻人不过就是心浮气躁，头脑里想了太多东西，自己把身体的气场搞乱了，于是带这年轻人走到山下湖边。这时正逢雨后天晴，山中空气清新，混浊的溪水欢快地注入湖里。

萧道长就跟这年轻人说，年轻人，你看这溪水刚注入湖中时，有些浑浊，夹杂些淤泥，看起来黄黄的，混混的，可经过这湖镇一镇，静一静，溪水就变清了，湖面也平静如镜。人心也是因为受到外在红尘的干扰而变浑浊了，等到你的心能够静一段时间，那些污浊的病气自然会澄清下去。那年轻人听完萧道长的一番开导，自

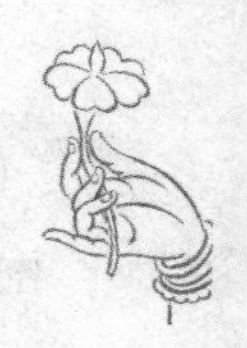

觉地在湖边静坐了一个下午，想通了很多东西。人精神好了，很多病都会自愈啊！后来，这年轻人的病就好了。

这就是萧道长提到的，医生治病用的应该是智慧，而不是药物。用智慧的话，天地间万物皆可入药，就算是雨后湖光山色也可用于治病。

◎未议病先议人

今天我们再谈一下怎么用智慧来治人。古代医家都有这样的共识，未议药先议病。我们还要再加一句话，未议病先议人。这不是我们提出来的，而是早在《内经》时就出现过。《内经》第一篇"上古天真论"就把上古之人与今时之人作了一番对比，看似谈到的都是人的生活方式，似乎与疾病没什么关系，可处处透露着人的病因病机，所以说"上古天真论"是"议人"的篇章。其实整个《内经》真正治病的篇章很少，绝大部分都在谈人的正常生理。中医讲知常达变，知道正常的就能应变异常的疾病。

上古之人，食饮有节，不妄作劳。今时之人，以酒为浆，以妄为常，醉以入房。如此古今一对比，人怎么做才能健康，怎么做就会得病，结论不就出来了吗？放在我们当今时代，要怎么"议人"呢？当今时代的人有三大特点：

第一是思虑过度，下焦的元气拼命地往心脑上面调，造成了寸脉浮越。

第二是我们整个社会都崇尚竞争，竞争就会引起斗气，处处都充满闷气，所以关脉郁的病人很多，中焦肝胆、脾胃都处于郁脉状态。

第三是我们这个时代为小康社会，温饱问题基本解决，而小康反倒有很多不健康的地方，过度饮食造就了一大堆"三高"病人。他们的肠道长期饮食超标，《内经》说："饮食自倍，肠胃乃伤。"肠道负担过重，就像超载的货车爬不动了。这样的病人中下焦关尺部脉堵得厉害，上焦寸脉浮取摸不到，下面壅堵，气机转不过来。

在这个大背景下，把人议透了，治病的思路就清晰了。所以在任之堂里面最常用的就是三个方：针对思虑过度，用黄连温胆汤，把上越的脉象往下收；针对好争生闷气的，用加强版逍遥散，把中焦郁堵的关脉打通；针对饮食过量，肠道有积滞的，用通肠六药或八药，给肠腑排浊有一个出路。

我们看老师用药，不单要看到单味中药的功效，以及药对的巧妙，还要看到方子的理法，更要看到这方子背后代表着对这个时代人们不良习性的思考。

这三个方子用出来也是高屋建瓴的，不单是治某个人、某种疾病的方子，而是治疗当今时代大背景下的时代方。徐灵胎在《医学源流论》中有一篇文章叫"病随

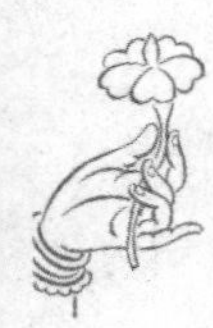

国运论”，讲的就是疾病随着时代背景，会缔造不同的医家，以及不同的用方思路。所以，中医治病是宏观与微观结合，宏观看到的是整个大时代背景下人群的生活状态，微观看的是每个具体的人身上的具体的病。

医生创造的药方，就像文人墨客写的诗词文章一样，诗词的背后有时代的意义，药方的背后何尝没有对当代生活特点的思考？会看的看门道，不会看的看热闹。我们在老师这里抄方学习，理顺中医思路，就是要看出这里面的门道来。

◎通肠八药

先要看得透这些方子，才能用得活。否则照本宣科，照搬照套，就是死方了。

学生们又问，老师的通肠六药、通肠八药有哪些呢？我们把这八味药依次写了出来，火麻仁、猪蹄甲、艾叶、苦参、鸡矢藤、红藤、扣子七、金荞麦。这是任之堂的通肠八药。

火麻仁，不仅润肠道，它六腑皆润，凡仁皆润。《药性赋》里说“麻仁润肺，利六腑之燥坚。”仁类的药物大多有润通的作用，种子的果仁大都还带有补的作用。国外研究，火麻仁还有修复心肌细胞的作用。所以火麻仁除了润通肠道外，还能润养心脉。《伤寒论》的炙甘草汤，就是用火麻仁治疗心脏方面的问题，仲景两千多年前就这么用了。火麻仁这味药对整条消化道都有润通的作用。

猪蹄甲，就是猪的蹄甲。《神农本草经》里说，猪蹄甲“主五痔、伏热在肠、肠痈内蚀”。看完这段论述，我们就知道猪蹄甲多么厉害，它一到体内，就直接往肛门拱。我们要把握好一味药，首先要了解这味药的升降、走势，还有取象。猪蹄甲是蹄甲，往猪圈下面拱的，以降为主导，直接走向肛门。它处于猪圈里面败浊臭秽之地，却依然不会腐烂。它能引浊气下行，还能解毒，因为爪甲大都有解毒的功效。猪蹄甲解毒可不是解一般的热毒，它能解伏在肠道深处的毒，甚至肠痈腐热。老师凭脉势用猪蹄甲，比如脉势上越的痔疮，猪蹄甲和炒薏苡仁连用效果特别好。而脉势下陷的病人得了痔疮，这时就要考虑黄芪加地龙。

艾叶这味药也相当厉害，艾治百病，这是对艾叶最高的赞誉。艾叶苦温，苦能降浊，温能把肠寒散开，而且艾叶专走下焦，能够在下焦建立一个场，腹部有寒的病人一般都离不开艾叶。我们上次跟老师一起尝艾叶，吃完后整个肠腑都是暖热的。艾附暖宫丸，暖子宫就离不开艾叶。人体下腹部是丹田纳气之处，从这个角度来看，艾叶可以温养丹田，道医们很喜欢这味药。最上等的艾叫蕲艾，古人说，蕲艾服之则走三阴而逐一切寒湿，转肃杀之气为融和；灸之则透诸经而治百种病邪，起沉疴

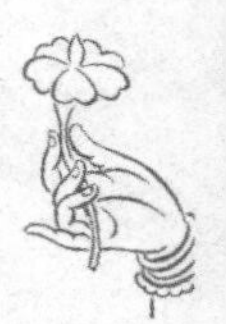

之人为寿康，其功亦大矣！

苦参，《神农本草经百种录》说它能“去心腑小肠之火”，一般心经有火热，不能下移于小肠，会导致失眠，这种失眠单用苦参 20 克可收良效。一般苦参都是小剂量用，因为苦参为中药四大苦药之一，其他三味为龙胆草、黄连、黄柏。我们看苦参的走势，整体以降为主，降浊之力比较强。它和艾叶两味药，一温一寒，一辛开一苦降，肠道的浊气都可以化散。单用艾叶、苦参各 30 克，外洗治疗皮肤湿疹瘙痒有良效。现代研究，苦参用于治疗心律失常有佳效。而在这里艾叶和苦参配伍，清除肠道湿热，同时也能温养心脉以治心，这也是心与小肠并治的道理。

接下来是鸡矢藤与红藤两味药。讲到藤类药我们就要想到《草药歌诀》里说的，软藤横行筋骨中。凡藤类药，都有一定祛风湿、通经络的功效，所以我们看鸡矢藤，不单要看到它治疗食积的功效，还要看到它也能祛风湿。一味鸡矢藤治疗小儿食积可是个民间秘方。前几天有个小孩食积，不爱吃饭，晚上又经常哭闹烦躁，老师就给他开 20 克鸡矢藤，加上 3 克竹叶，吃了两次就好了。别小看这两味药，竹叶能清心经之火，引热从小肠出，鸡矢藤能把小肠积滞给化解了。两味药合在一起，就代表着两个理法，治疗小儿食积烦热，非常轻巧灵活的思路。

红藤也是这样，教科书里提到红藤是肠痈妙药。肠痈就是阑尾炎。为何我们通肠六药里不选择败酱草而选择红藤呢？因为败酱草清热解毒、消痈排脓功效突出，但活血化瘀止痛的功效却远没有红藤那么强大。红藤是外科、妇科各种炎性病变的要药，还是骨科跌打损伤的要药，可见它活血化瘀、修复经络的功能特强。肠道里面的浊毒，除了清解外，还要让它能流动排泄出去。许多肠毒郁久，血脉不通，都会有瘀滞，这时就要考虑到活血加解毒的思路。红藤就把这两种思路合并于一身，所以红藤治疗肠道肿瘤也是很不错的。

如果碰到顽积、肠道息肉的病人，这时就要请出扣子七来。痞积轻症选择鸡矢藤，痞积重症单味扣子七就搞定了。我们想一下，扣子七连肿瘤肿块都可以化解，更何况一般的痞积、肠道息肉。所以说扣子七消积是个非常好的经验。

最后一味是金荞麦。金荞麦能治肺痈、肠痈，肺与大肠相表里，肺脉亢盛，肠道瘀积不通，这时就会用到金荞麦。现在有用金荞麦制成的中成药，用以治疗肺癌。

通肠八药里面有两味以藤类命名的药，谈到这藤类药，我们就要想到它通经络的功效。这里顺便提到老师的一个外洗方子，治疗肌肤麻痹不通瘙痒，就是藤类药配合祛风药，藤类药把经络打通，祛风药把表邪散去。经络打通，表邪外散，局部痛痒自除。常用的藤类药，如海风藤、青风藤、络石藤、鸡血藤、忍冬藤，而祛风

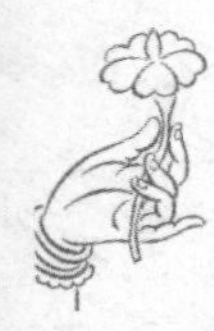

药也有相当多的选择，如荆芥、防风、蝉蜕、薄荷。这两组药各选三五味熬水外洗，治疗肌肤麻痹瘙痒，效果都不错。如果再配上艾叶和苦参，就更完美了，因为艾叶、苦参，一温一寒，一辛开一苦降，能够改善局部的湿热环境。

第 136 天　读书百遍，其义自现

7 月 26 日

学生问，把《伤寒论》《内经》背了下来，可还不会用，怎么办？老师说，背书没错，当你把《伤寒论》《内经》背熟后，你绝不是一个庸医。就怕你没背熟，未背言背，你真的背熟后，想不会看病都是不可能的事。因为经典存于你胸中后，会影响你的思维模式。上古圣人的智慧，会帮你想出很多东西来。这是真的拜了师，入了门，把这些经典师父都请到头脑中来。

像《内经》中的"清阳出上窍，浊阴出下窍；清阳发腠理，浊阴走五脏；清阳实四肢，浊阴归六腑"，我就常揣摩这几句话，这是基础中的基础，把阴阳升降搞清楚后，那你治起病来就懂得因势利导，效果就很好。至于有人背了经典后不会用，那不是经典的问题，是人的问题，没用心怎么会用？用了心怎么可能不会用？

学生又问，怎么用心？老师说，古代走江湖的术士，都讲究拳不离手，曲不离口。《论语》里说，人而无恒，不可以作巫医。不少学生善于考试，但善于考试并不意味着他们善于读书。他们平时可以玩得很疯狂，考试的时候，只要提前一两周，把老师标的重点强记下来，考个八九十分不成问题。可一旦考完后，一周内全都忘光光，读多少丢多少，背多少忘多少，这就不叫作学医了。你们学医不要像搞流行时尚那样只管一时，你们学的东西是要管一辈子的。所以，你们要拿出修道者晨诵暮省的精神来，早上多读经典，晚上多反省过失。如此持之以恒，经典的圣贤之教就会刻到骨子里去，这样就叫作用心。如果这样还成不了名医，我都不相信。

第 137 天　点蚊香开窗户的启发

7 月 27 日

这几天咽喉疾患的病人挺多的，因为邹兄在这里，有些老师就让阿发拍打，有

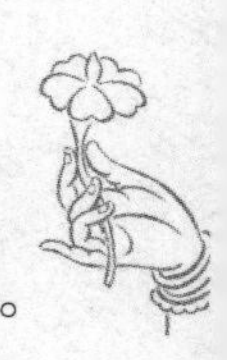

些就让邹兄扎针。拍打，老师选择阳陵泉，阳陵泉为胆经的下合穴，合主逆气而泄。合穴能够把胆胃上逆之气往下泄，而且咽喉部的疾患取足部的穴位，上病下取，也是引气下行。邹兄说这种取穴方法是有经典依据的。即《灵枢》所说，喉中吤吤然，取之阳陵泉。邹兄或者少商放血，或者针刺阳陵泉，还没有发现哪个病人没效。

有这样一个妇人，她说咽中好像有块痰吐不出来，咽喉痒痒的。我们听她说话的声音有点沙哑。再看她脖子比较短，很明显咽喉部的肥肉比较多，老师就用捏法，又叫捏喉结法。老师说，直接把喉结下的皮肉反复地往下揉捏。然后老师示范给我们看，只要看过一次就会做。

这个妇人经老师用捏喉结法，两分钟后老师就叫她再吞咽看看。她说，奇怪，咽喉不痒了，吞口水也没事了。老师说，这捏喉结法，对于病人咽喉痒咳嗽，有痰黏在咽喉上，往往随手而施，应手即效。捏完后，病人脖子会出现一排红色的痧点，这是病人邪气往外发，痰浊往下顺。看来这小小的手法，比汤药还来得快。就像竹头木屑一样，必有它的用途。虽小道，必有可观啊！

病人激动地说，医生，我这个病治了几十年都没有治好，你帮我治好了，我太感谢你了。老师说，你有没有想过，为何这样的小病，你反反复复治了十多年都没有治好？病人想了一下说，没找对医生呗！

老师说，莫向外求。医生只是个修理工，你身体这辆车子是你自己在开，你撞车翻车了，是你自己的事，医生只是负责修理，不负责帮你开车。你自己不爱惜自己身体，现在用针灸，用手法，用汤药，都可以帮你治好，可不能保证你回去不复发。你吃辣椒，不忌口，喜欢生气，这些都会把痰往咽喉上泛，怎么能治好呢？你要想清楚，你这病不是别人传给你的，是你自己搞成这样子的。这个痰浊现在只是发在咽喉上，你如果不改改脾气，将来把痰浊发在头部，一个梗塞，人就完了。所以，你要想清楚，人就这么一辈子，两腿一蹬，什么都没了，根本没啥值得生气的。

病人又说，工作上有很多烦心的事，说大不大，说小不小。老师说，那就看你是把工作看得重要，还是身体看得重要，这是你个人的取舍问题，我们医生可帮不了你。说完老师给她开了半夏厚朴汤加通肠六药。

老师说，咽喉的痰块，不是单纯的半夏厚朴汤化得开的。那些积滞都堵在肠道下面，在上面是化不开的。所以一定要用上火麻仁和猪蹄甲，我们用这组对药，是降浊而不是泻下。火麻仁、猪蹄甲把六腑的浊气都往下排，猪蹄甲在肛门开一个口，邪热就从那里出来。你看大家炒猪蹄甲就知道了，边炒边放屁，药力强得很呐！

我再举个例子吧，我家里有个药库，里面有不少蚊子，如果在里面杀，是杀不

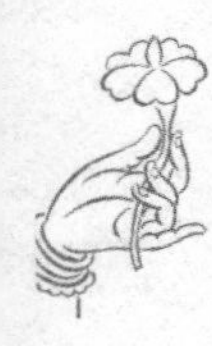

干净的，如果不杀，任它繁殖也不行。我们按中医的思路，就可以想一个办法。就是把窗子打开一条小缝，然后在里面点上蚊香，那些蚊子都从那条窗缝里往外飞，就这么简单。我们用通肠六药，火麻仁、猪蹄甲就是在肠道下面打开一个通道，然后再用半夏厚朴汤从上面降下去，那些浊毒通通就都排出体外了。

也就是说，人体的浊邪需要开一个窍，你把窗子关得死死的，点上十盒蚊香，蚊子也飞不出去。你把肠道关得死死的，即使用大量清热解毒药，或者降气的药，都没法把毒浊降下去，甚至反而会把身体当成战场，加重身体的负担。

老师就是这样，善于从生活中领悟医道。老师也常说，医道不尽在故纸堆中，学问并非尽在名家论著里。

第 138 天　任之堂七周年庆

7 月 28 日

今天有个病人，夜尿频多好几年了，每晚不敢喝水，但还是要起来四五次，长期睡觉不好，显得疲倦，少气懒言。暴病多实，久病多虚。老师说，用升阳祛湿法。

摸摸病人脉象，明显右脉比左脉要弱很多。老师说，这是脾肾不能蒸化水饮，地下的水不能气化到上面去。病人问，这病病根在哪呢?

老师说，房劳过度，肾不封藏。饮食自倍，肠胃乃伤。尿频夜尿多的病人，要节房事，节饮食。房事不节，精气就封藏不了，尿液就固摄不住，前列腺就容易出问题。饮食不节，胃肠压力大，脾胃运化不了，清气就升不上来，头就晕晕沉沉。所以，那些夜尿频多的病人，没有哪个头不晕晕沉沉的。

再看舌苔，舌体淡胖，有齿痕。齿痕舌为肝郁，胖大舌为脾虚。于是用升阳除湿法，选方补中益气汤，升提中气。再加巴戟天，把肾火补一补；益智仁、海螵蛸收敛固涩；小茴香暖下焦肝肾；冬瓜子升清降浊。在治疗前列腺增生尿频急的药对里，老师通常是冬瓜子和白术连用，通过健脾除湿，助脾升清，下焦压力减轻。

《内经》把水在人体的运化过程都说得很清楚了，“饮入于胃，游溢精气，上输于脾，脾气散精，上归于肺，下输膀胱。”病人尿频急就是脾肾向上蒸化水液的环节出现了障碍，补中益气汤加上巴戟天就是助脾肾，把水湿往肺上蒸，以治其本；而益智仁、海螵蛸固精缩尿，以治其标。

后来病人复诊时说，晚上睡觉明显好多了，夜尿也没那么频繁了，偶尔会有一

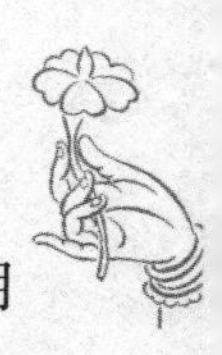

两次。从这个案例我们可以看到，晚上睡不好觉，不能单纯当作失眠来治疗，要明白脏腑气机水湿的升降。这里面也没有用到一味安神药，却能起到助睡眠的功效。原因是恢复了脾肾散津、上蒸于肺的功能。

今天晚上非常值得纪念。一位来任之堂学习的海南学生，在他的博客上这样写道：今夜，任之堂。净手，焚香，诵经。待到心和神穆，大家揉捏药泥，轻灵活巧地做起药丸，明冠（马来西亚中医）则在旁开讲书法演义，明冠讲课如字一致，能令人感觉他的精气神就像一帖好的书法，能让人复归于婴儿，惚兮恍兮，象帝之先。书法讲完，药丸也刚好做完。老师擦了下手，欢颜地公布，今天是任之堂七周年庆……烛光下，宣纸覆毡，师徒十六人先后挥笔书墨，留下名字指印，法象峥嵘，浑然一体。师慨然道，今日之庆，虽未有珍馐醽醁而更胜之，待到任之堂十七年庆时……听罢，我等激动不已，皆发愿无论何时何地何等成就必回归任之堂与师同庆……

第 139 天　五倍子粉外敷止汗有效

7 月 29 日

◎麦冬贴神门治失眠盗汗

最近有很多汗症的病人，这些病人往往伴随着失眠、烦躁不安，严重的吃碗饭，喝口中药，甚至喝杯水，身体的汗都收不住。汗为心之液，流汗流久了，既伤心阴，也伤心阳，因为中医认为，阳加于阴谓之汗。汗症往往只是个表象，要查明疾病的根本，一般都离不开心经有热、小肠有积、腠理不固、营卫不和、肝气不疏这几点。

第 4 个病人，长期失眠，晚上盗汗。她从民间采了一个偏方，就是切一小片麦冬，晚上睡觉时，把麦冬贴在接近手腕处手少阴心经的神门穴上，结果失眠好了，汗也出得不那么厉害了。

这是病人教给我们的。老师说，这个方法以后可以试一试，称得上简验便廉。

一般哪种类型的人适合用呢？思虑过度，手少阴心经神门穴处有动，这是心火亢盛，心阴耗损，麦冬能养心阴、敛心火。

急则治其标，有些病人自汗盗汗非常严重，一天要换好几套衣服。这时也有一个外治法，就是单用一味五倍子磨成粉，每次用 3～5 克，用醋或者温开水调成糊

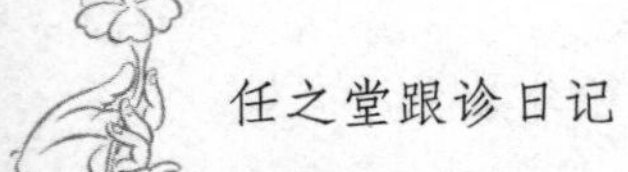

状，贴在肚脐上，用纱布覆盖固定，一般用两三天就有效。

我们在任之堂也用过，发现五倍子粉外敷止汗有效。这是由于五倍子能止渴收汗，降火生金。肚脐乃下焦纳气之处，贴在那里有助于降火收汗，对于那些长期熬夜盗汗或者小儿单纯性自汗，没有夹杂其他复杂的原因，这五倍子一用就见效。

一些民间务农人员，由于长期劳力过度，消耗气力过多，或者久病气虚力弱，也会导致自汗盗汗。仙鹤草有收敛之性，能止血，也能止汗。1984 年版《中药学》里记载，用于劳力过度所致的脱力劳伤，症见神疲乏力而纳食正常者。每天用本品 30 克与等量大枣，水煎浓汁分服，以调补气血，可有助于体力恢复。

人体脱力后，汗液也会随着气往外脱，当体力慢慢恢复时，汗也会慢慢收住，这叫“汗随力脱，力复汗止”。

◎虚劳多汗要止语——多言耗气

有个汗症的病人，症状非常严重，不论白天黑夜，汗流不止，衣服也穿得很厚。跑遍全国各地就医，包括来老师这里治疗，效果也时有时无。老师说，这样的体质，底子太薄了，就像墙头草一样，这边扶那边倒，那边扶这边倒，根底浅最难搞。

这病人有个特点，就是神相当虚亢，一天到晚说很多的话，表情也相当丰富，心意识停不下来。老师就跟她说，你会打盘吗？回去打盘，还要少说话，你一说话做表情，就会消耗掉很多的神。你们不知道，对于病弱的人，说话也是需要强大的能量支撑的。所以，久病体虚的人，要寡言以养中气。

她把这句话听了进去，就回去打盘，还尽量少说话。第二次再来老师这里时，就反馈说她盘坐的时候汗出没那么厉害，这两天少聊天了，出汗也少些了。

老师摸她脉后也说，肾脉稍微有根了，比刚来时好，坚持下去，不要放弃。打盘、静坐是古往今来修身养性相当好的一种功法。本身寡言语、少说话也是一种修行。寺院禅房里经常会看到有“止语”二字，把言语止下来就是把心神止下来。心神就像马车的马一样，身体就像马车的车一样。车子本身残破，就经不起马的快速折腾，所以你让一匹骏马去拉一辆破车，很快就散架了。

对于很多病人来说，长期久病不愈，身体就像破车一样，破车能不能保养好，关键要靠拉车的马，拉车的马太亢进了，车子就拉散架了。所以，正确处理好形体和神志的关系非常重要，大病的病人就怕神志过亢。亢则害，承乃制。神志要顺从身体的需要，使形与神俱，而尽终其天年，度百岁乃去。

其中，练习止语少说话，就是一种收神。有种说法，男人话多容易得疝气、尿频，女人话多容易白带过多、流汗过多。这里面的道理相当深，我们临床上去检验，发现确实如此。言多消耗了中气，气往下陷，就会出现尿频、疝气。言多消耗了中气，气收不住，白带就偏多，汗也偏多。

中医认为精气神津液，这些都是同源，所以止汗不能只看到津液这个层面，还要看到神这个层面，有没有思虑过度？还要看到气这个层面，有没有说话过多？还要看到精这个层面，有没有熬夜、房劳过度？找到病因后，对因治疗，效果就好。

◎鼻炎大方

民间中医联谊会的讲课，我们隔三天讲一次，每次会议室都坐满了人，各路高手都有。我们只是把在老师这里所学到的碎片结合跟诊日记的心得体会，整理出来献给大家，以供参考。

昨天晚上是任之堂成立七周年庆典，老师让明冠写了书法，然后让大家在上面签名。老师说，希望十年以后，大家能再次相聚，那时每个人在自己的领域中应该都有所建树，大家都共同为中医的进步献上一点力。每个人听后都很振奋，大家都说，十年后的今天即便是天涯海角，也要飞回来，再聚首。

接下来把老师说的鼻炎秘方说出来。这个方子前面已经提到过，不再赘述。

我们在黑板上写下这首鼻炎方：苍耳子 5 克，辛夷花 10 克，薄荷 10 克，鹅不食草 20 克，白芷 15 克，黄芪 30 克，白术 20 克，防风 10 克，路路通 15 克，丝瓜络 15 克，陈皮 15 克，半夏 12 克，茯苓 15 克，生甘草 8 克，败酱草 15 克，炒薏苡仁 30 克，淫羊藿 30 克，川芎 10 克，当归 15 克，佩兰 10 克。15 付。

老师说过，这是一个大方，杂合而治，慢性鼻炎再厉害，还是一个“阳化气，阴成形”的过程，所以用药思路都离不开温散和降收，以恢复鼻窍的开合。

我们看这二十味药，不能把它看成是死方，要把它看成活法，要从这群药里看出背后的理法。其实治疗鼻炎，在这二十味药里面，加减变化都已经很全面了。现在我们来看一下这首方子的升降。

◎痰湿总方二陈汤

首先这首方子是由哪几个小方合成的？有学生说，有二陈汤，有玉屏风散。

没错，还有一个方子，是《严氏济生方》的苍耳散，专门治疗鼻渊，由苍耳子、辛夷花、薄荷、白芷四味药组成。这四味药加上鹅不食草、川芎、佩兰，代表着一股升发的清气往头面鼻窍发散开通。就像《内经》里说的，清阳出上窍。

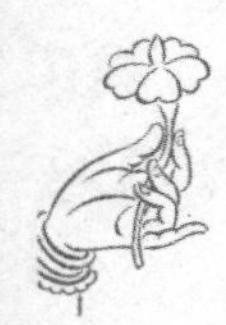

二陈汤由陈皮、半夏、茯苓、甘草四味药组成，是治疗痰湿的总方。鼻炎，流浓涕，为痰湿。痰湿这些浊涕应该出下窍，《内经》里说，浊阴出下窍，但它反逆上泛，跑到上窍鼻子来该怎么办？用二陈汤治中焦脾胃，因为脾胃为生痰之源，把脾胃的痰湿化开，向上窜的痰湿就少了。

可单纯化开还不够，还要把这些痰湿往下降浊，所以方子里加了败酱草、炒薏苡仁、丝瓜络、路路通这四味药，一方面通过败酱草降痰浊，通过炒薏苡仁把湿邪渗利到膀胱中去，而丝瓜络、路路通理气通经络，把经络粘连的痰湿都搜刮下来。

上面清阳出上窍，浊阴出下窍，升清降浊的思路理顺了。还有三味药，是玉屏风散，把防风、黄芪、白术这三味药放在这方子里有它的用意，就是培补中焦元气。古人说，无患邪之不去，而患邪之复来。治疗鼻炎也一样，把痰湿寒邪赶走很容易，但病人很容易复发。惟有巩固身体正气，如《内经》所说："正气存内，邪不可干。"这玉屏风散在这里就是代表一股正气。

当归与淫羊藿呢？久病及肾。淫羊藿补肾而助脾肺，当归和黄芪是补血汤的思路。中医认为气、血、汗同源，经常流鼻涕，也是在流身体的津液，所以就用当归以养血。古代治疮的方子经常会用到当归，道理也在这里。疮口会流很多脓水，脓水究其根本亦是津血所化，和流浓鼻涕一样，久流必虚，一定要用当归来托一托，很多久病都会考虑到当归。当归为"补血圣药"，自古有"十方九归"之美称。

中医认为津液者血之余，对于鼻炎长期流涕，消耗的就是人体大量的津液，中医怎么补津液呢？就是通过补血来化生津液，所以在辨证处方中适当加入当归养血以生津，也是一个很好的思路。比如赵绍琴老先生喜欢用单味当归饮治便秘，用当归 50 克，浓煎频饮，收效甚捷。这种便秘往往是老年人肠燥津枯、血虚阴伤所致，用当归峻补气血，以润肠通便。

◎天下中医是一家人

老师经常对我们说，学医将来的出路很多，不是说一定要走坐诊看病这条路，向大众传播中医知识，培养优秀的中医人才，和临床看病一样重要。所以我们每个人学医时，心中都要有三方面的目的：一是服务于临床，用于治病；二是传播中医知识，让更多的人了解中医，相当于科普；三是搞中医教育，培养中医后起之秀。

不要以为教育就一定要在大学课堂里进行，你把自己知道的讲出来告诉那些还不知道的人，使他们的知识空白得以填补，这就是教育了。人人皆可以为师，也经常做着弟子。自己在传播知识的时候就是老师，就像韩愈所说，"师者，所以传道

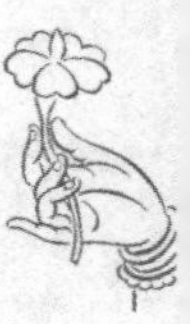

授业解惑矣。”当你能够帮别人解决更多困惑时，相信你人生的困惑会越来越少。

上次大家在四方山采药时，老师跟我们讲到学医者应有的态度。他反复强调，不要贬低同行，除了要有弟子般谦卑的心态，同时还要有师长般无私的胸怀，不要羡慕做得比自己好的人，要敢于把自己所学的分享出来。

天下中医是一家人，大家各有各的职责，各有各的发展领域。医疗行业不是靠几座大山就能撑起来的，没有小山小土堆哪能成就那几座大山？中医也不是在培养几个奇才，而是在培养全民的中医素质。这样中医教育与传播就显得相当重要了。中医这个行业跟商业不同，商场如战场，同行是敌人；我们医界也是战场，但大家都是与病人并肩跟疾病作战，都希望把疾病搞定。所以医生的职责最简单了，就是把病看好。不要想发财，物质只是你把病看好的附加品而已。

◎心血管疾病的协定处方——温胆汤

接下来，我们就开始讲一个大家熟悉的温胆汤。

温胆汤是中医的名方，出自唐代药王孙思邈的《千金要方》。还有一种说法，出自南北朝姚僧垣的《集验方》。温胆汤的组成，大家背一下方歌。温胆汤用苓半草，枳竹陈皮加姜枣，虚烦不寐证多端，此系胆虚痰上扰。

温胆汤由六味主药加上姜、枣组成。这六味主药为陈皮、半夏、茯苓、甘草、枳实、竹茹。我们再分析一下，前面四味药就是二陈汤，二陈汤为治痰湿之总方。痰湿有狭义的痰湿，指咳吐痰液；还有广义的痰湿，是无形的痰湿。这些痰湿，二陈汤可以将之化开，加以枳实、竹茹能降胆、胃、肺之气，整个方子降气化痰之力就强了。人体痰湿属于浊阴，浊阴出下窍，要往下面走，温胆汤就是降浊阴的良方。

我们在广州中医药大学学习时，大家都知道国医大师邓铁涛老教授最常用的方有两个，一个是温胆汤，一个是补中益气汤。而这温胆汤还成了广州中医药大学附属医院以及广东省中医院心内科治疗心血管疾病的协定处方。可见此方使用频率之高，治疗疾病范围之广。

邓老常用的这两个方，温胆汤代表降浊阴，补中益气汤代表升清阳。两个方子里面就含有升降的思想。而且两个方子的作用点都偏于中焦肝胆脾胃。补中益气汤我们以后再来谈，现在着重谈温胆汤。

温胆汤的主治，《三因方》里说：“心虚胆怯，气郁生涎，涎与气搏，变生诸证，触事易惊，或梦寐不祥，或短气悸乏，或自汗，并温胆汤主之。”这段话把温胆汤主治的机制说出来了，就是痰与气相搏，按方歌里说的，就是“痰上扰”。痰病产生的症状很多，怪病皆由痰作祟，所以方歌称之为“证多端”，也就是说痰上扰导致的疾病不仅仅教科书里所列举的那些。教科书里认为温胆汤治胆胃不和、痰湿逆扰，能够理气化痰、降胆和胃，这是站在痰和气的角度论温胆汤。

道医用这温胆汤，站的高度比较独特，独特在哪？在精、气、神三宝。站在精和气的角度看，就是在痰、气的层面用温胆汤，可以解决很多怪病。如果再往高一层看，站在神的角度运用温胆汤，凡是病人脉象上越、形神不安的，用这温胆汤效果相当好。把上越的脉象调伏下来，疾病就好转了。

◎从十个方面来用温胆汤

温胆汤可以从多个角度来使用。这里总结成十个方面。

第一方面，就是从神的角度来用温胆汤。当今时代越来越多的神志疾患，比如精神分裂、焦虑症、抑郁症。

第二方面，就是从气的角度来用温胆汤。这个时代是个竞争日益激烈的时代，不少人处于斗气状态，病人一过来，抱怨非常多，说话也特亢奋，是因为气不能下顺。气不下顺的结果，整个上焦从口腔到咽喉到食管、胃都是痰液，表现为各种炎症，如慢性咽炎、食管炎、胃炎等。

第三方面，就是从痰的角度来用温胆汤。病人一来就说他经常咳吐痰浊，而且你问他晚上打呼噜也特别厉害。这是明显的痰湿作祟。

第四方面，从怪病的角度来用温胆汤。朱丹溪说过，怪病都有痰作祟。疑难杂病，久治不愈，应该从这方面来考虑。不少病人因失治误治导致气机紊乱，脾胃受伤，进而产生更多的痰湿，这些痰湿又加重了疾病。这时急则治其标，把痰去除了，疾病也就缓解了。

第五方面，从脉象上来看，脉弦滑数，甚至有脉象上越的反应，中焦郁堵，上焦亢进，胆火扰心的脉象，只要摸到都可以变通使用温胆汤。

第六方面，从舌象上来看，病人舌苔厚腻，舌质偏暗，口中有臭秽之气，这些都可以看成是痰浊不能下顺，痰和瘀血相互搏结在一起。

第七方面，肥胖的病人，即是痰湿体质。肥人多痰，瘦人多火。那些单纯性的肥胖，脂肪肝，脂肪瘤，是痰湿壅堵在那里，也要考虑到温胆汤的思路。

第八方面，大便不通，脘腹容易胀满的病人。他们有的排大便不顺畅，质地黏腻，明显是痰湿壅堵在肠道，这时也可以考虑用温胆汤。

第九方面，老年病。当今时代老年常见病有高血糖、高血压、高血脂、动脉硬

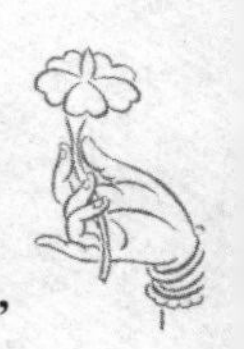

化、冠心病、眩晕，甚至中风、肢体麻木。只要摸到脉弦硬，中上焦出现明显郁脉，这时都可以考虑用温胆汤。

第十方面，血液生化检查时发现病人血脂高、尿酸高、血沉快、甲状腺功能异常等，这些人气机紊乱，按中医辨证属于痰浊的，都可以考虑使用温胆汤。

◎温胆汤的加减变化

以前我们在广州中医药大学学习时，邓老的得意弟子刘小斌老师给我们讲温胆汤，临床发挥得淋漓尽致。在这里，我们也把刘老师关于温胆汤的一些加减变化体会摘抄下来，供大家参考。这个温胆汤是治疗当今时代病的有效方，把这个方子研究透了，很多时代病和疑难杂病都可以治疗。关键是要深入，把一个方子吃透，这样就可以做到“一方通百方融”。我们来看一下邓老用温胆汤的一些加减变化思路。

广东人气（阴）虚湿热者，加太子参 20 克，石斛 15 克，薏苡仁 30 克。

心血管疾病者，加五味子 6 克，麦冬 10 克，太子参 15 克，五爪龙 30 克，鸡血藤 30 克。脑血管疾病者，加天麻 10 克，白术 15 克，钩藤 10 克，白蒺藜 10 克，生牡蛎 30 克，或石决明 30 克。高血脂者，加山楂 30 克，玄参 10 克，丹参 15 克。

精神性疾病者，加天麻 10 克，白术 15 克，钩藤 10 克，白蒺藜 10 克，生牡蛎 30 克，或石决明 30 克。

甲亢者，加山慈菇 15 克，玄参 10 克，生牡蛎 30 克，浙贝母 15 克，石斛 15 克，薏苡仁 20 克。

动脉硬化者，加五爪龙 30 克，鸡血藤 30 克，土鳖虫 6 克。

肢体疼痛者，加威灵仙 20 克，桑枝 30 克，杜仲 15 克，续断 10 克。

大便秘结者，枳壳易枳实，加玄参 15 克，肉苁蓉 15 克。

免疫功能亢进者，加山慈菇 15 克，玄参 10 克，薏苡仁 20 克。

尿酸高者，加薏苡仁 30 克，玉米须 30 克。

血糖高者，加怀山药 30 ~ 60 克，玉米须 30 克，黄芪 30 克，白术 15 克。

舌质暗者，加入丹参 15 克，生三七 10 克，路路通 20 克。

舌苔腻者，加入川萆薢 15 克，白术 15 克，薏苡仁 20 克。

有外感者，加豨莶草 15 克，千层纸 10 克，桑叶 10 克，玄参 10 克。

这些药物的加减变化、剂量把握，要咨询当地的中医师。王清任在《医林改错》中强调，药味要紧，分量更要紧。人体病情有轻重缓急，体质有强弱胖瘦，一切都要因人而异，辨证施治。这些加减变化，只是示人以理法，教人灵活用方尔。

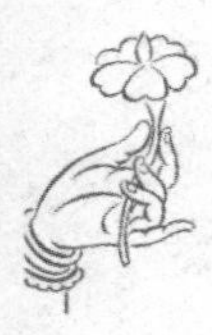

◎时代病，时代方

现在我们为温胆汤做个小结。为什么说温胆汤是这个时代的主方，因为现在普遍生活水平上来了，饮食都过了度，而且处于浮躁竞争的状态。饮食过度伤了脾胃，脾为生痰之源，有句话说，痰生百病食生灾，怪病就从这里来。再加上长期斗气、生闷气，心神上越，这样痰多了，气乱了，神上越，就造成了温胆汤证。所以我们用温胆汤首先是站在神的角度上来调。《内经》里说："形与神俱，而尽其天年，度百岁乃去。"长寿很简单，就是形神要相合，要能安于当下。形与神相分离，这种病最难治了。所以当我们从气的层面上来思考疾病，就要推导到神的层面来，这就是老师用温胆汤最独到的体会。老师在温胆汤里加入龙骨、牡蛎，道理全在这里。老师说，龙骨、牡蛎是治痰之神品。加龙骨、牡蛎不是治疗某个人、某个病，而是治疗整个虚阳上亢、痰浊上泛、浮躁不安的社会病、时代病。如果病人出现下焦腰脚寒冷，上焦烦热，这是明显的上热下寒，那么就要用上附子了。

昨天王老师来给我们讲整脊，大家听后都耳目一新，对王老师的肌肉辨证感触颇多，后来王老师的学生做了总结，把王老师的经验用二十一个字提炼出来，更加开阔了我们的思路。这整脊二十一个字为：前后力，左右力，上下力，浅中深，近中远，想到，摸到，针到。这二十一个字是整脊的心法，是他把中医整体观和西医解剖学融为一炉，用于整脊、针灸。基础入门都在这里，深入提高也在这里。

今天我们也把老师临床上的思路用几个字来说说，不过不是二十一个字，而是八个字。八个字里面是由两个字演化出来的，这两个字就是"升降"，由升降演化出"上下，左右，前后"。升降是一个动态，而上下、左右、前后只是一个位置。每个位置点上都有可能出现问题。出现问题后，我们不单要从这个点上思考治疗，还要从周身上下、左右、前后看到气机的升降运动。

◎以前治后，以腑治腰

然后我们画了太极阴阳图，太极阴阳图就是一个阳升阴降图。它的升降会形成上下、前后、左右不同方位。比如前胸对应后背，前面腹部对应后面腰部，后面颈椎对应前面咽喉。腹部有问题的人容易出现腰部酸胀。老师治疗腰部酸胀的病人，常用到"通肠六药"。只要寸脉浮取不到，说明小肠有积滞。

上次有同行过来，腰痛了好几年，吃了不少补肾药都没有效果，老师一摸寸脉，典型的肠道不通，就给他用了"通肠六药"，排出很多黑色的大便。病人高兴地说，

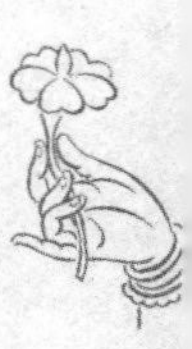

这几年腰部都没有这么轻松过。这就是典型的治疗前面腹中肠浊往下降，从而达到治疗腰部清阳往上升。像这种病例在任之堂里经常可以看到。

昨天王老师也从整脊的角度得出与老师相同的认识，就是腰部酸胀疼痛，久治不愈，通过取腹部的穴位，或按揉腹部，放几个屁后，腰部疼痛立马缓解。然后王老师从西医解剖的思路给我们分析，原来腰部的肌肉会延伸到腹部那边，针刺相关的肌肉，加强这种传导，会达到一种“以前治后，以腹治腰”的效果。

◎降咽食管胃浊气，治好颈椎病

上次还有一个病人，背部胀痛，在当地吃了不少通经络的药，跌打补酒也喝过不少，不但没有减轻，反而加重。老师把脉后说，这是典型的关脉郁住了，胆道不通。一问病人，原来病人胆囊已经切除了，但胆经还在那里，而且还喜欢吃鸡蛋。

老师说，你这个病可以治，但要把鸡蛋、油腻之物戒了。老师没有给他用背部的引药，如背三药（姜黄、小伸筋草、防风），直接给他用黄连温胆汤，把他前胸肝胆中的痰浊往下降。3 付过后，他背部立马就不胀痛了。原来前胸和后背也是一个升降，前胸的浊气往下降，后背的清阳之气往上升，就像跷跷板一样。

从中医整体观来看，我们就可以发现，慢性咽炎的病人往往很容易得颈椎病。上次有个病人过来，颈部僵硬，也服过葛根汤之类，没有缓解。老师说，单用葛根汤只升清阳，没有降浊阴，病人体虚，过度升发，会把湿浊带上去，加重颈部僵硬。这个病人，老师摸过他的脉象后说，右手寸关脉郁，整个肺胃都不降，食管、咽喉都有痰浊，用葛根汤升清阳治颈椎病没错，但前提是要把从咽喉到胸部这段消化道的浊阴降下来。老师给他开了半夏厚朴汤，再配合栀子豉汤加味，因为这病人被颈椎病折磨得睡不好觉，非常烦躁。

《金匮要略》里说，妇人咽中如有炙脔，半夏厚朴汤主之。这就是古人所说的梅核气，女性很常见，经常生气，烦躁。咽喉部的痰浊就黏在那里，吞又吞不下，吐又吐不出来，加上平时吃肉又比较多，更难治好。老师就用这个思路治他的颈部问题，没有用颈部的引经药，直接治疗咽喉、食管的问题。前面咽部浊阴往下降，后面颈部清阳就往上升。就像踩自行车一样，前面踏板往下踩，后面踏板就往上升。病人服用后，不仅颈椎僵硬解除了，咽喉部也没有了不适感。

老师说，好了以后更要注意少吃辛辣油腻之物，这些东西也会引起颈椎疾病。很多人都没有从这种中医整体观来看病。从整体观入手就知道为何颈椎病病人不能吃鸡蛋、油腻的东西了。

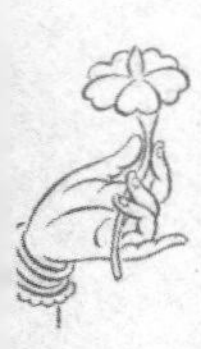

◎强心通肠——一上一下治盗汗

有一个病人是从四川过来的，平常出汗止不住，吃了不少火神派温阳的药，有所缓解。可一不吃药，汗又出得厉害，后背经常潮湿，头脑晕晕沉沉。在全国各地也找过不少中医，有用治盗汗的补阴法，有用治自汗的补气法，有用调和营卫的桂枝汤法，还有用扶阳的四逆汤法，疾病依然顽固。

找到老师时，老师摸他脉后说，你肠道有积滞，出汗是为了自救，阳加于阴谓之汗，身体阳气在内部流通不畅时，会通过出汗来泻热，关键要找出不通的地方在哪里。病人久病，心脉虚损，寸脉浮取极弱，很明显心气不足，头脑肯定晕沉，加上肠道有积滞，这样老师就给他开了肠六药，加上桂枝汤与红参、葛根。几付药后，病人出汗就大为好转，头也不晕沉了。他在四川给老师发来短信表示感谢。

像这类病人还真不少，为什么会得这个病？还是脱离不了两个原因，一个是当代人饮食过度，肠道有积；第二个是心气消耗太过了，汗为心之液，收不住啊。

老师治疗这个病，从整体上来看还是升降的思路。肠六味把前面腹中肠浊往下降，桂枝汤加红参、葛根把心胸部阳气往背部、头面上升发。

这两个方子的合方，一个作用于胸背部，使清阳能上升；一个作用于腹部，使浊阴往下降。升降开合一转，身体就容易复归于平衡。

◎补阳还五汤是左右对流气血治中风偏瘫

从左右来看，我们可以理解为左升右降，左边肝往上升，右边肺往下降，脾往上升，胃往下降。治疗胸中郁闷、胁痛的病人通常会用到这个理法，因为左右是阴阳升降的通道，升降失常会出现胸闷胀痛、咳嗽、口苦咽干。经常会用上升降的药对，如生麦芽配枇杷叶，柴胡配赭石，香附配枳壳，柴胡配枳壳，桔梗配枳壳，郁金与杏仁。这些都是把疏肝理气和顺降肺气相结合，或者把疏肝降胃、疏肝降胆相结合。左右还可以理解为气血，比如治一些中风偏瘫的病人，左右气血对流不畅，经常会用到补阳还五汤的思路，里面重用黄芪，再加上活血的桃红四物汤，从补气活血的角度来调理病人左右气血不平衡的偏瘫。

上面通过前后、上下、左右阐述了升降的道理。我们把老师这个思路用一首方歌来总结，这首方歌没有药，说的都是用药的理法。方歌的名字为六和汤法。

六和汤法妙无穷，前后随和左右通。

升降上下是奥妙，调和阴阳百病终。

老师用的是升降的思路，《道德经》里描绘了道家的整体观，“有无之相生，难易之相成，长短之相形，高下之相倾，音声之相和，前后之相随。”

我们把老师常用的方药思路放在人体上，可分为这样几个点。前胸是黄连温胆汤，前腹是通肠六药，后背是桂枝汤加葛根，后腰是藏精六药。这样根据升降的思路，用药可以上下对流，前后结合，左右相通。正如《内经》所云：全身是穴，全身无穴。上病下治，下病上治。左病右治，右病左治。

六和汤法，从升降的角度立论，主要是让人体寒热对流，升清降浊，补泻兼施，从而达到“疏其血气，令其条达，而致和平”的效果。

◎两个外治方治口腔病

接下来谈一下七冲门。七冲门源于《难经》第四十四难，是指人体消化道中七个最重要的关口。老师最常用的“通肠六药”，看似作用于大小肠，但从升降的机制看，它上可以透达到头顶，下可以延伸到足底，把周身的浊气都往肠道里收。

整条消化道是人体最大的通道，《内经》云，六经为川，胃肠为海，把这条消化道治理好后，很多疾病都会渐愈。而当今时代，最多的疾病也都在这消化道上。很多大病重病、肿瘤都出现在这消化道上。

上次武当山的一位道医给我们讲中医基础时，他就特别重视七冲门，这让我们记忆深刻。现在我们来看一下《难经》怎么说的，“唇为飞门，齿为户门，会厌为吸门，胃为贲门，太仓下口为幽门，大肠小肠会为阑门，下极为魄门，故曰七冲门。”

第一，唇为飞门。可以形象地比喻食物从口唇飞进去。我们在任之堂见过几例嘴唇长厚茧的病人，称之为唇茧。因为嘴唇常年脱皮，又生唇茧，病人非常烦躁。老师就用一个小偏方，把少许冰片研成细粉，加入半杯麻油中，让病人涂在嘴唇上，没多久就好了。这冰片穿透作用非常强，许多外用药里都有它的影子，而麻油有凉血润肤生肌之功，冰片配麻油对于唇茧疗效很好。

我们经常看到口腔溃疡的病人，这跟当代人常吃烧烤油腻之品，以及熬夜、生活不规律分不开。口腔溃疡虽是小病，但疼起来吃饭受影响，还有一些是复发性的口腔溃疡。这时该怎么办？在外治法中有两个方法，一个是用蒲黄粉敷在溃疡面上，或者用蒲黄甘草五倍子汤漱口。

另外一个则是敷脐疗法。敷脐疗法对于肾虚虚火上炎的口疮效果比较好，一般用细辛 2 克研末，加蜂蜜搅成糊状，敷在肚脐上，用胶布固定，保留 5 个小时以上，一天一次，一般几次就见效。这是引火归原，也是上病下治的方法。

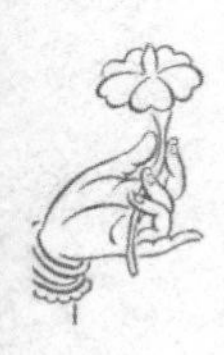

◎肾虚牙痛重用骨碎补

第二，齿为户门。齿为唇之门户，牙齿疼痛的病人非常多。牙痛既反映阳明胃经以及阳明肠腑有积热，同时也反映少阴肾经虚火上炎。普通的牙痛，老师这里常用四味药的牙痛方，生大黄10~15克，生麻黄5~8克，生甘草10克，薄荷10克，泡水喝，取其清轻之气。这个方子是网友提供的，经过老师反复使用，确实有效。

如果碰到一些满口牙痛，又具体指不出痛在哪里的，一般是肾虚牙痛，用骨碎补50~80克，往往一用见效。骨碎补是治疗牙痛的要药。《蒲辅周经验集》记载，因长期吃肉太多导致的牙齿疼痛，可以用骨碎补。骨碎补既可以外用，也可以内服。外用就是把骨碎补焙干，研成细末，敷在牙上，能起到补肝肾、活血镇痛的作用。

骨碎补还有独特的用法，就是对于链霉素中毒引起的头痛头晕，口唇、舌尖麻木，特别以耳鸣耳聋为多见，单用骨碎补煎水服用就有较好的效果。网上有不少这方面的案例。

第三，会厌为吸门。咽部疾患也非常多，咽中痒、难受，是因为有风邪闭在这里，老师一般会加入咽三药，荆芥、蝉蜕、僵蚕，透风外出。

如果是单纯性扁桃体肿大，那么我们前面谈到的扁桃体三药很有效，威灵仙30克，白英30克，青皮10克。一般2付就好。对于急性咽喉肿痛，针灸医师都知道，针刺少商放血，行气泻热止痛，效果最快捷。

对于慢性咽炎，声音嘶哑，甚至会厌长了息肉，这是因为那里有痰瘀互结，病理产物堆积，用的是《医林改错》的方子。上次就有这样的一个病人，咽喉梗阻感强烈，声音嘶哑，吞咽都觉得难受。老师摸脉后说，这是一个涩脉，瘀血阻滞，就叫我们开王清任《医林改错》的会厌逐瘀汤，病人回去吃完后效果非常好，声音不嘶哑了，咽喉也顺畅了。他说以前治了好几年都没有这效果。原来很多医生都把这种咽部疾病当成热毒来治，用了很多清热解毒的凉药，孰不知清热解毒把热火清下去了，但那些痰浊瘀血却会被冰伏住，久在咽喉处就会形成痰瘀结块的病理产物。

◎扭螺丝钉的启发

第四，胃为贲门。嗳气呃逆，一般从这里上来。《病因赋》里说，呃逆者，胃气之不顺。嗳气皆由于痰火，咽酸尽为乎食停。这样治疗的思路就出来了，主要以降气为主，一般用赭石一味就有效。赭石为治胃之妙品，就是这个道理。可如果呃逆得厉害，单用赭石有时不仅效果不理想，还会加重，这是为什么呢？

在任之堂也碰到过这样的案例，呃逆后用赭石反而呃逆得更厉害。老师说，加点顺气的药，就不同了。胸满用枳壳，腹满用厚朴，或者加木香、小茴香、香附等，这些芳香行气的药，让气机在周身转个圈子，赭石更能发挥出它的效果。好比往墙里钉螺丝钉，如果只用铁锤，不仅很难砸进去，还会伤到螺丝钉，也会伤到墙。但是如果你用螺丝刀，给它一个旋转力，再加上一个下压力，螺丝钉很容易就钻进去了。赭石就是一个下压力，而木香、小茴香、香附之类的气药就是旋转力。

一般的呃逆，民间用单方一味蜂蜜缓缓吞咽，效果也是挺快的。任之堂一个学生吃完早餐后呃逆不止，他说以前只用一小勺蜂蜜就好了。于是按惯例服了一小勺蜂蜜，蜂蜜一入口立马就不呃了。这也是一个思路，中医称之为甘能缓急。呃逆乃是一种气急状态，蜂蜜乃甘缓柔和之物。

◎胃炎散的理法

第五，太仓下口为幽门。太仓即是胃，胃下口幽隐不浅，故名幽门。西医把很多胃炎病因归为幽门螺杆菌感染，而我们中医把这种情况看成一种环境，中医治病不是治细菌，而是治周身上下的环境。老师治疗这样的胃炎，有个胃炎散方，由黄连、黄芩、干姜、砂仁、金果榄、赭石、延胡索、枳实、白及、海螵蛸、浙贝母、苍术组成。这个胃炎散方治疗过的胃炎病人相当多，效果都不错。

这个方子还是调寒热升降，总体以降为主，因为胃以降为和。胃炎是怎么形成的？首先离不开寒热失调，长期饮食生冷，再加上又吃了辛辣之物，寒热刺激，最后这样的病人往往吃冷的、吃热的胃都难受，所以我们用药就寒热并调。

前面四味药就是半夏泻心汤的底方，可以调和寒热。但是为什么用砂仁来代替半夏呢？因为半夏研末入散剂容易中毒。那天我们大家一起尝了生半夏，舌头和咽喉火辣辣的，如刀割一样，但是生半夏入汤剂后就非常安全。因为它的有毒成分不溶于水。至于金果榄、赭石两味药都是质地沉重，直接降胃逆。

延胡索和枳实是行气之药，让气机在肠腑中转个圈，降逆的效果会更好。延胡索并不局限于行气，它还有极好的止痛作用，胃炎的病人大多伴有胃痛。《雷公炮制论》里说，“心痛欲死，速觅元胡。”延胡索对于心胃痛有极好的行气止痛作用。民间都知道这个单方，延胡索 8 ~ 10 克，用点温酒送服，治疗胃痛急性发作，立竿见效。这也是民间单方治病的例子。

白及和海螵蛸这两味药是治胃酸的，胃酸分泌过度会导致胃黏膜损伤，导致胃溃疡，这两味药又叫“乌及散”。因为海螵蛸又叫乌贼骨，这两味药能收敛、制酸，

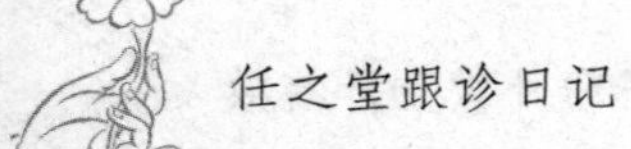

临床上常用于治疗胃溃疡和十二指肠溃疡。至于浙贝母，能消肿散结。苍术能燥湿健脾。胃病患者大都有湿邪困脾，脾胃同病，所以治胃离不开治脾，脾胃之间是脏腑相表里，脾升清得好，胃就降浊得好。

◎手拈散与惊食症

我们顺便再提一种特殊的胃炎胃痛，叫作“惊食症”。这种病一般是病人在吃饭的时候突然受惊，比如吃饭时天上突然打雷，吓得筷子掉地上，从此就得了各种怪病，失眠，头痛，多梦。广东一位中医善用手拈散治疗这种怪病，手拈散出自《奇效良方》，延胡索、五灵脂、草果、没药，四味药等量研末，每次冲服 5～6 克，取它行气止痛、活血化瘀的功效。治疗各种气血凝滞之脘腹疼痛、奇难怪病。

这个方子验证有效。不少人得了胃病，大多有边吃饭边看电视、手机的习惯，一边把肝气抽用到大脑、眼睛来，一边把饮食吃下入胃里去，如此一来一去，相互顶撞，纠结在那里，要么得咽炎，要么得胃炎。而且有些人边吃饭边看动作片、恐怖片，神不专于食，气血调动到别处，胃部就会处于应急性缺血状态。气血不相顺接，食物就留滞在胃里走不动，就会出现胃胀、泛酸、饭后痞满难受。还有病人边吃早餐边工作，看似在节省时间，却是在制造胃病、胆囊病，导致胆胃之气不能上下顺接。中焦就像交通阻塞一样，失去正常有序的升降，结果表现出周身各种不适的病症，什么怪病都有。

我们医生治疗时要透过现象看本质，拨开外面各种症状，直取中焦脾胃升降。并且告诫病人，食不言，食不看手机，食不看电视，食不想事情，安心专心吃饭，这样服胃炎散效果才会好。如果不调整生活习惯，即使把胃病治好，也会照样复发，不是说药不行，而是人不行，生活习惯不行。

这里有个禅案，很有意思。有人曾问大珠慧海禅师，和尚修道用功吗？禅师回答说，用功。问：如何用功？禅师回答：饥来吃饭，困来睡觉。

那人继续问：所有人都是如此吃饭睡觉，与和尚用功难道有什么不同吗？

禅师回答：不同。有什么不同？禅师回答：世人吃饭时不肯好好吃，百种思索，睡觉时不肯好好睡，千般计较。所以不同。

胃病三分治，七分养，这七分养怎么养呢？有人说，吃清淡的饮食就能把胃养好。这只说对了一半，有的人饮食清淡了，胃却没有完全好，因为另一半没有做到。另一半是吃饭时安心吃饭，不看手机，不看电视，不说话。人体很简单，白天吃饭养阳气，晚上睡觉养阴血。只要三餐饮食正常，能有几个小时的沉睡，那还有什么病呢？现在不少人大谈养生，都谈到枝叶上去了，都有道理，但是不能离开这个根本，就是吃饭的时候，睡觉的时候，不能思虑过度，分心他处。正如曾国藩所说，养生之道，当于“食眠”二字悉心体验，食即平日饭菜，但食之甘美，即胜于珍药也；眠亦不在多寝，但实得神凝梦甜，即片刻亦足摄生也。

我们临床上看到太多寸脉上越的病人，他们的脾胃都属于气血空虚状态，气血都被调到心脑上来了，你叫脾胃怎么消化食物？又要马儿跑得快，又要马儿不吃草，脾胃处于缺血状态，怎么能把食物精华受纳运化过来呢？这时老师就经常叫病人要学“止学”，把心止下来，安于当下吃睡。有些病人听进去了，治病的效果快得令人称奇；有些病人听不进去，跑遍全国找名医，也没把病调理好。

◎黄芪防风汤治脱肛

第六，大小肠会为阑门。阑门在阑尾周围，人体的肠道有 5～7 米，是消化系统最长的一段，而且这一段是当今医学检查的盲区，但是里面最容易长息肉，也容易堵塞出问题。这里不用我们多说了，大家都知道老师通肠六药的用意。

上次有位西安过来的病人，肚子经常胀闷，有几十年了，到医院做了全身检查，也没查出什么问题。老师摸他寸脉浮取不到，整个脉势都没有神，人很疲倦，也没有神采。老师说，你小肠功能很差，就给他开通肠六药加桂枝汤。

3 付药还没吃完，他就说以前那种胀闷感没有了。他还说吃药后排出的大便黑色有结块。这就是通肠六药使用后比较好的疗效，有些病人吃完通肠六药后，拉出的大便黏马桶，但不黏肛门，这说明肠道积滞排下来了。

这个病人来的时候脸色是灰黑色的，但他走的时候整个脸色都变得淡红滋润起来。没有特别用补药，却能够达到比补药还要好的效果，这就是中医以通为补、推陈出新的治疗思路。正如张从正所说：陈莝去而肠胃洁，癥瘕尽而营卫昌。不补之中有真补存焉。病人来时腿脚疼痛，疲倦，回西安的时候，整个人的精神面貌看起来年轻了好几岁，脚也轻快了。

第七，下极为魄门。魄门就是排出糟粕的门户，也称肛门。在人体消化道的最下端。《内经》说：“魄门亦为五脏使”。肛门跟五脏都相关，常见的病变一个是痔疮，一个是脱肛。

我们先不谈怎么治病，先谈哪味药能直接到达肛门。老师这里常用猪蹄甲。猪蹄甲“主五痔、伏热在肠、肠痈内蚀”。而且猪蹄甲炒过有股香气，能把下焦的湿浊化开排出去，同时能促脾升清阳，香能醒脾，故有浊降清升之妙也。

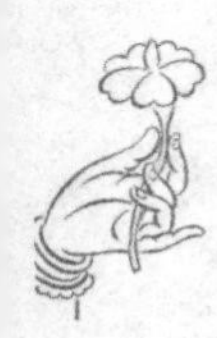

老师跟我们说，痔疮从脉象来看，有升、降两种治法。如果肺脉亢盛，就用猪蹄甲配地龙，再适当加些降肺气的药，如地榆、槐花。如果是肺气不足，寸脉升不上来的，显然要用黄芪配地龙了。

一般的痔疮，老师常用乙字汤，大黄、黄芩、升麻、柴胡、当归、甘草，别看它方小，用起来效果还挺不错的。在任之堂治好了不少痔疮病人，对于肛裂、肛痛、出血，一般用上3付药后，症状就大减。

黄芪这味药很好，治疗脱肛，特别是小孩脱肛。《神农本草经》里说黄芪主治小儿虚劳、百病。有个脱肛的小孩，老师用了王清任的黄芪防风汤，效果很好。王清任认为这个方子治疗脱肛，无论脱肛十年八年皆可。就两味药，黄芪把阳气升起来，防风散掉大肠的肠风，还能够把气提上来。所以说黄芪得防风，其功愈大。

今天我们讲了鼻炎方、黄连温胆汤、六和汤法以及七冲门。这些思路都是升降里面出来的，每一点都离不开升降。智者察同，愚者察异。我们要看到疾病背后共同的东西，看到医理上不变的道，那就是升降。

哲学上有这种说法，当你把一个系统看得越来越复杂时，你对它的掌控能力会越来越弱。所以很多东西过分追求细枝末节，反倒失去了它的全貌。就像观山一样，身在其中，反而不识庐山真面目。站出来，从大处着眼，从升降入手，就像道家说的大道至简，我们就可以看到山的全貌。

我们走道医这条路，升降就是学医的圆心点，当把理论搞得越来越复杂时，那就意味着离这个圆心点越来越远。所以老师常教我们要站在道生一的角度上看问题，尽量避免站在三生万物的角度中迷茫打转。今天就讲到这里，谢谢大家。

第140天　学医要不断回炉再炼

8月2日

◎指上成形，心中领悟

这几天是任之堂最忙的时候，不是病人多，而是学生多，讲课多。病人一直都努力控制在一个上午看五十个左右。虽然很多病人排不上号，看不上病，但老师却只有一个人，实在没办法复制。

前两天，宏姐讲了老师的脉势学，许跃远先生的微观脉法，还有孙蔓之老先生的左右脉对比法。把不少中医零散的知识，系统地归纳到脉诊中，让大家开阔了眼界。宏姐讲课时说，通过脉象可以看到一个人的过去，也可以知道一个人的未来，脉象是一个人生命的轨迹，气血的搏动蕴含着一个人所有的精神。

脉法不是简单指上的感觉，而是心灵的领悟。正如许跃远老师所说："毕生穷于象脉，大千内涵寸口初揭，春花秋月，夏葛冬棉，携同琉璃人体之乐而自快矣。"

关于宏姐讲的风药，我们会另外整理出来。所以这几天跟诊日记写得少些，主要精力放在整理各路高手的讲稿上。就这短短十来天，精彩的讲座就有十多场。我们忙于彼，必疏于此。还特别向老师请了几天的假，专门用来整理讲座的内容，还好不负众望，把精彩的东西都记录在案了。

听宏姐讲完脉法，老师最后总结说，脉法的根还在中医基础理论。你们回去要把中医基础理论再好好看看。脉法不是说只会摸出什么病来，还要能摸出治法来，把脉的目的在于识病机、明治法。

你们需要长期反复地再回炉，千万不要厌熟。你们将来要做明白的医生，明白的医生就像九蒸九晒的熟地黄。未经九蒸九晒的熟地黄，仍残留寒腻，容易阻滞气机，虽可以补精髓，造气血，重投难免伤人脾胃，影响气机，引起饱胀腹泻不适。

学医之人，必须经历积累学识，到逐渐开悟的过程。这个过程不是一蹴而就的，而是由生到熟，由熟到生，反反复复，生生熟熟，以至于无穷。且不可厌熟，不可畏生，不得言医道已了。待经九蒸九晒，不断回炉重造，方有如同九制熟地黄、黄精、黑芝麻之力，每蒸晒一次，油腻之性就减一分，吸的阳气就足一分，这样入口即化，方可造福世人。

第 141 天　重剂起沉疴

8月3日

◎元胡止痛，苏梗降气

治疗疑难杂病，有推崇重剂起沉疴的，也有推崇轻可去实、四两拨千斤的，这要视病人体内正邪关系如何，首先病人脾胃要能够运药。

老师喜欢用经方或者时方，加上单味药重用，或者专方专药，治疗各类疑难杂病。今天我们就来谈谈单味药重用。

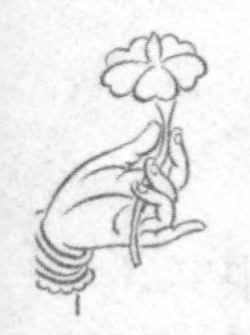

第一，延胡索（元胡）重用，行气止痛安眠。煎煮的时候，最好还能加入一杯酒，或者直接用醋制延胡索。

今天有个失眠两三年的病人，断断续续，睡一天好觉，就有几天睡不了好觉。老师说，你看他的舌下静脉瘀堵得那么厉害，不是一般安神药能够镇住的，要重用延胡索40克，取它行气活血安眠之效。单味延胡索重用相当于血府逐瘀汤的思路。

病人失眠日久，整个人面色晦暗，乃有瘀血，气为血之帅，人体气滞在先，瘀血在后，气滞是因，瘀血是果。所以重用延胡索活血，用延胡索取其通脉之义。

上次，有病人寄来《杏林薪传》《医灯续传》等书，里面就有单用延胡索的小窍门：临床上经常碰到一些患者捂着肚子，遇到这种情况肯定是先止痛，以解决当务之急。用市售元胡止痛片20片，碾碎，一次冲服，5分钟即可解除疼痛。《雷公炮炙论》里记载：心痛欲死，速觅元胡。用这个方法时，一定要注意，**先排除胃穿孔一类的疾病**。切记：元胡止痛片一定要足量，而且必须碾碎冲服，不能减量或吞服。这也是简验便廉的单味药用法。为何要把元胡止痛片碾碎呢？这是把片剂变为散剂，散剂更能快速充分吸收。

第二，重用苏梗，苏梗能行气宽中，降肺胃之气。前两天有个病人，熬夜看奥运会，看完后虚火上炎，胸胃胀满，口腔溃疡发作。以前他也吃过半夏泻心汤，效果不是太明显。这次老师给他在半夏泻心汤的基础上加了一味苏梗40克。

老师说，苏梗、苏叶，同是紫苏，但苏梗偏于行气降气，从上往下走；苏叶偏于发散风寒，从里往外走，它们的走势不同。临床上碰到病人胸中胀满、嗳气，可以重用苏梗。紫苏这味药我们湖北还把它当菜凉拌着吃，药性平和得很。

老师重用这味药，背后还有时代原因。原来现在很多人无肉不欢，每顿不是鸡鸭鹅，便是鱼蛋奶。身体内肉毒多得很，这紫苏有一种功效是其他药所不能及的，那便是解鱼蟹毒。人们长期吃鱼，肚子胀满，少不了用这味药。用新鲜的效果更好。

这个病人吃完1付药后，就不胀满了。可见苏梗这味平和的药，重用起来效果也是挺快的。

◎木香醒脾，山楂消积

第三，木香与山楂，这两味药理气消积，醒脾开胃，升清降浊。木香理乎气滞，山楂消乎积食。木香能理无形之气，山楂能消有形之积。木香入脾，以其芳香能醒脾，能升清；山楂入胃肠，以其酸收能消积，能降浊。

老师说，这两味药用好了，不得了啊！不管什么病，我们中医都要努力让病人有胃口，但又不能因此而饱食伤胃。病人经常问我们吃什么好？生病了胃气消耗得很厉害，当然稀粥养胃最好。天下最好的补品，不是山参、灵芝，而是能消化的稀粥、水谷。你喝进去饿得快，又不会撑，还有什么补品能比得上？

我们用药也要有这个思路，只要病人能吃饭，饿得快，身体就恢复得快。有个小孩子，边吃零食边看病，他妈妈焦急地问，为什么孩子营养不够，长不高呢？

老师说，你天天给他吃这些垃圾食品，他怎么能长肉呢？孩子长不高，问题不在孩子身上，而在你身上，是你没喂养好。那要给孩子吃哪些有营养的东西呢？老师说，吃家常便饭最好。越给零食吃，越长不高。营养越充足，小孩子越饱胀，越饱胀，越不想吃饭，越不想吃饭，身体气色就越差。

孩子他妈说，对！这孩子就是不爱吃饭。老师说，开个开胃汤给他吃就行了，以后不要再给他吃零食了。木香 20 克，山楂 15 克，鸡矢藤 20 克。3 付。

小孩子吃后，就饿得快了。这三味药既能醒脾开胃，也能消积化食。山楂善于消肉积，现在许多高脂肪、高糖、高蛋白的食品非常多，基本上没有哪个小孩不过量吃的。这里面有两方面原因，一方面是父母关爱太过，好东西总给小孩吃；另一方面则是小孩自制力差，容易饿，一饿就索食，结果吃了零食后，真正的三餐却没了胃口。老师常说，三餐吃主食，大米白饭是主食，你们要把主食搞清楚，不要把零食当主食。主次不分，怎么能带好小孩？《内经》里叫“五谷为养，五果为助”，五谷主食才是主要养命的，水果零食只是辅助的枝末，不能经常吃。

第 142 天　张锡纯的愿力

8 月 4 日

今天在中医研究会上，我们一起谈到了这样一个话题——愿力。

信、愿、行，在道医眼中，就是鼎之三足，缺一不可。有些人学中医，但对中医并不深信，这样无异于缺了一足。有些人信中医，信到崇拜的地步，但却没有发一两个心愿要为中医干点什么，所以学的中医知识都是粗浅皮毛，这样又缺了一足。有些人信了中医，而且发愿要把中医干好，可就是不能持之以恒，结果因为行动力不强，三天打鱼，两天晒网，最终也虎头蛇尾，一事无成。所以，道医这条路子走得好，秘诀就这三个，深信、大愿、笃行。

老师非常推崇张锡纯的《医学衷中参西录》，不仅因为里面医理的圆融，药方的灵验，还有许多个人独到的创见。但这些都不是最核心的，最核心的就是老师推

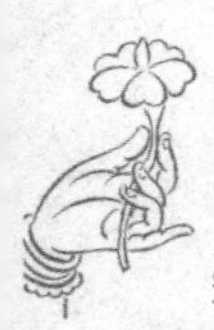

崇的张锡纯先生发的大愿力，他在《医学衷中参西录》的序言里说："人生有大愿力，而后有大建树，一介寒儒，伏处草茅，无所谓建树也，而其愿力固不可没也。老安友信少怀，孔子之愿力也。当令一切众生皆成佛，如来之愿力也。医虽小道，实济世活人之一端。故学医者为身家温饱计则愿力小，为济世活人计则愿力大。"

周恩来总理也曾经提到张锡纯这段序文，称此段文可作为医学院校之校训，"医学生必有此心方可。"

第143天　白癜风四药

8月5日

今天碰到一例白癜风的病人，手上一片片的白斑，有好几年了。老师说，刚出现容易治，拖久了就不好治。我们这一周就有十个白癜风患者。皮肤为肺所主，色白归肺，这种病首先离不开肺气宣发肃降失常。

老师问病人，以前是不是经常出汗后洗手，或者房劳后洗澡。病人点头。

老师说，以后切莫这么干了，这样干的话会得大病的。汗出见湿，或劳汗当风，再加上情志抑郁，皮肤表面就会堵塞，导致各种形形色色的疾病。

老师把脉后说，左右寸关郁涩，尺部沉细，还是一个肝郁血瘀。你脾气大得很呐，脾气大没有一点好处，只会加重病情。病人说，号脉也能号出脾气来？

老师说，跟病情有关的都可以号出来。病人问，那我这个病要治疗多久呢？老师说，这个病没法跟你保证，以前我们治过有一两个月好的，也有没什么效果的。

老师直接用了白癜风四药，即墨旱莲、制何首乌、乌梅、补骨脂。老师说，这四味药是治疗白癜风的专方专药，公认有效的。但是不是专方专药就能包打这病呢？不能！每味药都有它局限的方位，只能保证部分人有疗效，但不能囊括所有。如果不兼顾表里、中焦气机升降，专方专药很难发挥它最好的效果。所以即便是有专方专药，还是要加以辨证论治。

然后，老师把王清任的血府逐瘀汤也融了进去，就是加上一些活血顺气的药，因为《医林改错》里也提到，这种皮肤病大都与中焦气滞血瘀分不开。

方药为：补骨脂20克，墨旱莲20克，乌梅10克，制何首乌20克，桃仁15克，红花8克，当归15克，白蒺藜15克，柴胡10克，枳壳12克，桔梗12克，木香15克，火麻仁20克，猪蹄甲20克。3付。

老师又开了一个药酒外抹方，即补骨脂粉 100 克，蜈蚣 4 条，冰片 10 克，泡上半斤白酒，一周后用酒擦皮肤。

这病人后来复诊，白斑有变浅的趋势，有好转，大家都开心。于是再继续守方，为此老师还特别从药材公司进了一批最好的穿山甲片，因为用穿山甲片去摩擦白癜风处皮肤表面，以皮肤发红发热为度，会促进皮肤斑块的消失。

为了这个病，老师也是想尽一切办法，外用、内服、拍打，能用的都用上了。主要还是以内服汤药辨证论治为主。病有千般，人有万种，然其证一也。

第 144 天　烦恼线与悬针纹

8 月 6 日

◎巧治悬针纹

如果这个人经常愁眉苦脸，还会“相由心生”“心由相表”，他就长出烦恼线来了，就是两眉中间靠两边的这种纹路；再愁眉苦脸，他就长出“悬针纹”来了，就在两眉的正中间这个位置，形状像竖立着的针。悬针纹是非常不好的纹路，老年必孤独啊。这是李谨伯老先生在《呼吸之间》这本书中对悬针纹的介绍。

现实之中有悬针纹的人还真不少，只是纹路深浅隐现不同而已。没想到这个月在老师这里碰上一例悬针纹的病人。这个病人的悬针纹非常明显，两眉之间皱着深深的纹路，即使他不皱眉，纹路依然在那里。老师跟他说，眉头紧锁，计上心头。你要少想事啊，不然容易得心脏病。

这个病人三十多岁，这个年龄阶段是压力最大的时候。他很佩服老师，因为上次他咳嗽了一个多月都没好，打了一个多星期的吊瓶也没用。老师给他用桂枝汤加枳壳、桔梗、木香这些温心阳、顺胸中大气的药，只喝了 3 付药，居然就好了。

老师跟他说，你这悬针纹可以治一治，以前我们没有治过。中医对许多没有治过的疾病，照样都有信心去治。因为中医对的是人而不是病，中医调的是气血阴阳的出入，而不是在疾病名目上打转。

所谓“相由心生，心由相表”，心其华在面。调相貌要靠个人修心，但中医治疗也要从调心入手。老师摸他脉象后说，心肾阳虚，小肠有积，平时是不是觉得背部怕凉，双脚走路沉重，呼吸不顺呢？病人点点头说，是啊，夏天人家都能吹空调，

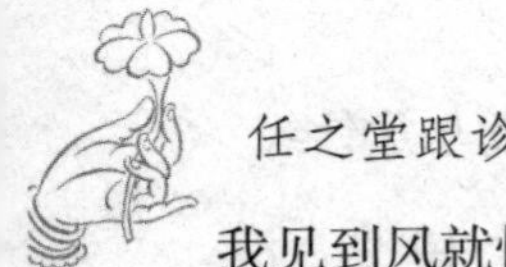

我见到风就怕。老师说，见到风就怕，是你身体的自保反应，就要少吹凉风、少喝凉饮了。于是，用温心肾、纳气、通小肠之法。

方药为：桂枝 15 克，白芍 20 克，生姜 15 克，大枣 5 枚，红参 20 克，附子 15 克，龙骨 20 克，牡蛎 20 克，红景天 15 克，银杏叶 25 克，白芷 10 克，炒薏苡仁 20 克，火麻仁 20 克，猪蹄甲 20 克，炙甘草 8 克。5 付。

这个病人就按这个方的思路，治了一个多月，悬针纹变浅了。我们在这期间也目睹了中药的奇特之处。从老师刚开始萌发想治疗悬针纹，到悬针纹变浅，前后一个月左右，病人非常配合服药，老师也仔细辨证用药，所以才有这种疗效。

这个悬针纹的病人，来老师这里只是想治疗咳嗽，比较信服老师，老师看他诚恳，便主动提出要帮他治疗悬针纹。老师虽然没有治过，却想到古书里说的，病非人体素有之物，然能得亦能除，言不可治者，未得其术也。

老师说，这是中医给我们学医者的信心，我们要精修医术，道非术不能行；当然还要勤悟医道，术非道不能远。

第 145 天　吊痧的理论依据

8 月 7 日

◎现场见效的吊痧法

《内经》里说："肺心有邪，其气留于两肘；肝有邪，其气留于两腋；脾有邪，其气留于两髀；肾有邪，其气留于两腘。凡此八虚者，皆机关之室，真气之所过，血络之所游。邪气恶血，固不得住留，住留则伤筋络骨节，机关不得屈伸，故拘挛也。"这就是吊痧拍打法的原理。

今天大家都非常开心，一是因为有些学生这两天将陆续离开任之堂，在离开之前，大家一起在任之堂好好地聚了一回。老师也给我们上了一节"中医人生课"。

第二件事就是今天大家目睹了一例拍打的成功病案。把一个小腿严重拉伤，在大医院里住了十几天的病人，通过《内经》所说的"以左治右，以右治左"，以及上面记录的拍打法原理，让病人从瘫在床上不能走动的状态，变为可以下地行走，最后连拐杖都丢掉了。这不药而愈的治法，让围观的人莫不称奇。

这个病人是湖北某县的县长，半个月前，他为了躲闪掉下来的树木，猛烈地大

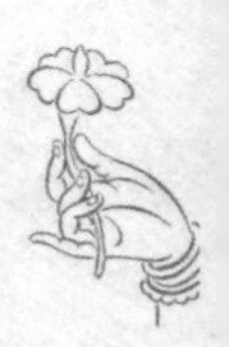

步跨走，把右小腿的肌肉拉伤了，伤得比较重，除了红肿瘀紫外，不能下地走路。送到十堰一家大医院输液治疗了十几天，在针灸科还做了相关治疗，不单没有好转的迹象，反而看起来更严重了，躺在床上动都动不了。

由于周师傅也在那个县城，跟病人的下属是同学，周师傅就叫我们去医院看看。因为病人的儿子过几天就要举行婚礼，病人急着回去参加儿子的婚礼，但此时却躺在床上动都动不了。到了医院，发现右小腿处肿胀得厉害，青筋暴起，轻轻用手一碰，皮肤热烫，而他也非常害怕别人动他的腿，一动就感觉钻心般的疼痛，说明小腿那地方瘀堵得厉害。再把一下病人的脉，右手关尺二脉弦紧如绷，这都是严重不通的脉象反应。看着病人疼痛呻吟的样子，我们就想到右腿痛的地方肯定不能动，那还是用交叉平衡对治法。于是我们就想在他左手上找痛点，可按来按去，从心包经找到肺经，都没找到病人的痛点。右腿的病治疗应该在左手，可左手找不到痛点。我们当时一愣，病人也投来怀疑的目光。我们又换了一种方式，跟病人说，我们不能保证让你下地走路，但帮你缓解足部疼痛，这是肯定能做得到的。

县长的下属也说，自已的腰腿痹证，也是在任之堂拍打好的。这样，无疑就给病人先吃了一付定心丸。如孙思邈说的，凡大医治病，必当安神定志。病人神志安定下来，医生神志也安定下来，这时候病就好治了。接着，我们就开始帮他拍打左脚。因为病人卧床十多天，心情比较郁闷，所以先把它胸中的浊气通过拍打足三里、阳陵泉引下来，这两个穴位周围，经过由轻到重的拍打，出了大量的痧。然后我们再拍病人左腿的腘窝，避开了伤损的右腿患处。

因为老师说过，拍打疗法要从中医的整体观来思考。比如北京二环堵车了，就要指挥车辆走三环、四环，如果大家都还走二环，那最终所有的车辆都会堵住。然后再把堵车的地方疏通一下，自然就畅通无阻了。现在病人右腿堵得严严实实的，腿发烫，心烦躁，我们就拍他对应的左腿部分，先把烦躁的心气引下来。拍完足三里和阳陵泉，效果非常明显，因为拍完后病人出汗，本来急促的呼吸变得平缓多了。

这时我们就不按穴位来拍打了，按照右小腿拉伤，就拍左小腿，把气血都调过来，缓解周围的疼热。拍了十多分钟，病人的右脚可以轻轻地踮一下，也不觉得难以忍受了。看到了希望，病人也能够忍痛了，我们就选择病人右腿疼痛的上方膝关节周围拍打，因为他左腿已经拍打得相当通畅了，这时就要往不通方面治疗了。

《内经》里说，医者心，患者心，与针随上下。这样治疗效果就相当好。拍打也一样，病人专心于拍打，医生也专心于拍打，随着手掌的起伏，效果就出来了。

当把右腿患处周围拍打出来大片痧时，病人说他有感觉了，想走走试试，然后

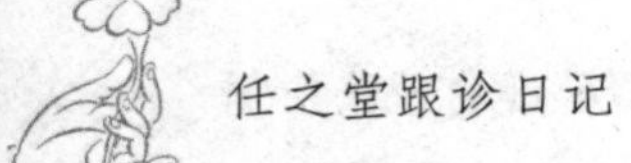

真的能走了，居然不用人搀扶，还可以自己上洗手间。所有的人都喜笑颜开。我们拍打过这么多病人，也不曾想过，这次效果居然会这么好，也出乎我们意料。

后来这病人说，任之堂的徒弟都这么厉害，那我一定要到任之堂去找师傅开汤药调调。病人连拐杖都不用，来了任之堂，找老师开方。老师按经络损伤论治，以桃红四物汤为底，加川续断、炒薏苡仁、川牛膝、土鳖虫、地龙、益母草、泽兰。

老师说，桃红四物汤是治疗跌打损伤的底方，加益母草和泽兰、炒薏苡仁，是因为病人脚部肿痛，有水气在那里。这样起到活血与利水双管齐下的效果。脚肿的地方血水循环不畅，川牛膝能引药到脚，非牛膝不过膝。而用川续断，是因为续断乃疗伤要药。古人云：大抵折伤之症，非此物不能续。至于加入土鳖虫，《药性赋》里说：土元化瘀，伤愈经通。地龙又名蚯蚓，将活的蚯蚓斩成几截，放回泥土中，一段时间后，每一节居然能各自成活，可见蚯蚓自身修复能力相当强。

老师的“接筋散”，专治经络损伤，组方中就重用地龙，目的是能够加快经络修复，把损伤处的经络接通，并把热毒给降下来。

这位县长治完后，及时回去参加了儿子的婚礼。后来随访，他服完药后，脚肿就消了，腿也不痛了。

第146天　活用逍遥散

8月8日

◎逍遥散不拘于一症一病

这两天学生走了一大部分，西安来的回西安去，福建来的回福建去，北京来的回北京去，四川来的回四川去，山东来的回山东去……

老师说，来而不迎，去而不留，平淡交情，滋味乃长，铁打的营盘，流水的兵。

学生们反映在任之堂学到的东西比预想中的还要多。临别之际，想起大家一起学习、生活的场面，不禁让人生起依依之情。

老师给大家讲逍遥散的用药心得。学生问，为何逍遥散任之堂用得这么广？

老师说，逍遥散出自《太平惠民和剂局方》，学中医的都知道，疏肝健脾，契合时弊，不仅任之堂用得广，整个中医界也是如此。

学生问，逍遥散能治疗哪些方面的疾病？老师说，逍遥散治的是肝郁脾虚这个病机，中医不讲治什么病，而讲治什么人。我们看逍遥散，从名字上就可以想到它是治疗情志疾病的，郁闷的人吃了以后，气顺愉悦，逍遥自在。想一下，我们现代有多少人郁闷不逍遥，这个汤方适应范围相当广泛。特别是妇科和肝病用得最多。

学生又问，肝病可以理解，妇科用得多是不是用于月经不调？老师说，用于月经不调挺多的，像那种经前期胸胁胀满、乳房胀痛的，这个方再合适不过了。《病因赋》里说，女人经水不调皆是气逆，妇人心烦潮热多是郁生。这两句话，擅长妇科的医生都非常推崇。现在月经量少的病人越来越多，可当今营养一点都不比过去少，当你给她们补血时，她们反而不受用，为什么呢？

学生说，中焦不通，补不进去。老师说，只说对了一部分。中焦肝郁不通，郁久了它会化火，这叫气有余便是火，化火的脉象非常明显，两边寸脉都容易往上越。你们想想，气血都往上走了，月经量能不少吗？学生问，那用逍遥散可以吗？

老师说，逍遥散疏肝解郁为主，还要加入凉血以及引气血下行的药。比如，加入牡丹皮凉血散血，加入栀子，清三焦之火，还能散胸膈郁热，并且引这些火热下行，从小便中排出。这两味药上去，就把上逆的气血理顺下来。

没有用补经血的药，却能收到补经血的效果，这也是升降思路的一种运用。我们医生要“提携天地”，人体就是一个内天地，内天地是一股气在转，体现在脉上。你只要抓住这股气的升降，调好这脉的上下，用逍遥散就广得多了，也灵活得多，而不拘于一病一症。

学生又问，老师还经常在逍遥散的基础上加入枳壳、桔梗、木香，叫作“加强版逍遥散”，什么时候用这个方呢？老师说，肝郁脾虚，左关脉弦，右关脉濡软，就用逍遥散。如果左脉整体大于右脉，中部关脉独大，这是气郁化火，就用丹栀逍遥散。如果右脉大于左脉，右关部独大，这是肝郁脾滞，就用加强版逍遥散，而且要重用木香。木香不仅能醒脾，理脾滞，还能理三焦气滞。

◎怒则气上

学生们问，肝病也能用逍遥散吗？乙肝病人用的效果怎么样？老师说，中医说的肝病不同于西医说的肝病。中医说的肝病是指整个肝系统，五脏之中整个肝木所主的病变。肝木主生发，清阳不升头晕了，这是肝病。上次治疗一个头晕好几年的病人，头部 CT 等检查全做了，也没发现什么问题，就查出患有脂肪肝。患者脉象左关弦，于是建议患者服用护肝片，结果就把他多年的头晕治好了。

肝开窍于目，眼睛胀痛，五脏中也要治肝。不管是眼睛胀还是眼睛痒，我们常

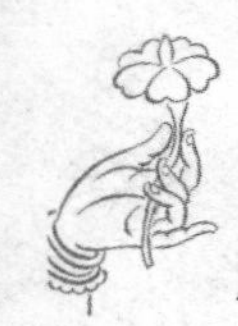

用蒲公英、白蒺藜这组药对，既能清肝火，也能散肝经风热，就这两味药就够了。

肝主筋，膝为筋之府，膝关节劳损，每逢生气时就加重病痛，这也要从肝论治。我们经常会碰到有些老人跟媳妇吵架怄气后，腿脚就走不动了，膝盖痛得要命。到医院检查说是缺钙，补钙也不管用。说是膝关节退行性病变，也没啥特效的治疗办法。来我们这里，我们给他用养筋汤加逍遥散，一般一两付药就看到效果。

肝其华在爪，指甲乌青或暗红，或为肝寒，或为肝热，都要从肝论治。指甲乌青，我们用香附、乌药，散肝经寒。指甲暗红，我们用香附、黄连，清肝经郁热。因为乌青为寒，暗红为热。

至于“大小三阳”，这又不局限于肝的问题，跟五脏都相关。它既有木郁存在，还有水寒土湿存在。我们认为病毒属于阴性，治疗病毒要注重把身体的寒湿环境去掉，即要把水寒土湿、脾肾阳虚这个大环境调好。

学生问，还发现老师治疗耳鸣耳聋、肩臂麻木，或者鼻塞，有时也会用到逍遥散，这是什么道理？老师说，这要抓住肝主情志、肝主疏泄这个要点。

情志上，怒伤肝。《内经》认为“怒则气上”，所以上半身的疾病基本上都跟生气恼怒分不开，或多或少会因为长期生闷气而生病，有的则是因为长期生病而生闷气，互为因果，相互加重。

你们看，怒则气上，就这四个字，说得多好，一股怒气，往头面上冲。《内经》说：“大怒则形气绝，而血菀于上，使人薄厥。”气血上冲，会耳鸣耳聋，用香附、川芎、柴胡，三味通气散就有效。冲得厉害的话，面红耳赤，中风偏瘫，半身不遂，都有可能。气往上冲，会伴随着痰浊往上带，所以慢性鼻炎，慢性咽炎，长期流鼻涕、咳唾、痰浊者，这都离不开“怒则气上”。所以治疗这些看似与肝不怎么相关的病，我们在辨证方中加入一两味顺肝气的药，疗效就不同了。

◎社会大背景下的用药启发

学生们又问，为什么老师龙骨、牡蛎用的频率非常高？

老师说，龙骨、牡蛎你要是用得好，那不得了。现在很多人浮躁得很，先是气郁，郁久了就化为火，火性炎上，往头面上烧。心脑主神明，火往上面烧，人的神志肯定定不住，都往外面飘了。这样你解郁降火还不够，还要把神志往回收，把神志定住，不定住这病没法治，这个道理在跟诊日记第一部中就提到了。

农村善养鱼的人都知道，在鱼塘里放一些蚌壳、介类之物，这叫“畜鱼千头者，必置介类于池中”。原来这样养鱼，鱼就不容易受惊，鱼就会长得比较肥壮。清代

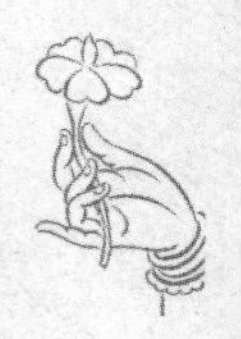

喻嘉言就从这司空见惯的生活现象之中悟到畜鱼置介的道理，他说："鱼虽潜物，而性乐于动，以介类沉重下伏之物，而引鱼之潜伏不动。"

老师看到当今时代的很多人心神潜伏不住，所以善用龙骨、牡蛎。非老师喜用此二物，实乃当今时代人们易于浮躁的趋势使然。

《内经》中说，黄帝曰："余闻上古有真人者，提挈天地，把握阴阳，呼吸精气，独立守神，肌肉若一，故能寿敝天地，无有终时，此其道生。"老师说，上古真人，提挈天地，这多么有气势啊！首先他提挈的不是我们看到的这个外天地，而是体内的内天地。上古真人能独立守神，现在许多养生都偏于养性、养气方面，饮食养形，运动养气，养神方面关注的人却比较少。但神在三者之中却是最重要的。上古真人怎么养神？跟常人有何异同呢？

老师说，圣人之心若珠在深渊，常人之心如瓢在水面。圣人的心像龙骨、牡蛎那样潜伏不动，吐纳呼吸，其气归脐。常人的心如瓢飘在水面，随波逐流，躁动不安，呼吸浅薄，神散意乱。这也是我们从道医角度来用龙骨、牡蛎的道理。

第 147 天　从小儿病看家庭教育

8月9日

◎小儿常见病有二

不厌熟，不畏生，是读书做学问的态度，当然也是临证治病的态度。因为我们医生经常在重复着干同样的事情。

比如，今天又来了好几个小儿食积感冒的。前面也提到了，小孩的常见病，一是太阴脾经食积，二是太阳膀胱经外感风邪。

老师看我们今天都不怎么在状态，便说，怎么今天有点坐不住啊？原来，每天都重复着看相同的疾病，人就很容易有一种厌熟的心态。

老师说，每个病都是新的，即使病人来复诊，也有新的变化，不要因为疾病简单而掉以轻心，更不要因为疾病复杂没有见过而恐慌。医生的心，要时常保持平静，这样你治好了病也不会骄傲，治不好病也不会自卑。你也不会因为熟悉这个病，而草率应付。更不会因为不熟悉这个病，而慌了手脚。

我们马上把注意力集中到这个小孩身上。现在才越发体会到老师看病，一坐就

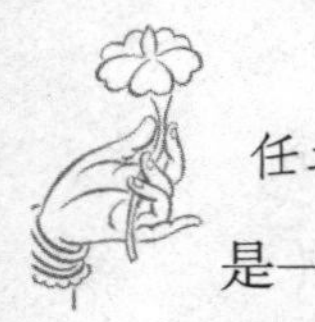

是一上午，而且极其耐心，这没有对中医极大的热爱，对患者深深的爱心，以及相当强的定力，怎么可能日复一日如此呢?

这个小孩面色有点黄，舌根部苔白腻，舌边尖却鲜红，有齿痕。老师就说，这孩子小便是不是很黄啊，吃饭没胃口，喜欢吃零食？小孩子的母亲连连点头称是。

老师又说，这孩子这么小就近视，你要少给他看电脑，肝郁得很。小孩母亲说，没办法，管不住啊，拔了网线，他就到邻居家上网。

老师说，小孩光靠管，肯定管不住，要引导。你要先有健康的生活方式，才能把他带回健康。而不是把网线强行一拔，就以为能解决问题。这种粗鲁的方式，只会引起小孩的逆反情绪。小孩母亲说，学校老师都拿他没办法。

老师说，教育，首先不是学校、老师的问题，而在父母身上。《说文解字》把“教”解释为“上所施，下所效”，教育从来都不是用嘴巴说的，而是你带头身体力行去做，孩子跟着你去做，《道德经》叫“不言之教”。如果你晚上熬夜打麻将，他能不熬夜玩游戏吗？18 岁以前，孩子的问题都是家长的问题。你要带他去爬山观水，这样你放松，他也放松。你要带他去户外活动，这样你不郁闷，他也舒畅。

◎小儿舌根厚腻，反映肠道有积

孩子母亲若有所悟，问这孩子经常尿黄是怎么回事？老师说，肝郁肺热，常对着电脑易肝郁，肺属上焦，肺为水之上源，上源有热了，下面的尿就黄短赤。

那不爱吃饭又是怎么回事？老师说，如果你拿零食当饭，你也不爱吃饭。你想治好你小孩的话，回去把零食水果统统丢掉。那吃什么呢？孩子母亲不解地问。

老师说，吃主食，吃饭就够了，只要能吃饭，饿得快，小孩身体就好得很。就怕吃太多乱七八糟的东西，身体不饿了，自然就长不好。说完，老师就叫我们开逍遥散加导赤散，再加上鸡矢藤与扣子七两味药。

逍遥散是疏肝解郁的，小孩子齿痕舌为肝郁，常面对电脑，闷在家里，容易发脾气，也是肝郁，郁久了有热气，再加上电脑对肺的辐射，使小孩尿短赤，就加上导赤散。小孩舌根厚腻，乃肠道有积，这小孩肠积得厉害，脸色都有些暗黄，所以老师不单开了鸡矢藤，还开了扣子七。

这小孩吃完 3 付药后，尿就不黄了，气色也清爽多了。他妈妈还想给他调调。老师说，症状改善了就不用再吃药了，平时买点小柴胡颗粒和午时茶冲剂，也是疏肝健胃的。你不要过分担心小孩的身体，你要抓重点，让孩子养成好的习惯，不要主次不分，就像只吃零食水果，不吃米饭主食一样，这样将来你会非常后悔的。孩子母亲非常感谢老师。

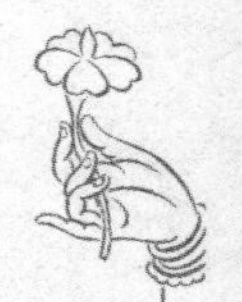

第 148 天　经典助你开悟

8月10日

◎为学之道，如逆水撑舟

陈墨今天要走了，陈墨是个非常虔诚专一的小伙子。他送了我们好多好书，我们从中学到了不少东西，所以也给他回赠了倪海厦讲《伤寒论》与《金匮要略》。陈墨回海南前问老师，将来学医之路怎么走？

老师说，医无定法，没有固定的方、固定的法。如果有谁告诉你有固定的方法，那肯定是骗人的。你来任之堂不是来学偏方秘法的，任之堂的偏方秘法都公布在跟诊日记里。你是来理顺中医思路的，是来学习钓鱼，而不是向人要鱼。当你学会了这种钓鱼的技巧，你肯定不会忧愁没有地方下金钩。你回去后，不会因为知识复杂而担忧，也不会因为过于简单而掉以轻心。这种平常心用来行中医，非常有味道。

陈墨听老师这样一说，对将来要走的中医之路又清晰了不少。陈墨感慨地说，来任之堂这么久，从来没有放松过，这次回海南老家可以放松一下了。老师说，为学之道，如逆水撑舟，不管任何时候都不要放松，而是要去考虑更大的问题。

老师告诉我们的不是怎么去学中医，而是如何把人生和中医融在一起。老师再次说，善中医的人，不一定有祖传，也不一定很博学。当他们把中医当成了人生，把人生当成了中医，那就没有什么困难能拦得住他们了，这就是善中医的人。

陈墨又问，读《庄子》有小大之辨，我们将来走中医这条路，怎么从大的角度去走？老师听陈墨这么问，很高兴地说，中医发展，临床疗效是第一关键，但培养优秀的中医师和把中医普及到大众中去是一样重要的。自身提高临床疗效是小、是近，培养中医后续人才是大、是远啊。我们任之堂也算任重道远。我一直有个想法，就是想办一个正规的中医学堂，为中医的人才培养做一点事。主要是针对医学院校毕业的人，帮他们理顺中医思路，让他们对中医的疗效产生信心。这样他们能用中医解决一些临床的实际问题，就容易产生带动效应。比如，我们现在也培养了一些人，他们回到医院或当地，对很多病都有独到的疗效与改善，慢慢地就能造成一定的影响力，能够现身说法证明中医的疗效。这样我们的目的就达到了。

现在中医院校毕业的学生们最苦恼的就是这点，他们不知道中医可以有很好的疗效。他们对中医充满了期待，可对自己却不够自信，他们学习了很多的中医课程，

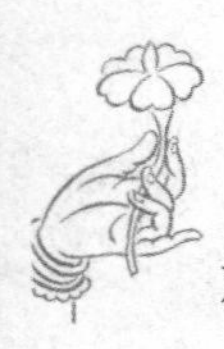

就是不懂得如何看病。这时就非常好办了，就像一个新房子装修好了，家具也买全了，只是乱放一气，这时只要派一个装修师，略加指点一下，让家具各归其位，立马就理顺了。然后再到临床上练一练，那就不得了了。

巧妇也难为无米之炊。就怕你们在学校里面没有打好基础，这样就像想装修房子却没有家具与材料一样。所以，我们对一些中医爱好者一般不作为主要的培养对象，因为他们学了很难致用，这涉及行医资格的问题，很不容易。除非他们真下了决心，那又另当别论。

◎书背进脑子里才是自己的

陈墨又问老师，有很多同学都说书背了没用，即使把教材背会了，也不会看病，疾病千变万化，根本不按教材里说的生病，那怎么办？老师说，学医的人不管别人咋说，都还得从教材学起，从正统教育学起。学了教材不会用，这是每个学医的人都会经历的过程。别急，要慢慢来，这不是教材的错误，而是人的问题。书本里的知识，也绝不是一步就能掌握到位的。我接触到的不少民间郎中，就一部《中医基础理论》，再加上几本草药书，就干得风生水起。相反，不少人在学校里面读的书可以用车载，但最终却没能把书本里的知识和临床结合，所以这是人的问题。

陈墨又问，我那些同学背了经典，可担心用不上。老师说，背书没有错，背进脑子里面去，那才真正是你自己的，你要是真正背到心里头了，没有用不上的。书到用时方恨少，事非经过不知难。医书就怕你背得少，学得肤浅。我现在用的医学知识，还主要是大学时打的基础，还有以前小时候跟太爷学的东西。

沙滩上的字经不起风吹浪打，石头上的字耐得住日晒雨淋。有人半部《伤寒论》治病就治了一辈子，随着领悟日深，疗效日进。术不在多，在于你有没有背进骨子里面去。当你把《伤寒论》《内经》背熟后，你绝不可能是一个庸医。因为经典背完后，在关键时刻你是会开悟的，会有源源不断的灵感，不用你苦思冥想，它就会帮你想出很多东西来。我的《医间道》就是这样写出来的，根本没有刻意去想写什么，当我反复把《内经》诵读参悟后，发现很多东西情不自禁地涌出来，像“清阳出上窍，浊阴出下窍”这些阴阳升降的大法，一辈子都取之不尽，用之不竭。

我还得庆幸当时在学校背《内经》的日子，学校周围有个蛇山，我们在周末的时候，就带上几个馒头，然后到山里面去背经，从早上日出背到傍晚太阳落山，回到寝室，舍友们更是相互切磋对背。想想现在，很多人学中医却根本沉不下心去，这些人千万不要跟别人说你是中医学院毕业的。不是中医不好，是你丢了中医的脸。

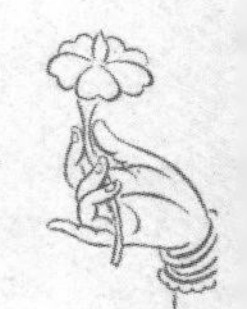

第 149 天　跺脚与震法

8 月 11 日

◎从生活小事中看跺脚

今天谈到跺脚，拍打配合跺脚，引气血下行，非常奇妙。现在我们帮病人拍打完后，一般都会让病人到任之堂门外去，每只脚跺个两三百下。病人跺完后有人嗳气，有人放屁，这都是胸部、肠腑大气能流转的表现。无论能不能治病，病人都反映整个人确实轻松了不少。

比如，今天有个病人，早餐吃得太饱，胃胀，这病又不是什么非得看医生的病，可不看医生不吃药又胀得难受，有什么快捷的方法？我们帮他拍打足三里，拍完后出了很多痧，但病人还是觉得胀，于是我们叫他到外面使劲地跺脚，跺出气势来。

跺了不到五分钟，连续放了几个屁，足三里周围的痧气明显都往下面移动，而且鼓出来的痧点平下去，瘀暗的痧气也变淡了。最明显的是，前面五分钟他还觉得胀闷，跺脚后这种胀闷感全没了。他高兴地说，以前经常吃伤了，不是保济丸就是整肠丸，从来没有想过不用药也能治病，任之堂的这招好啊！

跺脚，老师把它称为震法，这种方法能够把整条消化道的浊气往下引。老师给我们做了一个非常形象的比喻，就是拿一根竹筒，在竹筒里面塞上一团纸，这团纸，你怎么甩都甩不下去，可是当你把竹筒的另外一头往桌面上跺下去，反反复复地跺，只见那纸团随跺随下，最后从竹筒的另一边出来了。

老师又举了一个例子。他以前药房里放了一台气血循环振动仪器，用来给风湿痹证病人理疗。老师观察发现，有些病人风湿痹痛，用机器震了几次，没有什么改善，但是便秘却治好了。这些人不是来治便秘的，结果却治好了，也开心得不得了。便秘治好后，当然风湿也就减轻了，肠腑、经络都是一气相通的嘛。

最近又治了一个病人，颈椎病十二年了，每次疼得受不了，就去做小针刀，做了一百多次小针刀，做完后缓解了，缓解不久又痛了，再痛再做，实在没有好办法。到了任之堂，老师除了给他开 3 付药调颈部的升降，还给他拍足三里，用竹板拍，拍得很重，拍完后还叫他跺脚，跺了两百多下，整个人满头大汗，头面通红。

病人第二次来复诊时，高兴地对老师说，这个效果相当好，他以前大便不通的，现在非常通畅，搞得他现在没事都情不自禁地想跺跺脚。

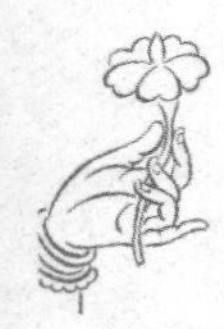

老师就想到，这痛症不就是一团瘀血堵在上面吗，不能升不能降。人体从口腔到肛门是管子，周身的血管经络也是管子，有东西黏在上面，不通才会便秘，不通才会痹痛。用最简单直接的思路，大道至简，你不通我就帮你拍打通，你不下来我就跺脚帮你引下来。这样风湿痹证可以用，便秘可以用，再扩展一下，周身浊气不降，瘀堵不通的都可以用。这样把拍法（通法）跟跺法（震法）结合在一次，不就包打天下了吗？

◎《醉花窗医案》的启发

后来，老师又给我们看了一本《杏林集叶》的书，这本书也是民间中医的精品。里面引用了《醉花窗医案》的一个病例，就是用震法来救急的：余在京用庖人某，忘其名，拙艺粗才，百无一长，以奔走枵饿之腹，骤得饱餐，啖饮兼数人之量。又常饮凉水，众止之，曰：余惯此，不吃茶也。一日忽患腹痛，少食辄吐，大便闭，汗出如雨，呼号辗转，众以为急症。余曰：此饱食伤胃，兼冷水凝结，大便通则愈矣，故置不问。晚餐后，匍匐求余，挥涕不止，乃难之曰，疾由自取，余何能为，必欲余治尔病，先取十桶水，置两缸倾倒之，必足三十度，然后可。庖人曰：小人病莫能兴，十桶水何由致！余曰：不能则勿望余治也。不得已，饮恨力疾而起。同人以余为太忍。庖人乃取水如命倾倒之，未至二十度，腹中漉漉鸣，汗津欲滴，急如厕，洞下之，软不能起。同人扶之床，坦然睡去。二刻许稍醒，则腹虚体轻，求饮食矣。余入厨问曰：腹尚痛否？曰不痛矣。尚作呕否？曰不呕矣。乃曰：尔之病，我已治之愈，比汤药针灸何如？取水之苦，可不怪我矣。庖人惭惧叩头。又告之曰，后须少食，不然将复痛，庖人敬诺。同寓者请其故，余曰：余命取水倾倒，则俯仰屈伸，脾胃自开，焉有不愈者。众乃服。或曰：何不用药？余曰：用平胃散合承气汤，未尝不可，但药可通其肠胃，不如令其运动，皮骨俱开，较药更速也。

第150天　秋冬养阴开膏方

8月12日

立秋已过，天气有了丝丝的凉意，这几天开膏方的病人开始多了起来。《内经》说，春夏养阳，秋冬养阴。膏方由于含有大量的蜂蜜、冰糖、阿胶、龟甲胶或者鹿角胶，主要是以养阴为主。

学生问，是不是大多数病人都适合服用膏方？老师说，因人而异，痰湿重的人不适合服用膏方。糖尿病的人不适合服用膏方，因为“甘者令人中满”。

学生又问，怎样开好膏方？老师说，膏方效果好不好，要注意四方面。第一，就是有没有辨证论治，尊荣人要平调，健脾胃养神最好，不能大补。劳心劳力之人，身体较虚的，要注意虚不受补，不能太滋腻，要在大量养阴补气的方中加入健脾胃消食的木香、砂仁、炒麦芽。

学生又问，第二方面呢？老师说，口感。膏方不能像汤药那样，如果太苦，太难喝，病人喝得眉头都皱起来，反胃恶心，反而达不到治疗的效果。所以我们开膏方时，轻易不用苦味的黄连、黄芩。即使需要理气解郁，也不用延胡索、川楝子这些偏苦味重的药，而选用味道平和可口的玫瑰花和生麦芽。

学生又问第三方面。老师说，这就要看药材的质量了，熬膏方要用上好中药材。膏方不一定要追求贵重药品，贵重药品未必消受得了，膏方需要的是真材实料。

那第四方面呢？老师说，这就是熬药的技巧了。膏方没熬到火候的时候，没那么好喝，可你熬过了火候有焦糊味，那就不是喝不喝的问题了，药效都没有了。膏方在浓缩前有个重要的程序叫过滤，过滤的目的是让膏方除去细小的药渣。如果除不干净，病人喝了会排斥，喝一次就不想喝第二次，甚至会呛住咽喉。

至于要熬到什么火候，你们可以到药房去看。熬膏方的时候，熬到拉丝成线两到三厘米就可以了。如果不能熬到拉丝成线，那只能叫糖浆而不能叫膏方。

第 151 天　时病重苔，杂病重脉

8 月 13 日

◎地图舌用参苓白术散

俗话说，时病重苔，杂病重脉。以前孟河有费、马二派，费伯雄擅长内伤杂病，重脉法；马培之擅长外感时病，重舌苔。老师说，不管舌诊、脉诊，里面都有升降。

由于每天要看大量的病人，在我们医生眼中，很多病人的病痛所苦已经见过无数次了，而且治疗过程也经过无数次琢磨，最后会总结出一些非常宝贵的经验，那就是《伤寒论》里说的“但见一症便是”。你不需要把所有症状采集全，抓住几个关键点就可以处方用药，而且有疗效保证。但对于刚上临床的医生来说，可能就没

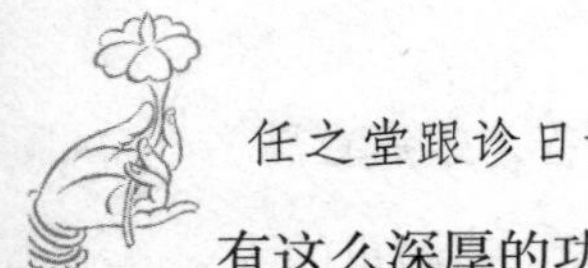

有这么深厚的功底与经验，所以还得要努力地四诊合参。

以前谈了不少以脉定方、定法的经验，今天来谈谈以舌定方、定法。

第 1 个病人，中年男性，40 岁，身体偏胖，伸出舌头来，舌苔一片一片的。老师边摸脉边说，这种舌苔用什么方呢？地图舌，用参苓白术散。

我们马上把参苓白术散写上，老师再加入柴胡、半夏与葛根、牡蛎，因为这个病人还反映颈部僵硬、失眠、头晕。老师加入这两组药也是有用意的，柴胡升肝，半夏降胃，这个升降就把前面胸腹部的气机打开了；葛根升清阳，牡蛎降浊阴，这个升降就把背颈部的气机打开了。前后不过几分钟，这个病人就看完了。

等他第二次来复诊时，颈部不僵硬了，胃口也好了，晚上睡觉也不失眠了。

中医原来可以这样看病！老师的用药、思路都是相当清晰的。虽然有的时候会出现十几味药的大方，但方中的升降杂而不乱。仔细揣摩，我们中医治病，但见一症便是，这个症就是主症，这个治疗就是擒贼擒王，射人射马。

方药为：红参 10 克，白术 15 克，茯苓 20 克，扁豆 20 克，陈皮 5 克，山药 20 克，炙甘草 8 克，莲子 15 克，砂仁 8 克，炒薏苡仁 20 克，桔梗 10 克，大枣 5 枚，柴胡 10 克，半夏 15 克，葛根 30 克，牡蛎 20 克。3 付。

◎一味苍术治湿邪下注脚痛

第 2 个病人，中年女性，35 岁，脚痛一周，舌苔白腻。老师说，这是湿邪下注的脚痛，一味苍术就解决问题。我们马上想起有位病人也是脚痛，老师开了苍术，但没有想透，这次经老师一说，有点感觉，终于反应过来了。

我们想到的是二妙散，由苍术和黄柏二药组成。二妙散专门治疗湿热往下焦注造成的各种下焦疾病。因为湿性趋下，如果病人没有明显的热证，单味苍术 20 克，每天泡茶饮服，把湿浊之气往上升举，病人喝几次就好了。

老师称一味苍术为一妙散。苍术这味药是治疗湿邪的圣药。不管是有形的胃下垂，还是无形的水湿下注，只要是湿邪往下走的病症，这苍术以其雄厚的升清健脾之力，都可以通过运转中焦把湿邪化开。

第 10 个病人，是十堰当地人，女，39 岁，中等个。药后症状改善，过来复诊。上次她胸胁痛，嗓子不舒服，老觉得非常闭气。她看了一些养生的节目，问老师，她冬天手脚容易冰凉，可不可以艾灸？老师说，艾灸也是因人而异，不是说所有人都适合，像你胸胁痛、咽喉痛，明显是经脉不通。你用了艾灸，就容易上火，眼睛红，心烦躁。你适合吃汤药，把血脉疏通后，再灸就有效果。

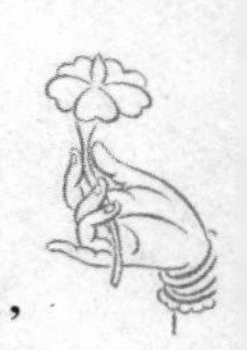

老师问，痛和胀有什么区别？学生说，痛是固定的痛，是瘀血；胀是整片的胀，是气滞。所以胃痛要用到活血的药，胃胀要服用顺气的药。

老师说，那这个病人用什么药呢？我们都在思索。

老师说，病人一进到诊室，就把她身体所有的信息都透露给你了。这个病人手掌紫暗，舌头也是瘀暗的，特别是舌下静脉怒张。凭这个舌象，我们心中就有底了。再搭她的脉，是涩滞的，这时用什么方呢？

经老师这么一说，学生们才反应过来说，血府逐瘀汤！

老师说，对，这个你们以后要记住，血府逐瘀汤治的就是这种舌头。

老师对这个病人，也是抓住主症，不计其余的。抓住的就是瘀血这个主症，不管是从皮肤、舌象，还有脉象来看，都有明显的瘀血阻滞。所以这个病人反映的咽喉痛、胸胁痛、脚部怕凉、腰背也痛等一系列症状，如果我们一一都想治的话，那就盲无定见了。但只要把这个瘀血主症抓住，所有病症都能从这里得到最好的解释。

方药为：桃仁 15 克，红花 8 克，生地黄 10 克，赤芍 15 克，当归 15 克，川芎 10 克，柴胡 10 克，枳壳 10 克，川牛膝 15 克，桔梗 10 克，火麻仁 20 克，猪蹄甲 20 克，木通 10 克，麦冬 10 克，竹叶 5 克，附子 10 克，龙骨 20 克，牡蛎 20 克。3 付。

这个病人吃完药再来复诊时，咽喉干燥疼痛就好了，呼吸也顺气了，胸部不再像刚来时那么痛。

第 152 天　治下肢水肿的三个思路

8 月 14 日

第 15 个病人，女，34 岁，是坐办公室的财务人员。这半个月以来发现从小腿到踝部水肿。老师问她胸闷、腰酸吗？她说，也不闷也不酸，就是走路没劲，到医院检查也查不出问题。然后老师叫我们切她的太溪脉，太溪脉摸不到。接着按她的脚踝部，一按一个凹陷，久久都难以恢复。

老师又摸她的寸口脉说，她这个脉象寸小尺大，是下面水湿升不上来，而且舌苔白腻，为水湿不能运化，为什么升不上来呢？《内经》认为："诸湿肿满，皆属于脾。"脾主四肢，这个病人脚部水肿是脾虚水湿不能运化，肾主腰脚，下焦肾气也不够，不能往上蒸腾。用什么治法呢？学生们回答，健脾益气，补肾祛湿。

老师说，严格来说叫升阳祛湿，就这四个字。说完，老师就念方药：附子 15

克，白术15克，茯苓20克，干姜10克，葛根20克，升麻5克，柴胡5克，桂枝8克，炒薏苡仁40克，益母草20克，泽泻10克，冬瓜子20克，红参15克，银杏叶20克，小茴香6克，竹茹20克。5付。

病人问，大夫，以前我从没有肿过，这次是怎么回事？老师说，你脾肾阳气不足，凉的喝多了，到了脾，到了肾，那就难受了。夏天像你这种水肿的病人多得很，男的冰冻啤酒喝多了，女的雪糕、水果吃多了。

病人关切地问，那这病好得快吗？老师说，好不好得快在你不在我，你只要不喝凉的，连口渴喝水也不要贪凉饮冷，都要喝温水，那你这病就好治。

这个方子老师主要用了三个思路：附子、白术、茯苓、干姜这四味药是肾着汤的思路，把腰肾周围的水湿之气旋转化开；葛根、升麻、柴胡、桂枝这四味药把清阳往上升；炒薏苡仁、益母草、泽泻、冬瓜子这四味药把湿浊之邪往下利。前面三个思路主要起到清阳出上窍、浊阴出下窍的效果。而红参、银杏叶是强壮心脏的，心气充足，水湿更容易化开。小茴香在下焦建一个场，能暖下元，行气化湿。竹茹降三焦水道之气。病人8月22日来复诊，双下肢水肿全消了，又是一例用升阳祛湿的思路治好的下肢水肿。

老师说，兵来将挡，水来土掩。这句古语就蕴含有以土制水的道理。借用到中医来，脾属土，湿邪属水，以土制水，就是健脾升阳祛湿，符合五行生克的道理。我们治疗这单纯的下肢水肿，用这个办法。如果再推广，治疗啤酒肚，病人腰围粗大肥胖，或者痰湿重，脂肪肝，甚者眼皮肿，各种囊肿，用的思路还是《内经》这句话，“诸湿肿满，皆属于脾。”这一句话，我们参透了，那周身上下，有形的湿，无形的湿，引起的各种病症，我们都可以治。

第153天　乙字汤加味治痔疮

8月15日

近几天有几个痔疮病人，肛门疼痛流血，来找老师治疗，用中药调，效果非常好。老师用的是乙字汤加味。比如今天第10个病人是位中年女性，身体略胖，所谓无痛不寻医，她一见到老师，就说老毛病又犯了，肛门痒痛，大便出血鲜红。

老师说，又吃花椒、辣椒了？她点头说是。老师说，你不戒掉花椒、辣椒，我就不给你治。病人犹豫了一下说，好吧，这次回去不吃了。

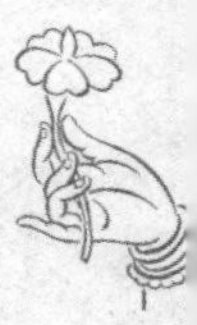

老师叫我们摸她的肺脉，肺脉亢盛得很，整个右手寸关脉都上越。右手寸关脉上越者，为肺胃有郁火发不出来。老师说，知道为什么这个脉象不能吃花椒、辣椒辛辣之物吗？辛味属金，上归于肺，肺脉本来亢盛，再加上辛辣之物，无疑火上浇油。肺与大肠相表里，肺热则肠燥津枯。你不单痔疮出血，大便也排得相当困难是不是？病人点头说，是啊，有时蹲了二十几分钟都排不干净。

老师说，像这样的病人，直接用乙字汤加味就行了。肛门出血，痔疮疼痛，加上肺脉亢盛，就这三个脉证，方证对应，这个方用上肯定有效果。

后来我们查了乙字汤，原来这是日本中医的经验方，用于治疗各种痔疮疼痛出血、肛裂，效果相当好。《杏林集叶》还特别编了一首方歌，歌曰：

乙字汤治痔疮良，升柴归草芩大黄，

方小量轻效真好，连服数付病即康。

我们刚开始也怀疑，就这六味药，柴胡、升麻、黄芩、生大黄、生甘草、当归，这么平常的中药就能治好痔疮吗？但转念又想，山不在高，有仙则灵；水不在深，有龙则灵；方不在大，对症则行。病人抓了 2 付药，吃完后，17 日来复诊，说效果好得很，大便通了，肛门不痛了，也不出血了，第一付药吃下去就有感觉。

我们高兴地对老师说，看来日本这个验方相当不错。老师笑着说，这方子看似是日本的验方，其实也是中国的汤方演变的。你们想一想，乙字汤跟哪个汤方最相似？我们想了一下，没想出来。老师说，你们背背清胃散，那可是李东垣的方。

清胃散用升麻连，当归生地牡丹全，

或加石膏清胃热，专治牙痛与牙宣。

这清胃散也是六味药，专门治疗牙痛、发热，甚至牙龈肿胀出血，这六味药分别为升麻、黄连、生地黄、牡丹皮、当归、石膏。我们马上明白了，这清胃散也是升降的思路。火郁发之，用升麻宣发外透，黄连泻心胃之火于下，当归、生地黄、牡丹皮清血分之热，阳明胃经热盛厉害，再加入石膏。

而这个乙字汤不也是升降的思路吗？柴胡、升麻把气往上升提，把邪热往外透；黄芩、大黄降肺胃之火，把浊热往下泻；当归、甘草也是活血调血的，把血分的热毒清一清。不管是痔疮出血，还是牙龈出血，以及各类疮疡出血，都少不了当归，因为当归为血中圣药，能活血养血。

清胃散和乙字汤用的理法思路一模一样，都是升散郁火，降泻浊热，然后再调血和血。清胃散治牙痛、牙出血，是肺胃之火上攻，火发不出来就疼痛，靠出血来泻热。而乙字汤同样是肺胃火旺，长期的火旺使得肠道津液干枯，热毒排泄受阻，造成寒包火的病机，形成痔疮。这时用的还是降泻肺胃之气，以及升散郁火的思路。

后来又碰到这类痔疮病人，基本上都是用这个思路加减，都有效果。俗话说，十人九痔。我们问老师，为何这个时代痔疮的人这么多？

老师说，这都是这个时代饮食生活习惯造成的，久坐电脑旁，一下子就是两三个小时，那腑气能通得了吗？郁在那里久了，就成为瘀血毒热。加上平时饮食，肥甘厚腻，辛辣烧烤，灼伤了肺与大肠，所以痔疮病人才这么多。你去摸这些痔疮病人的脉，没有哪个肺脉不亢盛的，这还是跟他们熬夜、思虑过度分不开。

学生问，有些痔疮病人肺脉微弱，是什么道理？老师说，这种痔疮有一定时间了，这叫盈久必亏。长期身体亢奋，消耗太过，就会显露出亏虚脉象来。这时你可以配入黄芪、地龙，如果浊气还降不了，你就加入猪蹄甲、炒薏苡仁，效果相当好。

第154天　一个医生就是一所医院

8月16日

◎言语骗得了人，脉骗不了人

这两天着重讲正骨、拉筋、吊痧拍打、点穴这些外治之法，其实都属于推拿按摩范畴。古人云：内治之法，即外治之法；内治之理，即外治之理。最终内外治都是要达到疏通经络、调和气血、平衡阴阳的效果。

有人问，单纯吃药能搞定吗？不尽然也，邪在脏腑，或许用中药来涤荡效果更好，但这五体的疾病，皮、肉、筋、骨、脉，用外治之法更妙。对于皮、肉、筋、骨、脉不通引起的麻木胀痛、酸重、屈伸不利，推拿效果常常是立竿见影的。

这些日子，除了照常的抄方、拍打外，老师还给我们买了大量的外治法图书，如《推拿学》《董氏奇穴》《中国平衡针灸》《一针疗法》等，并且还介绍我们去跟推拿正骨高手王老师学习。在这一个多月里，我们都猛补了外治法的知识，现在用起外治法来，就不单局限于拍打了。

下面我们来谈一下外治法治疗的一些案例与心得。

十堰当地一个病人，女，42岁，略胖。今天她来任之堂找邹兄。她不知道邹兄已经回长春了。邹兄在老师这里待了近一个月，让任之堂的病人见识了针灸的神奇。头痛的病人，一针下去就不痛了，崴脚的病人肿得不敢触地，一针下去就好了。

那些围观的病人都说以后有肿痛首先要针灸。一个善中医针灸的人，走到哪里都有一股气场，一股凝聚力。更形象地说，就是一个出色的中医医生，走到哪里都是一所医院。这个女病人一进任之堂就问我们针灸师到哪里去了，她指着右手说，手腕碰伤了，现在握不了，啥事都干不成。

我们问她，多久了，怎么搞的？她说，我的小儿子不听话，把我气得要死，我就动手去打他，结果人没打着，却把自己的手砸到膝盖上，就肿成这样了，十几天都好不了，现在连手都不能握了。我担心是骨折，却不敢去医院拍片。我们跟她说，你气都没消，这肿怎么能消呢？她说，我气早就消了，不管小孩了。

我们就边帮她摸脉边跟她聊起来。有时聊聊家常，可以知道病的由来与病的深浅部位。很明显这病人六脉皆弦，弦主痛，主气滞，也主肿胀。

我们跟她说，言语骗得了人，脉骗不了人。你说你气消了，那你腋下胸部这一圈胀不胀啊？她说，胀啊，怎么不胀，以前也胀。我们就说，这就对嘛，肝气布于腋下胸部，凡郁皆出于中焦，无胀不肝郁，肝主疏泄，你这气还没有疏泄开。

◎肝有邪，其气留于两腋

于是，我们就帮她拍打腋下，《内经》说："肝有邪，其气留于两腋。"我们先不管她手腕肿不肿胀，先调脏腑为重要。手腕部的气血都是脏腑肝脾运化出来的，肝脾都郁住了，手腕气血怎么运行通畅？运行不畅，瘀血怎么运化得了？而这腋下正是肝气疏泄到手腕最重要的地方。

我们把她的手抬起来拍，痛得她哇哇叫。不过她相当配合，因为她以前来过任之堂，看过我们拍打好了不少病人。两边腋下都拍，拍出痧后，又帮她肩部按摩拉筋，平时做不开的反关节运动，通过拉伸帮她做开了，肌肉粘连的地方也帮她拨开了。就这样治疗了十分钟，并没有特别针对她的手腕，然后叫她试着转转手腕，居然可以转动了。来的时候连转手腕都不敢动，痛得哼哼唧唧的。拍打完后，不仅手腕可以转了，手指还可以屈伸抓东西。她不禁喜笑颜开，松了一口气，跟刚来时绷紧的神经相比，截然不同。

《内经》说："掌受血而能握，指受血而能摄。"病人刚来时，手腕转不开，掌指弯不了，而且气上心头，非常明显。气为血之帅，是肝气不能把血输送到指掌上，肝能藏血，又主疏泄，所以我们治疗还是以疏泄肝经气血为主。

做完大的方面的整体疏导，然后我们再针对局部肿痛治疗。我们找好病人足踝部的压痛点，用点穴的手法帮她点按，边点按边让她甩手，刚开始时病人甩手幅度相当小，不怎么敢放开甩。我们跟她说，不要怕痛，不怕痛病就好得快。

她一咬牙，开始大力甩起来，幅度一下子大了，最后不知不觉完全甩开了，连她都不知道能够做这么大幅度的旋转。围观的十几个病人都在看，纷纷在说，这样甩手是不是转移疼痛啊？我们说，不全是，甩手本身就是一种排病气。甩完后，病人完全能紧密握拳了，而不会感到痛不可忍，转手腕也灵活了。

然后老师帮她把脉说，好多了，可以给你开一外洗的方子。于是老师叫我们给病人开“通筋六味”外洗方。这首外洗方是有来由的，是佛山李广海师父的第九个儿子，人称九叔传出来的方子。大家都知道佛山有黄飞鸿，佛山的骨伤科全国知名，而且在国外也出名。九叔这个家传外洗方，药味少而精，专治各种骨折、脱臼、劳伤后引起的肢节功能障碍，肿胀疼痛，影响正常生活。老师换了一味药。

方子为：路路通30克，桂枝30克，海桐皮30克，小伸筋草30克，入地金牛30克，泽兰30克。3付。先将药浸泡15分钟，把药液煮开后20分钟，然后趁着热气，用报纸盖在手上方，先熏，以烫手能忍受为度。熏完后，水温能忍受时，再用蘸药液毛巾洗患部，一付药可洗两到三次。如果病人关节僵硬，严重屈伸不利，甚至有骨刺形成，煎到汤药快好时，加入一小碗白醋，白醋的酸味出来时就煎好了。

这个方子皮、肉、筋、骨、脉全都照顾到了。海桐皮能祛皮肤之风；路路通能通肌肉中的各路经络；桂枝能温通血脉；小伸筋草能除湿疏筋，松弛筋骨；入地金牛就是两面针的根，止痛效果非常好，痛入骨髓都可以治；而最后一味泽兰，能活血消肿，是肿的时候才加，不肿的时候不加。

整首外洗方的思路是祛风通脉络，止痛疏筋骨。这个方子还广泛用于劳损引起的局部疼痛，如网球肘、键盘手。这可是相当实用的，不用内服，外洗就有效。

第155天　整脊二十一字诀

8月17日

没“理”寸步难行，有“理”要结合实践。我们在整脊高手王老师那里学了他最主要的整脊原理，把这原理用到内科用药，还有拍打点穴上，同样有用。

王老师这套理论要诀就只有简单的二十一个字，能浅能深，听一节课就可以入门，但要摸索学深，花一辈子去深究也有得究，这二十一个字就是：肌肉的“上下力、左右力、前后力”，部位的“远、中、近”端，病灶的“浅、中、深”度。治

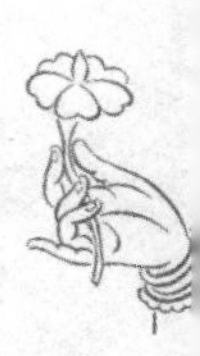

疗部位的“想到、摸到、刺到”。

第一句是我们要明白身体所有肌肉软组织的损伤，都是上下、左右、前后互为整体。弄明白后，治病的视野就宽广了。

第二句、第三句反映的是治疗的技巧，以及疾病的程度。比如，病变在手腕手指部，你可以选择中端的肘部，或者远端的肩颈部，找痛点或疏通。

第 34 个病人，来自重庆，女，35 岁，会计，长期用电脑，点按键盘，近两个月左手拇指弯不下，右手食指痛。她非常担心这病会不会加重。

我们帮她从肩部开始循着手太阳小肠经、手太阴肺经两条经脉点按，一直到拇指处，一条经络下来大部分是痛点，可见这经络堵得很厉害。我们按照近、中、远的治疗思路，不直接针对拇指弯不下这个近端，而是侧重于肩肘部中远端，因为手拇指是靠肩肘来指挥的，只有搞定了肩肘才能搞定拇指，这是王老师非常重要的经验。这样做了五分钟左右，拇指就缓解疏松多了，但还是弯不下，碰不到手掌。

我们再检查她的颈椎，发现颈椎明显侧弯，于是帮她整脊。头颈部发出啪啪的响声，最神奇的是，响完后，手指就弯下去了，而且拇指能够做各种动作，之前的僵硬感全没了，超出我们的想象。我们感到吃惊，病人比我们更吃惊。

她欢喜地说，真好了吗？然后她又动另一只手的食指，居然也不痛了，这太神奇了，没有特别针对那边的食指，却治好了那边的食指。

两个月的拇指弯不下、食指痛就这样好了。这让我们再次体会到中医外治法的神奇，治疗很多疾病都是不可缺少的，尤其是肢节屈伸不利、肌肉麻痹疼痛。学会整脊、点穴、拍打后，心中的自信又添了几分，感谢王老师无私的传授。

第四句是讲治疗水平必须经过的三种境界：第一种是想到，你首先在理论上要能理顺；第二种是要摸到，上手能够找到病灶；第三种是刺到，用针时能够到病灶的深度。如果是用药，就叫作药到。如果是拍打、点穴，就叫作拍到、点到。

第 156 天　中医聊天也在诊病

8 月 18 日

◎没有焦虑不成病人

老师常跟我们说，学医要么就专，要么就全。不要既专不好，又全不起来。你看妇科病，就要把妇科病看透，然后再旁通其他。人的精力有限，注定了人要专精一处，才能有所建树。就拿这外治法，拍打、点穴、整脊来说，浅层次来看是小方小术，进到深层次去，钻到里面去，那就是大道至道了。一个病人瘫在床上，你让他起来；手弯不了，你让他屈伸自如；脚行步不正，你让他走路平稳。这已经不是一般术上的东西了，已经能钻研出一些道来。

这个河南郑州的女病人，41 岁，早上五点多就来排队看病，非常虔诚。病魔折磨得她非常痛苦，她最典型的症状就是两条腿只能半蹲，蹲不下去，已经有一年了。从河南开始到处寻访名医治疗，治不好又到省外，乃至全国各地找医生。

无痛不寻医，没有焦虑不成病人。来任之堂的病人，绝大部分都存在着焦虑。她第一句话就问，大夫，这病好治吗？老师跟她说，你对这病要有个认识，这病不是别人传染给你的，是你自己长期养成的不良习惯导致的，你要找到病根就好治，不是去找名医，而是找你身上的病根。

老师给她开完药后，就叫我们帮她点穴、拍打。我们跟她聊起天来，中医的聊天，其实就是在寻找病因与治法。对于很多疑难杂病，久治不愈，我们有两个经验，一个是要把病根找到心性上去，另一个则是要通过聊家常，知道这病人的人生观，而不能只局限在问疾病的寒热虚实上。跳出疾病的框架，才能治好疾病。

跟病人聊天过程中，不知不觉也有助于诊断。一个厉害的医生，他跟病人交流对答之中，看似没有在问病情，其实在暗中已经把病情琢磨清楚了。

我们边帮她把脉边问她，你肝脉堵得那么厉害，没有肝病，也应该有筋骨关节的病变。这病还不轻，有一段时间了，你看你手指甲都是紫暗的，肝脏、筋骨上一定积累了不少毒素啊。这话好像一下子说到她心坎里去了。她说，是啊，我最苦恼的就是这一年都蹲不下去，上厕所都不方便，必须要坐马桶，非常麻烦，连洗衣服都没办法拧。她边说边叹气，然后又示范给我们看，41 岁的妇女，居然像七十多岁的老阿婆一样，要扶着凳子慢慢地坐下，根本蹲不下去。

我们看后心中有了底，便说，你这个关节病好治，但你这个心病不好治。这样吧，你先啥都别管，我们帮你点点穴，拍打拍打，如果有效果，你就必须听我们的话。她说，只要能把病治好，啥话我都听。

◎十分钟治愈了疑难病

于是，我们先帮她点按肘部，因为人体关节是上下对应的，肘对膝，腕对踝，肩颈对腰背。这在传统中国武术上叫作“六合”，很多民间的武术家都是医治跌打

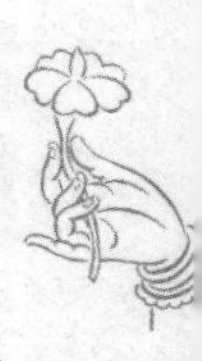

损伤、肢节屈伸不利的高手。他们用的也就是这个道理。

我们在她两边肘部找到很多痛点，边点按她边痛得叫出声来，痛苦的叫声代替了郁闷的叹息声。病人肝气郁结愈久愈厉害，压痛点就越多，而且部位也越深。然后叫病人试着蹲下，两只腿还是没法蹲，但明显一只腿可以先下去，病人也有点惊奇。我们看到效果，觉得这个思路对了，这叫试探性治疗。效不更法，有效后就不改方法了。然后继续点按两边的肘部，而且将力道加重。点按左手时，叫她跺右脚；点按右手时，叫她跺左脚。这时奇怪的是，之前用轻力点按，她就觉得疼痛难忍，现在用重力点按，她反而没那么痛了，很明显这是治疗起效果了。

单点按就做了十分钟，病人也跺脚跺了五分钟。我们就叫她再一次试着蹲下，我们扶着她的手，叫她不要再扶凳子，她还有些迟疑，但我们看她能够跺脚，跺那么起劲，心中便有底了。果然，一蹲就下去了。这一下去，最惊讶的不是她本人，也不是我们，而是周围围观的十几个病人。

她似乎有点不敢相信，于是再起来，再蹲下，才真的相信自己一年多来终于可以蹲下去了，感激得不知道说什么好。前十分钟扶着凳子还蹲不下，点按完后，可以利索地上下蹲起。这个病人的疗效超出我们的意料，更超出周围病人的意料。

周围的病人纷纷要求我们帮他们治疗。我们说，病重一点的，一个一个来，轻一点的自己拍打。因为一个上午点穴、拍打，最多能治疗十个病人左右。这外治法并不比开方用药，有的病人要做半小时，甚至一小时。

我们跟她说，现在只是帮你把气脉理顺打通，你有一年多没蹲下去，膝关节功能已经减退，有很多筋脉都留有瘀血，这时就要结合拍打，针对性治疗，把病根也去掉。她的眼里充满了信任，病人的信任与喜悦可是我们医生行医的巨大动力啊。

然后我们再帮她拍打膝部，边拍打边叫她甩手，刚开始还有点痛，我们跟她说，拍多痛，上面的手就甩多重。越拍越不痛了，越甩越不重了，那意味着病气像抽丝剥茧般被提出来了。这也是我们用外治法治疗的一个经验，那就是帮病人拍手时，要叫病人跺脚；帮病人拍脚时，要叫病人甩手。这种医患合作，两心相连，治病的效果不可低估。

拍打完膝部后，再让她试试走路，她高兴地说，好像减掉十公斤一样，走起路来不再像五六十岁的老人一样了，真正做回自己 40 岁年龄应有的动作与体态！

我们也舒了一口气，跟她说，还记得拍打前跟你说的吗？她说，当然记得了，有什么要我做的呢？我们跟她说，你这病是操心太多了，操心的事要放下。

她说，是啊，家里小孩读书，婆婆身体又不是很好，没有哪件事不需要操心的。

我们跟她说，操心的人会有更多操心的事，放心的人会有更多放心的事。该做的事要做，该干的活要干，但不要太放在心上，要学会放心。

她点点头说，我来这里不单治好了我的腿，还学到了人不能操心，操心会生病，要放心。她反反复复地重复着这些话给大家听，好像怕自己要忘记一样，又好像得到了好东西，一定要与大家分享。

如果每个病人能够把心态摆正，那我们医生治起病来就相当顺风顺水了。每天都拍打治疗这么多病人，发现效果最好的，不是病最轻的，而是病人心态转变最快的。怎么转变？一句话，莫向外求，直指本性！就是说能够把疾病反思到自己心性与行为习惯上来。因为很多病都不是传染病，是自己气出来的，或者是生活行为习惯太不规律搞出来的。

第157天　郁脉用药有技巧

8月19日

◎培土养精子

今天有个深圳来的病人，来治疗不育，年龄30岁上下，看起来挺健康的。老师摸他的脉说，你右关部独大，想要治好精子，必须要把胃调好。

他吃惊地说，大夫，你说得真准，在广东我看过一个名医，他也是这样跟我说的，他说我的胃太差了。老师说，是的，土生万物，精子也要靠脾土来养。土能克水，土太过板结贫瘠，如同天上下雨到水泥地板上，那水进不到地下去。你精子少，活力不够，就是你的胃没养好。

病人问，大夫，为何一生气就腰痛？老师说，水生木啊，生气使肝郁化火，伤了肾水，中医叫子盗母气。所以人一着急，经脉一收缩，腰就痛。

他又问，大夫，我回去要吃些什么来补呢？老师说，心情好不好，不靠吃啥；身体好不好，不靠补啥；幸福指数高不高，不在物质水平。是啊，深圳、广州，那可是繁华之地，繁华之地养出虚弱的身体，这绝不是物质上的问题。

他又问，大夫，我还年轻，精子活力怎么会差呢？老师说，你要问你自己，不是你精子活力差，是你以前熬夜消耗太多肾水了，以及你吃了大量寒凉的东西，伤了肾阳。广东那地方湿热，喜饮凉茶，不是说凉茶不好，大部分人喝凉茶都喝过了

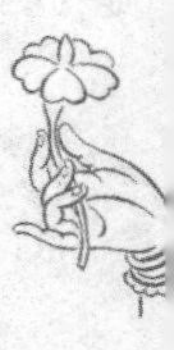

度。你冬天是不是觉得手脚容易发凉？

他说，是啊，现在还没冬天，脚都凉了。老师说，你肾的火力不够，更不能喝凉的东西了。你这病要治好，第一条就是不能沾凉的东西，连凉水都不要喝，如果这点不注意的话，你很快就会得风湿。他说，对啊，大夫，我膝盖有时也会痛。老师接着说，第二条就是把胃养好，饭只能吃到七分饱。我现在开药帮你调理脾胃。

于是老师就用半夏泻心汤为主。老师说，摸脉用药有个技巧，就是摸出独大独小的脉，然后你再针对这个脉郁点，按上下左右生克制化来调。

比如，这个病人右关独大，乃脾胃中焦气机不顺，病人舌苔白腻而偏黄，腻是脾虚寒，运化不了，黄是胃热盛，故口中有臭气。结合舌脉，我们用半夏泻心汤，寒热并调。干姜温运脾阳，黄连、黄芩少量用，能健胃降气清热。如果寒盛，加重干姜。如果热盛引起心烦、失眠，加重黄连、黄芩。

胃不和则卧不安。病人睡觉不好，由于胃气不能下降，可再加入苏梗、竹茹，以助胃降逆。手少阴心脉亢进，乃思虑过度，加入麦冬、酸枣仁养心肺，使金能生水。再加一味小茴香，在下焦布一个场，能暖下元行气。病人精子活力不够，需要一些理下焦之气的药，这小茴香是一味妙药。下焦的气要温化，水湿要往下利，浊去才能清升，所以再加一味炒薏苡仁，祛湿健脾。

◎风药、气药与祛湿药

老师又说，脉象以郁脉为第一，切脉首先要切出郁脉。郁在上焦，可用一些风药疏散，《内经》叫“其高者，因而越之”，也叫“火郁发之”。如荆芥、薄荷、蝉蜕、防风，这些风药能达表走巅顶，散风热于上，疏风温于外。

如果是郁在中焦，就要用些气药，《内经》叫“中满者，泻之于内”，又叫“木郁达之”或“土郁夺之”。因为中焦多气郁、火郁，所以要顺气降火，用枳壳、桔梗、木香、竹茹、苏梗等。如果中焦胃肠郁住，就要用火麻仁、猪蹄甲等通肠药。

如果是郁在下焦，那就要用些祛湿药。因为湿性趋下，易袭阴位。《内经》叫“其下者，引而竭之”，又叫“水郁折之”。下焦多湿热、寒湿，可以选用四妙散加上小茴香或艾叶，以流动下焦气机。

我们豁然大悟，原来老师用药有这么清晰的思路，先摸出郁脉，然后针对郁脉而上下左右调药，偏上的用风药，偏中的用气药，偏下的用湿药。风药有羌活、独活、荆芥、防风等。气药有枳壳、桔梗、木香、苏梗等。湿药有炒薏苡仁、泽泻、黑豆、冬瓜子、益母草等。

这样我们再来看老师治疗这个不育病人的立法处方，思路就相当清晰，不会因为病人是肾虚精少，就随便用补肾的药。如果补肾能治得好，他在广东早就治好了，也不用千里迢迢跑到湖北来。

这个病人吃药后，反映消化很好。老师还叫他回去练养生功。老师说，不要老待在电脑旁，不要老钻在名利堆里。只要你身体能动，它（精子）就能动，你身体动得灵敏，它就动得灵敏，你都不运动锻炼，叫它怎么动呢？

第158天　西医重诊断而轻治疗，中医重治疗而轻诊断

8月20日

西医重诊断而轻治疗，中医重治疗而轻诊断。老师这里的许多病人都是西医疗效不好的，这些病人一来就诉苦，从头到脚都是病。这样满身的病，正适合用中医的整体观调治，是中医所擅长的。

比如今天第5个病人是来复诊的，只吃了2付药，今天再过来就好多了。

这个女患者，30岁，身体略胖，头晕，失眠，小腿痛，胁肋胀，没胃口，平时爱发脾气，小腹部还经常痛。这样的病人很常见，从头到脚给你说出一大堆毛病来，病人没有骗你，说的都是她身体切切实实的感受。

老师边摸脉边问她，上次吃药好些了没有？她说，吃了2付药，最大的体会就是这两条腿，十几年来从来没有这么轻松过。

老师笑着说，好，说明治疗思路对了，继续守方不变。你这是慢性病，得病是日积月累的过程，要治好也需要一定的时间。

她问老师，大夫，我这病要治多久才能好？病了这么多年，搞得我好烦。老师说，不要那么在意你的病，任何一次生病都是你自身的一种转折。生病是你身体的一种自保反应。不破不立，不要当成一种坏事，更不要因此想不开。凡事要多向好的方面看，生病也是你这身体在把邪气排出来啊。

她又问，我在家里也练些养生功，也学了书法，大夫，你看我还要学些什么好呢？老师说，学养生功，不是叫你去练那招式，而是叫你把心定下来。学书法不是叫你把字练好，是叫你把心静下来。所以说你究竟学什么好呢？我认为你学会不折

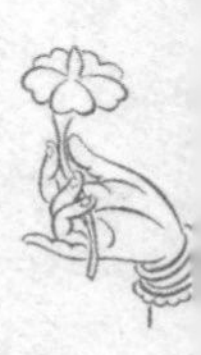

腾了最好。你不折腾了，病就好了大半。

病人又问，回去后，我这病还要注意些什么？老师说，你长期生病，反反复复都不好，是你长期生活习惯不当造成的，我用药给你扳回来，如果你再病回去，说明你生活、饮食有问题。你生活、饮食习惯必须做大改变，该做什么不该做什么，该吃什么不该吃什么，我们都已经跟你交待了。

方药为：白芍 20 克，生甘草 20 克，龙骨 20 克，牡蛎 20 克，黄连 5 克，肉桂 5 克，枇杷叶 20 克，白术 15 克，香附 12 克，杜仲 20 克，桑寄生 20 克，川续断 20 克，小伸筋草 15 克，延胡索 15 克，葛根 30 克，红参 15 克，木香 10 克，玫瑰花 10 克。2 付。

第 159 天　病症繁多抓主干

8 月 21 日

第 7 个病人，是湖南过来的，男，35 岁，中等身材，白领，常面对电脑。老师边摸脉边跟他聊家常，他说他不到 40 岁，一身上下都是毛病，腰也酸，脖子也痛，头也晕。老师让他伸出舌头，发现他舌根黄，舌苔边缘白腻。便说，你小便还是黄的，胃也不怎么好，还容易心慌。

他说，是的，做事情老觉得没劲，是不是营养跟不上？老师说，不是营养跟不上，是你体内湿浊太多。你最好能素食，素食对你身体有好处。

说完老师就给他开方，老师说，这么复杂繁多的病症，我们要抓主要矛盾，从头到脚都是问题时，我们首先要治疗他的心脑。头晕，是湿阻气机，清阳不升，还是用升清降浊的方法，升阳祛湿。

方药为：白术 20 克，泽泻 10 克，炒薏苡仁 30 克，龙胆草 5 克，牡蛎 20 克，黑豆 30 克，川芎 15 克，葛根 40 克，红参 30 克，红景天 15 克，银杏叶 20 克，桂枝 10 克，穿破石 40 克。2 付。

病人两天后（23 日）来复诊，他说，吃药后最明显的感觉就是头不晕了，也没有以前那么昏沉了。于是，老师就给他守方用药，当他头不晕时，那些腰痛、胃痛各方面的症状也都减轻了。

这个病案，让我们想到治病用药，不一定要面面俱到，抓住主要矛盾，把头晕、心悸解决了，其他杂症往往不攻自破，也会相应缓解。

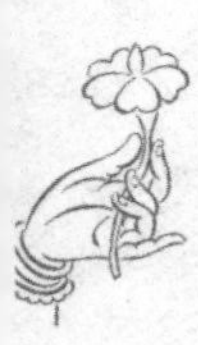

第 160 天　右关郁重用木香

8 月 22 日

第 9 个病人是个十几岁的孩子，他母亲带他来的，说最近经常流鼻血，问老师是为什么？老师摸脉后说，肺火太亢，这孩子大便怎么样？

他妈妈说，经常两三天大便一次。老师说，别让他熬夜上网什么的，不要吃外面地摊上卖的零食了，病根就在这里。说完，老师就给他开竹茹 40 克，桑叶 10 克，火麻仁 30 克，猪蹄甲 20 克。

老师说，就这四味药，3 付就可以搞定。降肺胃，通大小肠，气只要往下行了，血自然就下去了。血上逆是因为气上逆，气为血之帅，气上逆是因为下面堵住了。火麻仁、猪蹄甲这两味药，通下面的积滞，竹茹、桑叶降上面的逆气。

肺胃之气上逆，出现鼻出血、牙龈出血，竹茹与桑叶降肺胃上逆之气，效果很好。在任之堂也看过不少这样的病例。后来随访，这孩子喝完药后，不再流鼻血了。

老师说，单用竹茹 40 克也有效，何况加了那么多猛将。

第 20 个病人，是胃胀，来复诊的。男，35 岁，十堰当地的司机。由于工作原因，他经常凑合着在车上吃饭，结果把胃给吃坏了。他这次来复诊说，喝了 2 付药，胃就不胀了，但觉得有些没劲。

老师帮他摸脉后，笑着说，你上次来，这关脉鼓得像个包一样，能不胀吗？现在气顺了，当然不胀了。我给你重用 50 克的木香，疏通中焦，中焦疏通后，你以前的虚象就显露出来了，再加点党参或者黄芪补补气，治疗就可以收尾了。

我们再看上次的方子，原来是加强版逍遥散，最大的不同就是重用木香 50 克为君。老师这种用药思路，我们把它概括为抓住主症，突出主药。这个病人右关郁得厉害，非重用木香不足以醒脾行气开郁。

可见，同样一个逍遥散，你要它偏重于调左脉，还是偏重于调右脉，是偏重于调肝胆，还是偏重于调脾胃，这在用药剂量上都是有技巧的。

第 161 天　用药三步走

8 月 23 日

这个病人是个军人，看起来非常强壮，很难让人联想到会生病。老师摸完脉后

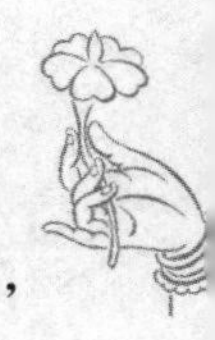

说，你有风湿，肩背关节不是很好。他一直没说话，听老师这样说，马上微笑道，确实是这样，那就给我开方吧。

老师说，你这风湿开方容易，但有些基本的保健常识你要知道。第一条，就是不要冬泳了。你们军人经常运动过度，一般都没什么病，可一病起来就不容易好。第二条，就是运动后不要碰冷水、喝凉饮。军人不怕冷，年轻正气足，把所有的寒凉之气都压在身体里面，这些凉气积累久了，迟早会暴发的。你们部队里有好几个人来找我看，都是看风湿的，吃了药也改善不少，但要把身体彻底调整过来，还必须注意我上面说的两条。他点了点头。

老师便给他开汤药，左寸不足用桂枝汤加红参、五加皮、红景天、银杏叶。肩背僵硬用肩三药，即姜黄、小伸筋草、防风。老师问他，背脊骨僵不僵硬？他说，有些僵硬，晚上还比较痛。老师就给他再加入蜈蚣、乌梢蛇通督脉，炒薏苡仁、黑豆利浊水。方药为：桂枝 15 克，白芍 20 克，生姜 15 克，大枣 5 枚，红参 15 克，五加皮 10 克，红景天 15 克，银杏叶 20 克，炙甘草 8 克，姜黄 8 克，小伸筋草 15 克，防风 10 克，蜈蚣 2 条，乌梢蛇 15 克，炒薏苡仁 20 克，黑豆 20 克。3 付。

老师说，军人易得风湿，道理都在《内经》里，要么就是“劳汗当风”，要么就是“汗出见湿”。老师说，我们用药要三步走。比如这个病人的风湿，痛在肩背，第一步我们针对病位用药，用肩三药。可这病位下面是经络不通，所以第二步针对经络用药，用蜈蚣、乌梢蛇。这经络不通，背后就是脏腑气血不能升降，因此我们第三步针对里面脏腑的病根，就用桂枝汤和红参加强心脏动力。老师就用这个思路治了不少军人的风湿痹痛。

第 162 天　大剂量用药心得

8 月 24 日

◎小儿退热，柴葛解肌汤

来任之堂学习的学生，或者医生，老师一般都会让他们讲上一两节课，献献宝。

来自浙江的亮哥说，我就讲讲大剂量用药的一些体会吧。亮哥说，每种病都有些药可以大剂量用，而且效果不错。比如在医院里打吊瓶反复不好的病人，是正气虚，不能够托邪外出，我常用桂枝汤加仙鹤草 80 克或 120 克，效果挺好。

这仙鹤草又名脱力草，力脱不续有良效。碰上一些风湿关节疼痛，在寻常祛风湿、通经络、补气血的汤药中，我喜欢重用老鹳草100~200克，这药平和有效果。

肠道阻滞严重的，发展为肠梗阻，芒硝是必须要重用的。在我看来，芒硝是通秘结、导积滞的神品。大肠秘结得厉害，药要下得重。最重的一个肠梗阻，我曾用芒硝 120 克，配上小剂量的理气药，如枳实、厚朴、槟榔，再加点理气的红参，1付药服完，秘积就下来了。

有一种湿阻头痛，《内经》说："因于湿，首如裹。"土茯苓治这种湿阻头痛，120克奇效。我会再配上蔓荆子、菊花、川芎，小剂量，引药上达，清利头目。

小儿发热在门诊非常多，我体会最深的还是柴葛解肌汤，这方子挺灵光，小儿发热退热效果良。如果输液都退不了热，手心又是凉的，这时用四味药为底方加味：柴胡25~30克，羌活6克，葛根15克，石膏20~30克，此四味不可挪移啊！发热重，尿黄，还要加上芦根、白茅根、通草。大便不通的，加上升降散。小孩子就是下面大肠和膀胱一定要打开，热邪去，热就能退下来，不能闭住，闭住就麻烦。

这退热的药，服用有讲究，不像治其他慢性病一样，一天喝三次。这急性病，要连续不断进药，每次喝一点就好，一个小时喝一些，随煮随喝。小孩子大便通畅后，一般热势就搞定了。

阳明经是多气多血多热的经，如果大便不畅，高热要退下来就比较难。这个方子还是解表通里的思路。朱良春先生也有一个表里和解汤，也是类似这个思路，我也用过，效果也不错。

还有大剂量川芎治疗头痛，很多医生都知道，取效非凡。是不是所有大剂量效果都好呢？这不可以盲从，有的病人用了反而嗜睡，不停打呵欠，可见这川芎有安眠的功效，酸枣仁汤中就有川芎。一般用川芎治头痛，我会配羌活，用川芎20~30克，配上6克羌活，比单用川芎50克都要好。羌活治疗感冒头痛用15~20克，我的体会是用上马上就不痛了，病人会明显出汗，只要不是大汗淋漓，效果都很好。

◎失眠用半夏秫米汤

失眠的病人用半夏秫米汤，秫米用炒薏苡仁代，半夏用到60~80克，炒薏苡仁用到 60 克。这汤药有讲究，要晚上喝，服药时间很重要。如果白天喝，整天晕晕沉沉，晚上反而清醒。治疗失眠，首乌藤是公认的可以重用，30 克、50 克、80克都可以用，但要用些合欢皮，相互辅助，它们俩能缓解神经紧张。

以前老年人得风湿痹证，现在年轻人也很多。我喜欢选用朱良春先生的益肾蠲痹丸，没有丸子时，我自己按照丸方开药，叫药房磨成粉，很有效。我用这方子治

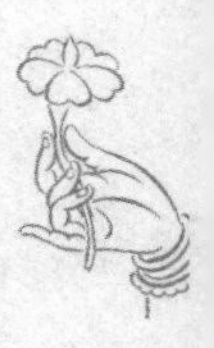

风湿比独活寄生汤还有效。风湿痹证，风寒湿热这些邪气只是标，而根本却在于肾，在于经络不通。这益肾蠲痹丸的特点就是虫类药比较多，虫类药能噬瘀血、通经络，所以我用来治疗各种风湿痹痛、骨关节炎，感觉临床疗效很明显。

凡药有一利必有一弊，这虫类药并不是适合所有病人，有些病人吃后会过敏，皮肤会发斑会痒，这时你按照益肾蠲痹丸的说明书，用地肤子、白鲜皮、徐长卿煎汤服用就有效，可以治疗发斑、瘙痒。

现在三四十岁以上的，应酬多，得胃溃疡、慢性浅表性胃炎、糜烂性胃炎的很多。这胃炎经久不愈，折腾个几年，基本都变成虚寒胃了，凉的东西一吃就痛，辛燥的东西也受不了，肚子一饿就痛，稍微吃点东西就缓解。这种病人我选用黄芪建中汤加附子理中丸加蒲公英，效果也非常好。为何加蒲公英？蒲公英这味药不但要加，而且一加就是 20 ~ 30 克，因为蒲公英不仅能解毒，还能健胃，而且它不苦寒，不伤人。碰上反酸的病人，再适当加些大青叶、败酱草。如果胸膈有郁热，烦躁睡不着，反酸嘈杂，单用小陷胸汤也有效……

亮哥讲课，有非常多的幽默之处，声情并茂，可惜这都不是我们笔墨所能描述的，在这里也只能把重要的记录下来。

大家都有共同的感受，就是在欢笑轻松愉快的气氛中学习、听讲，印象特别深！所以有些学生听过后，不用看笔记，都能复述出个七七八八来。

第 163 天　人有三宝——精气神

8 月 25 日

◎虚劳用建中汤

这两三天碰到几例大脖子的病人，西医称为甲状腺病变，有的已经癌变了，有的还只是初起阶段。老师说，别小看这病，起码都有十几年，甚至几十年的时间了。中医治疗这病，消除一些症状效果很快，但要根治，就不是一两日的事了。

今天这个病人，男，四十多岁，体瘦，色黑。看检查报告，白细胞掉到两千以下，这在医院里是要打针的。从中医角度看，这是正气亏虚。

他跟老师说，大夫，我是慕名而来的。我这病好多年了，最难受的是晚上睡不着觉，烦躁得很，小肚子容易胀气发凉。老师说，你这病首先就是不能生气，也不

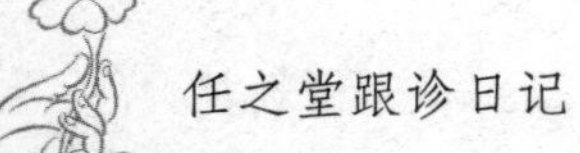

能吃撑。饱食一顿损一日之寿命，生气一日，损七日之寿命。你现在虽然消瘦，但脉象却弦硬得很，脾气刚得很呐！这病没有人传染给你，是你自己把自己搞虚劳了。治疗这病，我们要按虚劳来治，所以时间要长些。现在你首先要睡个好觉。

对于长期失眠的人来说，不管他得什么病，没有什么能够比得上让他睡个好觉更迫切的了。《大医精诚》说："凡大医治病，必当安神定志。"医家神志要安定，病家神志也要安定。从养生角度来看，治病先调神，也是不二之选。

老师说，先开黄芪建中汤。原因是病人手掌肌肉都陷下去了，乃中气亏虚所致。《金匮要略》曰："马刀侠瘿者，皆为劳得之。"这个"劳"字比较有意思，虚劳的病人总离不开这三点，一是劳心过度，二是劳身过度，三是房劳过度。

老师说，你要少操心了，操心越多越坏事，脑子越静不下来，这病越难治。他点点头说，是啊，平时脑子就静不下来，不知道为什么？

老师说，不为什么，就是你太在意自己了。你想一下，几十年以后，两腿一蹬，啥都没了，还有什么好操心的。操心多了是在盗用肾精，把你两腿一蹬的时间提前而已。服药期间爬山去，到山里去，呼吸呼吸新鲜空气，比你待在家里操心强多了。

◎三宝汤调形气神

说完，老师在黄芪建中汤的基础上，加入三组药对。第一组是首乌藤、合欢皮、酸枣仁，这是调上面心神的。第二组是枳壳、桔梗、木香，这是调中焦气机流动的。第三组是小茴香、鸡矢藤、扣子七，这是调下焦有形积滞的。这三组药对，老师用得非常多，有时拆散来用，有时合在一起用。

老师说，把脉可以看出这病人大小肠有积滞，下焦腹部冷痛，所以要化积用扣子七、鸡矢藤，再加上小茴香引气到下焦腹部，加强行气化积的功效。这病人脉象左右关部都弦，以右部为盛，所以用枳壳、桔梗、木香调脾胃中焦气机升降。如果是左部郁滞为主，我们会换一种思路，选玫瑰花、香附、郁金，调左部肝胆气机升降。病人主诉是没法入睡，重用酸枣仁、首乌藤安神定志，再加上合欢皮。这三味药，在西医看来有缓解神经紧张的功效。

我们把老师这三组药对代表的三个理法，编成一首方歌叫"三宝汤"，三宝即精（形）、气、神。歌曰：

三宝汤调形气神，首乌合欢与枣仁，
枳桔木香理中气，茴香扣鸡消下积。

病人服药后睡眠明显改善，胃口也比以前好多了，后来带药回去。毕竟这大脖子病不是短时间内能治好的，慢性病一般要配合练功与食疗。

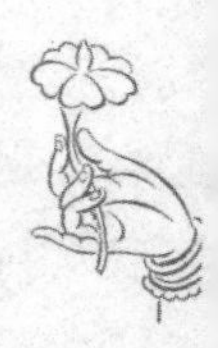

第 164 天　两味疏肝解郁的良药

8 月 26 日

◎乳腺增生用橘叶泡茶

第 5 个病人，十堰当地人，女，四十多岁。久病懂医。她一来就跟老师说，大夫，我这眼睛胀痛、干涩，是不是要用点桑叶、菊花泡茶喝啊，这几天又上火了。

老师说，不要一看到有些热气，就认为是上火。热气是生命力亢盛的表现，不一定是上火，不要轻易用凉药。小伙子一身都是阳热，容易长青春痘。老人没得热气了，就长不出来。你是中焦关脉郁，这几天吵架了吧？她点点头。

老师说，上火是标，气郁是本，气有余便是火啊。你如果眼睛单纯干涩发烫，用点菊花可以，但你现在眼睛是胀痛，菊花清肝而不疏肝，你要喝些疏肝解郁的药，只要你胸胁不胀了，你眼睛自然就不胀了。气消了，病就消了。

那我这次喝点什么呢？老师说，搞点橘叶回去泡茶吧。以后生气了，就泡些橘叶茶喝，放几个屁就缓解了。橘叶能疏肝解郁，肝开窍于目，肝部胀痛解除，眼部胀痛就能缓解，这是治病求本。

老师对我们说，你们摸摸她的脉，寸关之间郁得明显，这病人还有乳腺增生，用橘叶泡茶饮，疏肝解郁，也可以缓解胸胁胀痛。35 ~ 50 岁的妇女，是乳腺癌高发的年龄段，50 岁以后绝经了，这病就少了。乳腺方面的疾病跟心情关系非常大，故用橘叶泡茶，除了治她的眼睛外，还帮她疏肝解郁。中医治本，看的是更深层次的东西，而不是简单地用眼药水点点眼就了事了。

有个简单的常识，果农发现果树叶子焦黄干枯了，立马知道要浇水，而浇水不是浇在叶子上，而是浇在土壤中的树根里，而且还要松土，这样有利于果树吸收。而点眼药水就相当于往叶子上洒水，救的是标，用橘叶泡茶，喝进去，有橘叶疏肝郁、解脾滞，相当于松土，这些茶饮下到五脏六腑中，就等于给根部灌溉。所以看起来是外在的病变，中医却要从内而治，这就叫“有诸内，必形诸外”。

◎玫瑰花有三大好处

老师这里用玫瑰花量非常大，但凡碰到好药，老师都不问价钱，直接说先把它买下来。好药难遇啊！这次也是这样，除了从西安那边调来大量野生的扣子七外，

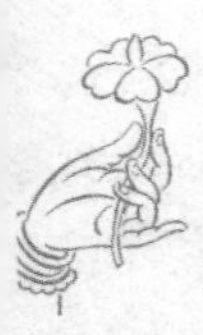

老师还在另外一家药材公司要了些玫瑰花。一般药店都会挑选价格低廉的药物来卖，一方面让人觉得他的药不贵，另一方面也可以赚取不小的利润差。可老师这里却管理得很严，尽挑些好药，对于质量不大好的，老师必退货，绝不会开这些药给患者吃。所以很多外地的患者发邮件来这边抓药，让我们邮寄过去。

这次的玫瑰花价格比普通的药一公斤高了几十块钱，老师闻了闻说，这个正点，芳香醒神，药力十足，没有杂味，多几十块钱也值，以后就要这种。

第 15 个病人，女，34 岁。脸上长了一些黑斑。她问老师，可不可以吃固元膏？

老师说，现在秋天了，是吃膏方的时候。你身体有些阴虚，但还有些肝郁，所以养阴的同时还要解郁。养阴用固元膏可以，解郁可以用玫瑰花泡茶喝，你就搞点玫瑰花泡茶送服固元膏吧。

老师说，这玫瑰花有三大好处。第一，花类药，它能疏肝理气。容易生气的人，或者中焦郁闷不通的疾病，加些玫瑰花。左关部郁单用玫瑰花泡茶喝就有效。

第二，玫瑰花还能养心安神。心其华在面，花朵相当于人的头面，用来泡茶，取其气，以其气清善走头面部，治疗气血有滞，面部有斑痘。这玫瑰花能活血化瘀，也暗合治上焦如羽的道理。

第三，玫瑰花芳香，还可以醒脾。肝郁脾滞，胃口不开，用花类药疏肝的同时还能畅脾，所以右关郁滞的病人也可以适当用些玫瑰花。

玫瑰花一味药就相当于一付逍遥散，把心、肝、脾三脏都管住了。而且药性平和，不偏不倚，老师喜用也善用。玫瑰花既可泡茶，也可入汤药成煎剂，亦可做药丸，或可熬膏方，甚至还可以做成药散。老师说，要用心把一味药彻底琢磨透，这很重要，只有这样，才能把中药学透，才能学以致用。

第 165 天 阳气不到之处便是病

8 月 27 日

◎寒热不对流，痰湿便郁阻

近来我们对外治法的领悟日渐加深，现在已经不局限于拍打了，还融入按摩点穴、拉筋、正骨，无形之中疗效提高了好多。对于一般皮、肉、筋、骨、脉酸麻胀痛的疾病，单凭外治手法，就基本好个七七八八，这在任之堂是经常可以看到的。

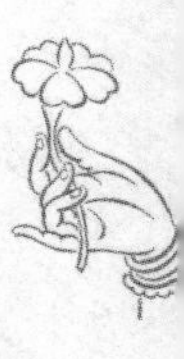

今天有一对母子，五十多岁的儿子扶着八十多岁的老母亲来到任之堂，老阿婆拄着拐杖，一边由他儿子扶着，走路颤颤巍巍，一歪一斜，看得出她双腿相当沉重无力，整个人走起路来，就像背负着一座大山一样，每移动一下都不容易。

老师问她怎么了？她说，老毛病，脚发凉，又痛，难受得很。老师说，先让我们小伙子帮你治治吧，你这老骨头按摩按摩有好处。

于是老师就叫我们帮老阿婆做做外治。我们把老阿婆扶到任之堂经书摆放处，这里空气流通，氧气充足，人不会发闷，在这里做外治是最适合的。

鱼不可一刻而缺水，人不可一时而缺氧。外治法对环境的要求相当高，风水气场好，空气流通清新的地方，明显可以提高疗效。如果一个地方郁闷了，这对正常人没啥，可对身体虚弱久病的人来说，那可是极大的煎熬啊！

我们叫老阿婆坐下，摸摸她的腿是发凉的，还有些肿胀。再摸摸手部，整条手臂也是发凉的。老阿婆身体肥胖，肥人多痰湿，很明显这是痰湿瘀堵经络，阳气到不了四肢末梢。现在还只是初秋，但老人家穿的却是冬天的棉衣棉裤。

我们问道，一直以来都这么怕冷吗？老阿婆说，夏天也不出汗，还得穿厚衣服，但这心里却烦热得很，睡不着觉。我们摸完老阿婆的脉，中焦关部郁，气血不能收放周流。

于是从大腿处帮她开始按摩，老阿婆的肌肉都没什么弹性了，也不怎么知道痛，所以用力适当加大一些，直到她神情显露出痛感时，我们才跟她说，这个力度刚好。于是就按这个力度，把足三阴经、足三阳经彻底做了一遍，按摩与捏筋，特别是捏筋，捏完脚部皮肤明显发热，只做了五六分钟，老阿婆那条腿便暖和了。

外治法，一般都遵循这样一些道理，寒者温之，滞之导之，静者动之，塞者通之。老人家心中烦热，手脚冰凉，是心胸中的热气不能引到肢末去，为什么不能引到肢末去？是痰湿瘀血堵住了经脉，所以疏通经脉放在第一位。

当我们把她脚部捏暖和后，老阿婆同侧的手居然也暖和过来了，这让我们很惊讶。我们马上想到，中风偏瘫的病人，不正是瘫了一半的手脚吗？而我们把病人脚部暖活后，那相对的手部不也暖和过来了吗？真是牵一发而动全身啊！

◎阳气者，精则养神，柔则养筋

老人家年老气衰，自己的正气不能引导气血周流外放。所以这时就要借助外在的按摩或者用药，来疏通经络，平衡阴阳，把阳气疏布到身体病痛的地方。

上次道长给我们讲过：疾病也很简单，身体阳气到不了的地方，那地方就要出

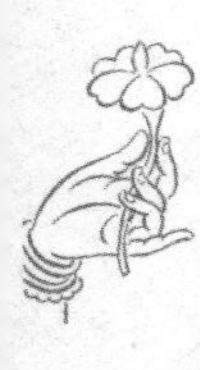

问题。治病用药、按摩、导引就是把阳气送到最需要的地方去。身体会疼痛，会僵硬屈伸不利，是因为那个地方缺少阳气，是因为那个地方发出信号需要阳气。

做完单侧的右腿后，老人家说，这腿舒服多了，暖洋洋的，乐呵呵地笑着。然后我们再叫她屈伸一下膝腿，跟刚才没做按摩比，显然轻松灵活多了，我们心中就有数了。

《内经》曰：“阳气者，精则养神，柔则养筋。”筋骨屈伸不利，用药也是把阳气敷布在筋骨上，如附子、白芍、甘草。按摩、拉筋同样是把阳气敷布在筋骨上，甚至是立竿见影的。

他儿子看了后，立马也学着我们做，帮他母亲按摩另外一条腿，可无论怎么做也没有把他母亲另外一条腿做得暖热。他就说，看来这还是常人跟医生的区别，功力不到，出不来效果啊！

我们跟他说，要做出效果不是靠功力，靠的是心。我们再怎么做，只能帮你母亲暖热手脚，但是你一做，却把你母亲的心给暖热了。手脚的热都是从心里发出来的，心不热手脚再怎么做也难热起来啊！

母子二人听后，整个身体都平缓了很多，好像从来没有人跟他们说过这样的话。因为这种话不是令人深思的，而是让人心里暖洋洋的。我们跟母子俩说，你的腿脚病拄拐杖也有几年了，还没有瘫痪，还可以走动，说明这拐杖完全可以丢掉。

他儿子听后，急切地问道，那怎么样才能让老人行动方便些呢？我们说，靠做不靠说，靠身体力行。于是，我们又对她母亲另外一条腿按摩捏筋，才做了不到五分钟，两条腿都发热出汗了，老人脸有些微红，跟刚来时有些晦暗相比，明显气色好多了，而且呼吸也更有力了。

我们就知道，效果在不知不觉中出来了。于是叫老人家站起来，叫她别拿拐杖，她刚开始还有一些担心，我们就轻轻扶着她，让她绕着药房走，绕了两圈后就不用扶了，她也能够一步一步走了。

他儿子看了，高兴得呵呵直笑，感动地握我们的双手。我们跟他说，你母亲的病就是缺乏运动，人越不动，腿脚退化得越快。以后，你回去就要经常帮你母亲按摩腿脚，这样一方面帮你母亲锻炼好身体，另一方面你自己也需要锻炼。你看，做一次按摩下来，半个小时或一个小时，你母亲出汗了，我们也出汗了，大家都享受着锻炼的快乐，又能享受着治病的效果，何乐而不为呢？

随后，我们跟她说，下次过来复诊时，争取不要用拐杖，单独走过来吧！

他们母子点了点头，双双欢喜而去。

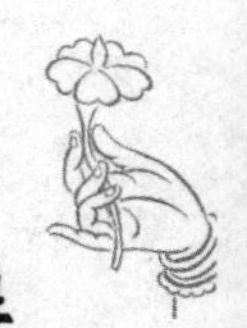

第166天　把身体当成自家一亩三分地来耕

8 月 28 日

◎持脉之道，虚静为宝

今天有郑州过来的父子，父亲快六十岁了，儿子还是大学生，快毕业了。这位大叔身体结实，很憨厚，是个道地的农民，后来又当过工人。

这位大叔自从检查出冠心病、高血压、腰椎间盘突出、前列腺增生等各种疾病后就慌神了。父子都显得茫然，不知所措。这两年来一直到各大医院不断检查，又不断地吃药，整个人身心都相当疲倦，容颜憔悴，眼睛因为惊恐而瞪得大大的。

我们摸他的脉，六脉虚数，虚是没力，数是烦躁，静不下来。大叔的脉偶尔还会出现一两下晃动感。这种脉我们以前讨论过，如果脉呈晃动不安之状，可以称为晃脉或惊脉。这种病人一般以前都受过较大的惊吓，故其脉有惕惕不安之感。

大叔的手偶尔还会出现不自觉的颤抖，我们就问他，大叔你以前是不是受过惊吓？大叔想了一下说，没有啊！

我们说，没受过惊吓，怎么你的脉有惊恐感呢？这有两种解释，一是心脏的病，第二就是在大医院里被诊断出各种疾病，还没有开始治疗，就被吓坏了。

大叔感慨地说，有这方面的原因。以前我没怎么病过，所有的病都是这两年出来的。每次去医院检查都能发现心脏有病，这两年来不是检查，就是吃药，就没有安心过，我担心我的病给家里造成负担，孩子还要读书啊！大叔的儿子听后，也沮丧地低下了头，仿佛对自己不能为父亲尽点力而感到惭愧与伤心。这次他们能到任之堂来，也是因为这大叔的儿子网上到处看帖求医，想找中医治疗。高昂的治疗费用，以及久治不愈反而病情日益加重的精神压力，让他们再也难以承受。

老师建议大叔先休息一天，第二天再过来看病。因为大老远过来，脉不静。《内经》曰：“持脉之道，虚静为宝。”把脉与治疗都是非常讲究静心的。

第二天他们父子早早地过来，老师帮他开完药后，就叫我们帮他按摩拍打。老师说，这病人左右关部都郁得很，弦紧不舒。这肝气不疏，心必然就会缺血，做做外治法有好处。我们帮他把脉，脉跟昨天没有太大的差别，可见长途的舟车奔波对他身体的影响不是最大的，他的疾病与心性才是影响身体最主要的原因。

我们先帮他按摩心包经，《内经》说：“肺心有邪，其气留于两肘。”在两肘周

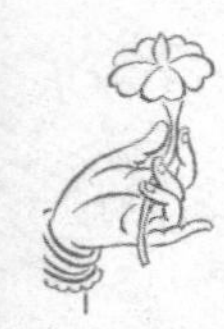

围找痛点是治疗心肺的关键。病人手心烫热，整个阳气闭郁在里面出不来，心包经严重受堵，所以劳宫穴周围发烫。我们按摩点穴的目的是疏通他的心包经。对于掌心发烫，我们做过不少例，基本上都有很好的效果，所以轻车熟路。

我们安慰他说，放松点，你把你的病看得太重了，每想一下疾病，都会被吓一次，惊恐受怕，恐则气下，所以尿频、大便次数多。他们父子都有点惊讶，我们跟他们交流得虽不多，他们觉得我们说的跟他们所经历的都相当一致。

我们边帮他按摩边跟他聊天，你有冠心病是长期操心放不开，加上饮食太咸太腻了。你的肾还不好，腰椎间盘突出，是因为长期劳累干活过度了。《内经》说："因而强力，肾气乃伤，高骨乃坏。"你现在要做两件事，第一，少干重活；第二，别把注意力放在自己的病上。担心恐惧对疾病的恢复只有坏处，没有好处。疮越抠越大，病越想越坏。五分钟不到，两边手的心包经大体都帮他按摩点压过了，我们让他站起来甩甩手，看看掌心还烫不烫。他说，好多了，手不烫，心也没那么烦了。我们叫他儿子摸摸他父亲的手，他儿子摸完后，也点头说，是啊，没刚才那么烫了。

我们又说，回去你就经常这样做，刚才我们也演示一遍给你们看了。心气通于掌心，你只要保持心包经通畅，热气能够出来，最起码你的冠心病不会加重，晚上也能够改善睡眠质量。

◎病重不重是第二位，心态好不好是第一位

他们听了这些，如获至宝，因为以前没有人教他们怎么保健。我们再问他，你以前耕过田吗？大叔说，从小就没有断过耕田。我们又问他，你耕田庄稼产量高不高？大叔骄傲地说，在当地还没有谁比他更善于种庄稼的了。

我们说，这就好办了，田地板结了，不能长出好庄稼，所以要经常松土。你身体长期郁闷恐慌，肝郁脾滞，血脉也走不动，所以常见发热、胸闷。你要把你的身体当成自家的一亩三分地来耕，耕地靠锄头，耕身子靠按摩。耕田要一块土一块土地翻，耕身子要一块肌肉一块肌肉地按。耕田碰到顽固杂草，要着重拔除；耕身子碰到经络上的压痛点，要特别重视地按。

我们边说边顺着经络，指导他们怎么按，按完后又帮他拍打肘部，几下就出现一大片痧，出完痧后再摸他的脉，不仅脉势平缓了，脉率跳得也没以前那么快了。我们跟他说，就按你现在的状态去量血压，都不会偏高，保持这个状态下去，心慌心悸都会大减。他们父子听后，大受鼓舞。

他儿子一直在旁边看着，最后说道，这次来任之堂这里来对了，我好久都没看

到过父亲脸上如释重负的感觉。我回去也知道怎么做了。

孙思邈说，凡大医治病，必当安神定志。一个病人过来，神不安志不定，一副惶恐如惊弓之鸟的样子，用药怎么能取效呢？这时要帮病人建立信心，所以中医不单充当着开方用药的职责，还充当着心理医生的职责。只要在临床一线干过的医生们，基本上都知道心态的转变对疾病的转归影响巨大，有时甚至起着决定性的作用。

病重不重是第二位，心态好不好永远是第一位！

第 167 天　身是一扇门，骨是一把锁

8 月 29 日

◎拉筋、拍打、正骨

这两天来自浙江的陈总与亮哥都要回去了。在回去之前，他俩极力要我们各讲一次课。亮哥想要听脉法，还有老师《医间道》里的两个轮子。陈总则更对外治法感兴趣，因为外治法见效快，可以自我保健，还可以帮助家人缓解疾苦。在这半个月里，陈总也亲眼看过不少疾病，单纯用外治法就治好了，他觉得很神奇。

所以陈总准备好摄像机，一定要我们各讲一节课，一节是关于内科两个轮子的，另一节则是关于拍打、拉筋、正骨的。这样足足花了两天时间录了三个视频，这些讲课的内容，视频里都有，我们就简单说几点，最主要的还是外治法。

视频里面有拍打操、拉筋操，还有几个正骨的手法，我们对这三种按摩疗法有一些心得体会，这三种方法为什么能够治病保健？里面有大道理。

第一个是拍打。我们认为拍打可以伐毛，拍打能够把粘连在血管、肌肤、经络周围的尘垢郁气拍散开。心者布气于表，心胸中的大气就能够疏布到肌表来。所以拍打对于治疗皮肤病痒痛效果特快，对顽癣也有效果。

药房的药柜子上有些灰尘，用什么办法能够把灰尘扫掉呢？单纯吹吹不干净，洗也不现实，你拍几下再吹就干净多了。还有，每天我们都要去倒好几桶药渣，每次倒完铁桶底部都沾有一些药渣，怎么倒都倒不尽，这时我们沿着桶边沿拍几下，药渣就掉下来了。

拍打如果只看到拍下去，那只看到拍打的一半，还要看到手掌离开皮肤时的那股吸力，老道长称之为“吊伤”。能够打出痧来，这吊伤起着不可忽视的作用。所

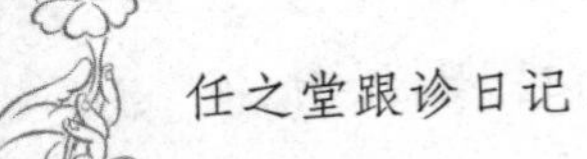

以拍打不是把病人打得遍体鳞伤，而是辅助病人正气把瘀毒痧气托出体外。

就如我们小时候玩泥巴一样，一巴掌拍下去，那泥巴便会跟着手掌一起上来。玩水、和面也是一样，都是那股吸力，而我们拍打起掌时，那些邪气败浊也就跟着被拉了出来，非常有意思。

第二个是拉筋。古代有部书叫《易筋经》，就是教人如何锻炼筋脉的。现在很多人确实非常需要拉筋，经常坐电脑旁，缺少运动，又大鱼大肉，经脉很容易粘连堵塞。所以小针刀与针灸之术在当今红得很。如果懂得一些拉筋的办法，身上的很多痛苦，就不至于要通过针刀来解除，自己通过自我训练就可以化解。

拉筋的原理是什么呢？我们那天从药房回来的路上，看到有人拿着管子在浇花，管子拉得很长，有个地方出现了折叠，管子那头的水就出不来了。那人很自然地走到折叠的地方，把折叠处拉直理顺，水便开始流得畅快了。这虽然只是生活中的一件小事，却让我们感慨不已。我们就想，如同人体的经脉管道一样，它只是一时闭塞了，并不代表体内没有气血，也不代表身体真的虚了。但病人就表现出一派虚象，这时病人最需要的不是给他补，浇花的管道折叠了，水过不去，水源的水龙头开再大还是过不去。人体经脉粘连打结就像浇花的管子折叠了一样。许多腰痛的病人并不是真的椎间盘突出，而是坐久后经脉出现一时性闭塞。这时我们往往只需要帮他拨弄一下筋络，拍打拍打，把经络理顺后，当下就不痛了，脚也不沉重了。可见血气以流通为贵，拉筋就是让筋骨血脉理顺，令气血能正常流通。

第三种是正骨。正骨就像扭螺丝，螺丝久不动要生锈，人久不运动要生病。很多人经常运动，但不解为何没有治病的效果？原因很简单，不是运动过度，就是运动没有到位。许多关节缝隙之处，运动不到。运动不到的地方，气血就不能充分地供养到那里，那里就容易出问题。

这个道理，我们也是从一个工人身上学来的。我们租的房子门锁坏了，这门锁多年不用，里面都生锈了，螺丝与锈迹黏在一起，用螺丝刀都扭不动。门锁工人很聪明，他拿起锤子在螺丝上面捶打几下，锈迹脱落，螺丝开始松动，这时他用螺丝刀轻轻一扭，螺丝应手而出，很快就把新的门锁装上了。

这里面有道理。首先这门经常开关，却没有生锈，完好如初。而门锁由于年久失用，却生了锈，坏了。可见运动了门，未必能运动了锁。人体也一样，运动了手脚，却未必能运动到深层次的骨髓筋骨。这也是很多人经常运动，但是也会得很多腰椎方面疾病的道理。

身是一扇门，骨是一把锁。门要常转，锁要常开；身要常动，骨要常转。这正骨道理真是深刻啊！我们做过几个病例，病人来时背是凉的，帮他正完颈部和腰部的筋骨，身上发出嗒嗒的骨节音，病人体会说有一股热气从腰直接透上大脑，很舒服，再摸他的背就不那么凉了。原来骨节与骨节之间，就像门锁一样需要点油润滑，你把骨节一正，通道一打开，身体的气血就是油，自然会灌进去营养骨节。《内经》里叫作“骨正筋柔，气血以流，腠理以密，如是则骨气以精”。这样骨节与骨节之间就被精血营养滋润着，那就很难得病了。

第 168 天　民间郎中辛医生

8 月 30 日

◎二阳之病发心脾

在老师这里总是让人有意外的惊喜，要么是老师治疗疑难杂病独到的思路；要么是全国各地跑遍治病无功的病人，到老师这里诉说他们的治病经历以及服药体会，这也让我们眼界开阔；要么是到老师这里来学习交流的各路高手，他们一边学老师的东西，一边也给任之堂注入新的知识与活力。

最近从山东来了个高手，也是民间郎中，我们叫他辛医生，来自黄元御故乡。辛医生四十多岁，身形清瘦，呼吸平静，待人处事不急不缓。

辛医生高中毕业后一直从事绘画雕塑艺术，学中医也是半路出家，无师自通的。这次他带他爱人一起来任之堂，一方面因为他爱人身体不适，辛医生想看看老师的治疗思路。另一方面则是慕名而来，也想在这里长些见识。

辛医生在车厢宾馆住的时候，很受欢迎，病人前去问病，学生前去问学，他都一一解答。不少病人都围着他转，他也帮助几个疑难病人调好了身体。

辛医生的诊病独有一套。比如，一个广东的年轻女孩，常年汗出如洗，一天要换几套衣服，搞得读大学都没法读下去，不得不辍学。这几年来一直在治病，母女俩到处寻医问药。在老师这里吃了药后，汗是收了不少，可一直还心慌，睡眠不好，手脚凉得像冰水一样，任何人只要摸过一次她的手，终生都难忘，整个脸色淡白，毫无血气。脉虚数，重按无力。母女二人找到辛医生后，辛医生帮她摸脉，辛医生摸脉最独特之处就是没有二十八脉的概念，他说她的脉是意脉。当时有好几个学生都围在旁边，问是什么脉？辛医生说，她的脉感给我的感觉是不踏实，脉速快，心

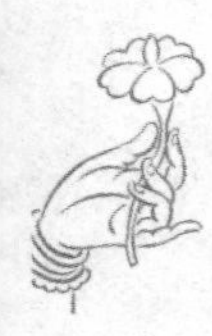

很乱，汗多，睡觉不安。这种脉象有几种可能，一是流过产，严重地伤了身体的元气；一是情绪非常不好，得病了也不回头；还有就是《内经》里说的“二阳之病发心脾，有不得隐曲，女子不月”。这女孩也有可能心中有隐私，长期幻想劳神，没有释怀，耗空了心血。跟现在所说的抑郁症有相似之处。

◎重用山茱萸敛汗

女孩的母亲点点头说，基本都说中了，那怎么治？辛医生的回答让大家出乎意料，他说，这病在刚开始不用药治都会好，现在她身体经过很多医生的治疗，反而打乱了身体应有的平衡。刚开始只要弄些生姜红糖水养养心血，小米粥养养胃气，二阳病在心脾，把心脾保护好，身体自己都会恢复。这种心脾出了问题，最怕的就是用凉药，用大量的药。当身体承载不了时，药根本发挥不了治疗的效果，还会造成药害。辛医生说她心脏偏弱，切不可随便用药。心脏弱了，如果碰到寒凉的药，那就等于以水灭火。

这位母亲请求辛医生给予治疗，辛医生第一次给她开药，用的是山茱萸 30 克，龙骨 20 克，牡蛎 20 克，茯神 20 克，麻黄根 30 克。目的是先敛一敛汗，正常人那样出汗都会大伤元气，更何况是病久的人。急则救其标，虚则固其本。还佐入 3 克黄连。本来这种病是禁用寒凉药的，辛医生说，这病很复杂，虚中有热，把虚脱固住，还要把心经伏热清除。这黄连不仅要小剂量用，而且不能常用。把心神定下来后，立马要撤了。简单的汤药一下去，女孩子睡眠好了些，出汗也没有以前那么多了，身体也有些温热感了，衣服也不用穿那么多了。

这让她们母女信心大增。再找辛医生，辛医生第二次帮她摸脉时说，脉象踏实了些，心脉变小了，是心脏动力不够，虚象毕露，加红参 10 克，当归 15 克，补心经气血。只要心经气血旺，脸色会转红晕，心不慌了，这病就有个转头处。

第二次调药，女孩喝完后，反映心没有以前慌了，脸色也有一点红。可这时辛医生却回山东老家了，母女二人感觉有效果，准备到山东去找辛医生继续调理。

治顽固性多汗症，辛医生选用山茱萸为君药，且重用。山茱萸这味药，张锡纯在《医学衷中参西录》里极为赞叹，称山茱萸大能收敛元气，固涩滑脱，且敛正气而不敛邪气，这是与其他酸敛药最大的不同。而且山茱萸得木气最厚，酸收之中还具有开通之力，以酸入肝，肝主疏泄，木性喜条达故也。

但用山茱萸时要注意，要把核去掉，只用其肉。张锡纯用时还要亲尝其味，熬出来的汤药极酸才有奇效，只是微酸的，不能固脱。

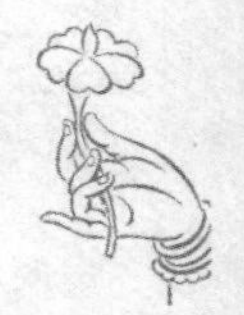

第 169 天　人生要逍遥，不为病烦恼

8 月 31 日

◎四时之气，更伤五脏

秋风起，塞雁南飞。十堰的秋天比广东来得早。早晨在到药房的路上，明显感到秋风袭人，路边的树叶也开始飘落，撒得遍地都是。终于把《道德经》背会了。下一步按老师的计划，是一篇一篇的把《内经》背会，我们现在才背到第二篇。

秋天是个收获的季节，《内经》说秋季养生，要使志安宁，收敛神气。这个时候，阳气开始往地下收，树叶也往地下落。我们也要"无外其志"，以顺秋气。

这几天随着天气转变，疾病的种类也明显变化了，头晕、肩背痛的病人突然多了起来。老师笑着说，你们可以充分体会到天气变化对人体疾病的影响。为何这几天头晕、肩背痛、血脉不通的病人多了呢？

我们回答说，是不是天气变化，变凉了，老毛病复发？老师说，为什么那么多发头晕、肩背痛，而不是发脚痛、腰痛呢？或者胃痛？我们想了想，没想出来。

老师说，你们看《内经》怎么说的，"西风生于秋，病在肺，俞在肩背……秋气者，病在肩背。"你再把把这个头晕病人的脉象，明显寸脉不足，是秋气降下来了，脉变细了，不像夏天那么洪，所以头晕。刚才那个肩背痛的病人，不也是两寸心肺脉象上不来吗？心肺寸脉不足，很明显，大脑就缺清气，督脉肩背部阳气就很难到，这样头晕、肩背痛的病人就多了起来。

我们方才想明白，为何这几天老师用通脉三药葛根、丹参、川芎治头晕，还有用肩背三药防风、姜黄、小伸筋草治肩背痛，用的频率比较高。

我们从绵绵春雨来任之堂跟诊，经历过炎炎夏日，到现在凉凉秋风，我们期待着接下来冷冷冬雪。湖北这里跟广东最大的不同就是四季非常分明，且气候宜人，物产丰富，花生刚过，核桃、板栗又纷纷上市，都是道地物产，得天独厚。

一个医生对四时之气要领悟得透彻，才能从根本上用好中医中药。为何春天多逍遥散证，夏天多黄连温胆汤证？为何秋天多头晕、肩背痛、咳嗽，冬天多腰腿痛、痹证？有是节气，故有是疾病。

春生夏长，秋收冬藏，这里面有它的道理。《内经》说："四时之气，更伤五脏。"这句话太有内涵了！

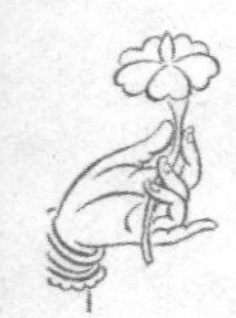

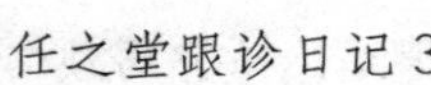

◎脉独大则顺其性，脉独小则养其真

今天病人稍微少了点，因为很多家长都忙着要替孩子报名，明天就开学了。而任之堂也走了好几批学生，他们有些回到自己医院的岗位上，有些回到了学校，准备新的学期。

可我们却一点都没能闲下来，病人少了，更能仔细地看病与讲课。上次林宇兄跟老师提了个好建议，每天至少要拿一个病案来作为教学病案，让学生的理论能在临床中直接实践，跟临床打成一片。老师今天就随机挑了一个病人说，你们先把脉，看看哪里有问题，再理顺一下用药思路。

这个病人是从深圳过来的，25 岁，我们叫他强仔。名为强仔，身体却强不到哪里去，所以他这次到老师这里来，就希望把身体调得强壮一些。毕竟男婚女嫁，孕育生子，这是人之常情。身体强壮者，子坚且寿；身体瘦弱者，子脆且弱。

二十多岁的男女，来老师这里看病，最常见的有两个，一个是脸上长斑痘，事关容颜，不得不看；另一个则是求子，希望身体能强壮起来。

我们摸过脉后，跟老师说，左尺脉沉细，为肾虚精血少。右关脉郁有上逆之势，乃胃气不降，脾难运化。所以要调其脾胃升降，还要适当养肾阴。

老师点点头说，基本上是这样。我们不要被病人反映的腰酸、头晕这些症状给迷惑了，要把脉，凭脉心中就有底。把脉有技巧，把郁脉更要注重技巧。

首先你要把出郁脉点，脉独大独小皆为病。你们要把最大最小的那个郁摸出来，排第二位的也要摸出来。脉最大的要顺其性，脉最小的要养其真。

这个病人六脉之中右关部独大排第一，左关部大排第二，左尺部独小排第一，左寸部小排第二。左尺最小，肾精不足，肾虚腰酸，以这个脉为点，论五脏生克用药。很明显病人左关部脉不弦，这肾虚就不是子盗母气了。那是什么呢？

我们想了一下说，右脉关部独大，乃脾胃郁滞，是不是土克水太过？

老师说，没错！五脏要讲生克，一个脏腑会虚衰生病，除了它升发盗用过度外，还有其他脏腑克伐太过。我们最常见的腰酸，一种是肝木盗用肾水太多，这种人脾气很刚，脉弦硬，所以调好肝就等于治了肾。很多瘦人腰酸都是这种情况。

另外一种就是脾胃吃伤了，不能运化，右关部脉郁，上逆。这样造成土克水的格局，调好他的脾胃，肾就会好过来。胖人很多腰酸都是这种情况。

把脉可以看出，瘦人多肝火，会盗用肾精，引起腰酸。胖人多脾虚痰湿，不能滋生肾精，会引起腰酸。不同身形体质的人治疗腰肾的思路会有所差别。

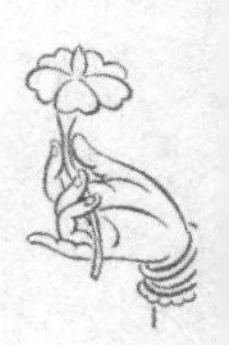

◎一味玫瑰花相当于逍遥散

一个学生问，余老师，为何脾脉郁会引起肾虚？子盗母气我可以理解，可土克水我却有点想不通。

老师说，想不通，放到自然界中去看，就很容易想通了。你们看，地面干裂板结，像水泥地板一样，下几场雨，底下也湿润不了。就像耕地要先松土，再浇水，才能滋润涵养，才能形成一个水循环。水从上到下，从天而下，才能补到地里去。

所以脾土受伤后，板结脉硬，精微物质就不能下输肾水，以养肾精，这样精血就不能沉下去化为肾水。你这时怎么补都没用，必须要脾胃功能正常，通降顺畅才行。学生们兴奋地点点头说想通了。

老师又说，那这个病人怎么立法遣药呢？我们说，用降胃健脾，滋水养木。老师说，可以，还要稍佐点行气醒脾的药。然后老师就开始念方。

方药为：芦根 20 克，竹茹 20 克，白术 20 克，山药 20 克，桑椹子 15 克，玄参 20 克，制何首乌 15 克，白芍 20 克，木香 15 克，陈皮 8 克，生麦芽 15 克，炙甘草 8 克。2 付。

这个方子以芦根、竹茹降胃气，以缓解右关独大上逆之胃气；白术、山药健脾化湿，这四味药，调脾胃升降，解决右关独大的脉象。

桑椹子、玄参、制何首乌、白芍直接填补肝肾精血，使肾水能滋润肝木。这四味药调肝肾，解决左尺独小的脉象，是养其真。

木香、陈皮、生麦芽，既能行左路肝气，又能醒右路脾气，整个中焦脉郁都可以解除，是顺其性。

《内经》叫“疏其血气，令其条达，而致和平”。此十二字为治病用药之大法也！

病人再次复诊时，脉象变化很大，原本右关脉郁而上逆，反酸，纳食不香，口臭，现在不反酸、口臭了，胃口也好了，连脉象都柔缓了，腰也没以前那么酸了。

老师说，脉象在改善，疾病在好转，可以加玫瑰花，玫瑰花一味相当于逍遥散。首先，它能疏肝解郁，中医用花类药，取这个花类药能疏放的特性来宽胸解郁。

其次，玫瑰花还能活血化瘀，花为植物的心脏所在，心主血脉，心其华在面，玫瑰花还能养颜。

第三，玫瑰花芳香，能醒脾化湿，也就是说左右关脉郁滞，导致寸部不足，这玫瑰花都可以用。

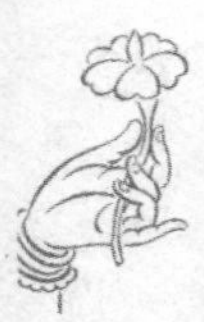

第170天 从“地气上为云”看阴随阳升

9月1日

◎地气上为云

老师连去参加医学会议，都随身携带着《中医经典要文便读》，坐在火车上，随时翻阅，看几句条文，便掩卷沉思。就像孔子研读《易经》时一样，带着《易经》这本书，“居则在席，行则在囊”，真是行住坐卧不离医啊！

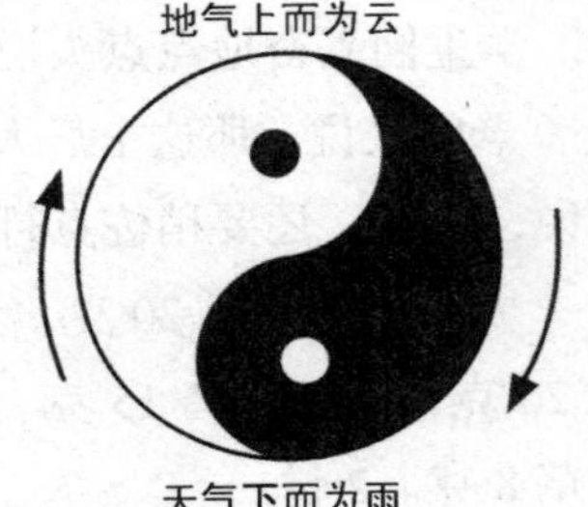

老师说，《内经》的条文是合乎天道的，道这种东西不靠记诵，靠参悟。记诵是学医第一步，好比把稻谷小麦收割回家一样，而参悟就像把稻麦做成米饭或面条可供人食用一样。医学是学以致用之学，学习贵记诵，更贵参悟。

我们问老师，如何去参悟《内经》中的医理？老师说，学经典宁涩勿滑，宁慢勿乱，宁少而精，勿多而泛。很多经文值得一辈子去参究，有时经文里的一两句话就能打开悟性之门。它虽然只反映天地自然人体的基本道理，却是深刻而实用的。

老师从清阳出上窍，浊阴出下窍，悟出升清降浊的医道，这是法象天地的。如果要让升降之道更加丰富，老师让我们再去悟大自然中水是如何变成云的，云又是如何变成雨露的。

这在《内经》中叫作“地气上为云，天气下为雨”。再反参到人体，看这一气是怎么循环周流、升降变化的，有了应象的悟性思维，就能一下子使很多疾病的治法方药贯通起来。

今天我们来看“地气上为云”。地上的水气是如何变为天空中的云彩的？

它需要阳气去蒸腾，人体阳气源于心肾，心是太阳，从左寸脉往各处照，让水气得阳而升。肾就像地底的岩浆，能够温暖水气，帮助气化，向上蒸腾。

这样地面上的水气就慢慢上升为天空中的云彩，这个过程，阳气起到了至关重要的作用。

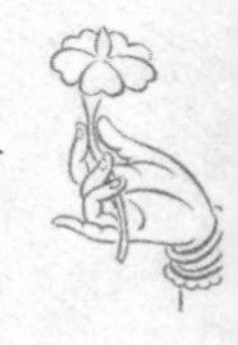

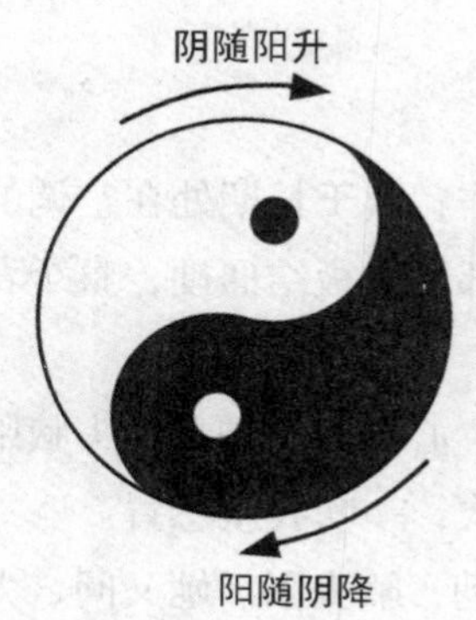

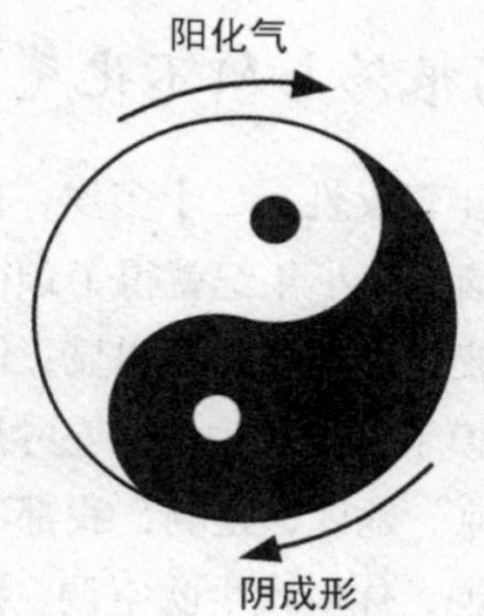

《内经》说，阳化气，如果不是阳气的作用，这些阴水是升不起来的。所以，我们把这种水从左边往上蒸发的现象叫作“阴随阳升”，这也是我们这个太极的左半边。我们可以发现，这左半边的阴阳鱼，阳眼往上走的时候，那些阴的物质都被它带上去了。

◎口干与锅盖

有个病人，女，六十多岁，口干半年，夜尿频多，饮水不解渴。她问老师，我这口干是不是因为缺水啊，怎么老是觉得不够喝的，不解渴？老师说，你这口干不是缺水，是缺一股阳气。身体缺了这股阳气后，不能暖四肢，所以你冬天手脚冰凉；不能温化水液，所以那些水液不能被循环利用起来。你上面喝，下面就排出来。阳气不够，气化不足，往上蒸腾到口腔中的水就少，所以饮不解渴。

老师建议她吃桂附地黄丸。吃完几盒后，不仅口不干了，夜尿也少了。这怎么解释呢？原来她的水液一气化循环起来，肾封藏蒸腾的功能同时增强，不仅夜尿少了，而且口中常保持湿润，有津液。

一般情况下，我们看到口干很容易想到去滋阴。老师说，这种思路是片面的，你滋生的阴如果不化是死阴，反而会加重身体负担。怎么化开这些阴液呢？

老师说，阴无阳则不化，就像水能流动，在于它拥有坎中一点阳，所以我们用桂附地黄丸，在六味地黄丸基础上多了附子和肉桂，能够把心肾的阳气给蒸腾制造出来。这样阴液被蒸上去后，口受津则不干。

这还可以取个象，好比用大锅来煮水，当锅下面没火，或者火力不够时，锅里的水没法沸腾，不能往上蒸发气化，所以锅盖始终是干的。你不管怎么往锅里添水，它锅盖还是干的。这时你多往灶下添柴火，等水一沸腾，锅盖自然湿润了。这就是“阴随阳升”，那些阴液物质，因为锅底的阳气而被蒸腾上来。

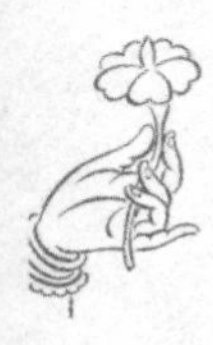

◎葛根汤与阳不化气

有个年轻女性，二十多岁，在超市里工作，由于长期处在空调的环境下，加上经常用电脑，小小年纪就得了颈椎病，肩颈部严重板结僵硬，整个背部酸痛难受。输了几次液，发现改善不明显，便来吃中药。

老师摸了她的脉说，你左寸脉严重不足，心脏、肩颈部、头脑阳气都不足，背部容易受凉。她说，是啊，我都不敢对着风吹，一吹我就感冒。

老师说，你应该少吹空调，多到户外运动，晒太阳。她又问，大夫，我这个后背是怎么回事？老师说，你后背缺乏一股阳气，所以背部肌肉就像板结的土壤。你要多动，多用背部去撞墙。像农民松土一样，把你背部的肌肉经脉疏通松开。老师当场教她怎么撞墙，才撞了不到两分钟，她就说，肩背部没那么酸了。

然后，老师就给她开葛根汤加背三药（防风、姜黄、小伸筋草）。病人吃了几付药，配合撞墙，再来复诊时说，大夫，你这药真好，喝完药后我不怕冷了，背部从来没这么轻松过，以前颈部很容易酸，现在也没什么感觉了。

老师说，《内经》里说，阳气者，精则养神，柔则养筋。我们看树木有两种状态会干枯，一种是缺乏水的滋润，缺水而枯；另一种则是长期受寒，寒主收引，所以冬天的树木容易干枯，这叫木受寒则枯。

木对应人体的肝，肝主筋，所以凡是颈肩部的筋不舒展，治疗就是按照这两个思路来进行，一个就是给它浇水，老师常重用白芍 30 ~ 50 克，柔肝缓急，配上大枣、炙甘草，都是一派补其水、润其肝的思路。但是这些水能不能为人体吸收运化呢？这是另外一回事。我们看冬天树木干枯了，你给它浇水，它也吸收不了。但是夏天就不同，稍微有点水，树木就枝繁叶茂。因为它多了些阳气，有了阳气，就能够把水从根部往枝叶上面蒸腾升发，满足上面枝叶生长的需要。

而在这里，老师重用葛根、桂枝，还用生姜，这就是一股阳气，把阴液从脾胃往肩颈背、头部蒸腾升发，使补进来的阴液能够随着阳气流动循环起来。如果没有这股阳气，补进去的阴水就不能很好地被气化到肩颈部。所以这种情况也叫作“阴随阳升”，阴分的物质白芍、大枣、炙甘草随着葛根、桂枝、生姜这团阳气，往寸脉头肩颈部输送。这样颈部受寒、颈部僵硬缺水的现象得到滋润。所以病人喝完药后，明显感到症状大减。这也是为何《伤寒论》的葛根汤是治疗各类颈椎病的基础方。其实它不止治颈椎病，我们从这个“阴随阳升”的象来看，它可是治疗各类阳不化气的总方啊！

广东潮汕有个老中医，善用葛根汤加味治疗各种慢性疾病，包括肿瘤。当时我们刚学《伤寒论》，对老中医这种单用一个经方化裁的行为不理解。但老中医治病的疗效在当地却是有口皆碑。葛根汤不就是治颈椎的吗？和各类慢性病、肿瘤风马牛不相及啊。但是现在看来却不然。老师常说，一个中医能够用一两个方子去打天下，这里边的道行不浅。我们看这个方子，从颈椎病看到背后阳化气的法上，一下子就豁然贯通了。大部分肿瘤是有形的物质，就是阴成形的过程。我们要让这个过程反转过来，转为阳化气，就像冰的形成是遇寒则凝，但冰的消融却是得温则化。

老师为什么还要加入背三药呢？这又是什么道理？原来凡是病人背部僵硬酸麻，这背上的肌肉就像板结的土壤一样，背三药能直接引药入背，并且疏通背部的肌肉，好像农民拿着锄头把板结的土地松开一样。只要把土地松开，稍微浇点水，再晒一下太阳，庄稼作物就长得好。而交代病人回去多撞墙，这个小动作也包含着深意，就是用外治法帮病人松开肩颈部的肌肉，也等于起到了背三药的作用。

◎头晕与打井水

十堰有个病人，男，五十多岁，头晕两年多了。他以为自己贫血，用了不少补血的药，也不管用。西医说，是脑供血不足，他又用了脑活素和补脑的针剂，稍有缓解，但随后又头晕。他便来任之堂找中医治疗。

老师摸了他的脉说，你这脉是下陷的，脑部缺乏一股阳气，容易头晕，心慌，背部怕凉。他说，是啊，大夫，西医说我脑供血不足。

老师说，既然是供血不足，为什么用那么多补血的药都不管用呢？你这根本原因是上焦脉提不起来，头部缺乏一股阳气，所以整天晕晕沉沉的，性格也容易沉郁。你到诊所外面去，大喊你自己的名字，把阳气发出来，就会舒服些。

对于沉郁的病人，老师常叫他们大声地呼喊自己的名字，很多人喊完几声后，出了点汗，整个神也振作了起来。老师给他开了桂枝汤合通脉饮（葛根、丹参、川芎），再加上心三药（红参、银杏叶、红景天）。

病人吃完药后来复诊，头晕症状大减，脸色红润。他要求多吃几付，说这药吃了很舒服。老师说，这个病人寸脉不足，他身体就需要这股阳气，气为血之帅，气要先能上到大脑，水谷精微化生的血、津液才能随着被调上来。如果没有这股阳气，那么下面脾胃补再多的血、营养，也都到不了头部。

这就好像我们从井里打水一样，井里的水很多，但水不会无缘无故跑到井面来给你喝，那该怎么办？我们要拿着桶往下抛，等桶装满水后，然后再用力拉，把桶

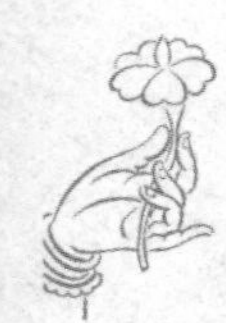

从井底拉上来。这个过程必须具备两个条件，一个是井里必须要有水，一个是你拉水桶的力量要足，这样有形的水，在无形的气力牵拉下，就被打上来了。

这个象很生动。这个方子是老师常规治疗寸脉不足、背部怕凉伴头晕症状的常用方，这里头的道理就像打井水一样。白芍、大枣、甘草、心三药，还有丹参，以及各类养阴之药，如同井底之水，说白了，就是五脏的阴液物质。这些阴液物质如果缺乏一股阳气往上升提，它就不能供给上面的头脑运用。因为这个头脑是诸阳之会，上面阳气要足，阴血才会上去，就像阳光要足够，地面的水才能大量地往天空中蒸发。那么谁是井口上面的那股拉力呢？井口在上，如同人的头脑在上，葛根、川芎、桂枝、生姜都是一股阳气，往上升提，就像我们打井水用的那股力量。有了这股力量，井水迅速被提升到井口。头脑得到充分的气血供应，就不会晕了。

这也是"阴随阳升"的道理。没有这股阳气，服用再多的补血药，寸脉起不来，也不能补到头脑去。如果寸脉起来了，阳能够化气了，即便吃粗茶淡饭，也能被吸收，调用到大脑中去供养。大脑得到水谷精微，立马就不晕了。可见所谓的脑供血不足只是表象，头部阳气不够，阴不能随阳升，才是实质。

现在的人哪有那么多营养不足的，大部分都是缺乏这股阳气，没有阳气的功用，营养不能充分被蒸腾气化为用。所以我们不是去考虑补多少，而是考虑要如何保护好自己的阳气，少食冰冷寒凉之物，多到户外运动，多晒太阳。这样你粗茶淡饭，已赛过美味珍馐。

第171天 从"天气下为雨"看阳随阴降

9月2日

◎失眠与下雨

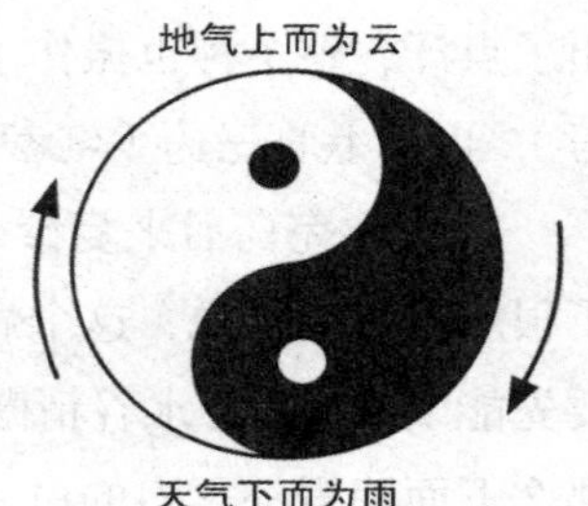

我们看这个太极图的右边，是阴阳鱼的另一半，黑色的鱼眼，象征着阴往下降，而上面的阳气也随着这个阴往下潜，这叫"阳随阴降"。这和前面说的"阴随阳升"两个一合璧，就是一个完整的太极。你来我往，阴升阳降，循环往复，无有终止。

太极的这右半边下降，在《内经》中也是取天地之象而应之，叫作"天气下为雨”。那么我们就要想，这天气如何下为雨露？下雨的过程蕴含着怎样的阴阳变化呢？好比我们在夏日炎炎的时候，最渴望的是下一场雨，给大家降降温。

而在下雨之前，你会发现天气异常闷热，这是因为天空中的雨凝成水珠往下降时，把上面的阳气压下来，直接压到地面，补到地核下面去。直到雨过天晴，这些阳热之气都随着雨水潜入土地时，我们就会感到异常清凉舒适。

黄连温胆汤是任之堂用得较多的方子，老师常以之配合导赤散，治疗双寸脉上越、少阴脉亢盛的失眠烦躁病人。

有个病人，女，失眠 5 年，每天晚上经常只能睡两三个小时，整个人烦躁不安，心神静不下来。老师边给她把脉边说，你这脑子若静不下来的话，会得躁狂症的。

她说，大夫，我也想静下来啊，可怎么也静不下来，安定我也吃了不少了。老师叫她伸出舌头，一看，舌尖鲜红，再问她小便是短黄的，而且口腔容易溃疡。

老师便给她按黄连温胆汤加导赤散的思路治疗。病人服完药后，失眠、烦躁大减，口腔溃疡也好了，黄赤的尿也变正常了。她来复诊时说，吃完这药，我脑袋好像清醒了些，心没那么烦了，晚上睡觉也好了。

老师说，我们治病很重要的一点就是要取病人疾病的象，就是她当前的状态。这个病人，我们明显可以感到一团火样的焦急躁烦，就像夏日炎炎一样，好比天上长期炎阳高照，地面干旱。我们想想，这时最需要什么？最需要的是下一场雨啊！

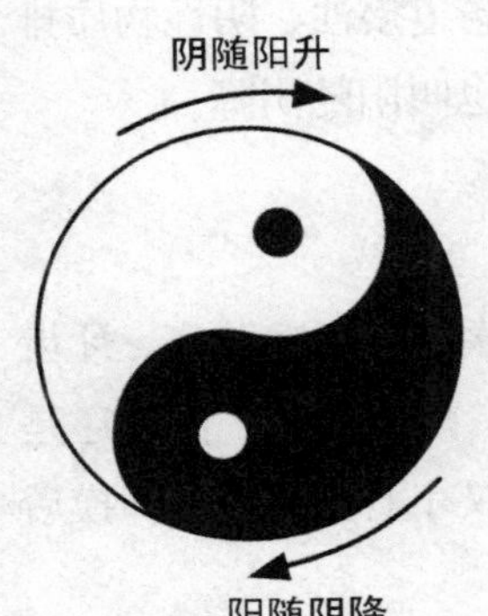

仲景在《伤寒论》里说，各随其所欲而治之。这病人亢奋，静不下来，像夏天流火状态，她最想要的就是心头的一片清凉。《内经》里说，亢为害，承乃制。而失眠又是为什么呢？因为阳不入阴，就是阳亢进不到阴里去。

我们就要想办法把这亢盛不降的浮阳沉潜下来，这时下雨是最佳的办法。所以黄连温胆汤把亢盛的脉象往下压，配合导赤散，能够导心脑的邪热从小肠、膀胱里排出来。好比天上下了一场雨一样。

俗话说，一场秋雨一场凉。我们治疗这个病人，无非就是要通过下雨，让病人炎热的上焦亢盛状态转为清凉的收降状态。

病人服药后，脉比以前静了，明显感到心比以前凉了。口舌生疮炎炎之势也收敛了，尿由黄转清，这就是雨后清凉之象。天空中的浮阳被雨水降到地底去了，这个就叫作“阳随阴降”。

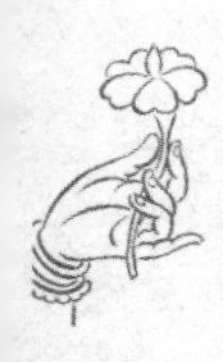

◎扬汤止沸不如釜底抽薪

有个中学生，狂躁不能自制，故而辍学。在几个家人的陪伴下，来到任之堂看病。就连在看病把脉的时候，他家人都左右守着，怕他狂躁发作。

老师把他脉是弦实有力。老师向来都是按脉来调的。他说，狂躁和失眠烦躁，只是程度轻重而已，再重一点，就控制不住了。脉严重上越，就像把汽车开到极速，没法自控一样。老师叫他伸出舌头，舌尖红，苔黄腻，很明显一股浊气。

他的家人说，这孩子静不下来怎么办？没法上学了，能不能治？是怎么回事？

老师说，他现在胸中像一炉火一样，我们试试吧。老师让我们给他开凉膈散。老师说，当大火烧起来时，锅里的水沸腾，你扬汤止沸还不如直接给他釜底抽薪。

病人吃了一周的药，第二次就是他的父母过来取药了，他们高兴地说，孩子能够静下来了，去上学了。吃了这药后，排了不少大便。

老师说，当狂躁严重时，你用安神法、清心法都没用，用滋阴法就像扬汤止沸一样，杯水车薪，亦无济于事。这时需要通腑导浊，撤热下行，以泻代清。把锅底的火撤走，锅里沸腾的亢盛阳气就潜下来了。这也叫阳随阴降。

人体肠道里有很多阴浊之物，郁积在那里不通畅，郁久就会化火，这火向上一烧，就上扰心神，心神就躁动，静不下来。这时我们把有形的肠积阴邪物质向下一撤，那在上面的心神就安静了。这神属于阳性物质，随着你肠道瘀浊、阴性物质排出体外后，这阳神就潜下去了，不再往上飘，就不狂躁。这也叫阳随阴降。

◎慢性咽炎与池塘少水之鱼

十堰当地一位女性，五十多岁，慢性咽炎好几年了，这次不单咽喉肿痛，牙齿也肿痛，服用了不少泻火清热的药都没效，又上医院输了液，疼痛减了，但是还是难受。于是她就来到任之堂看看中医。我们先摸她的脉都是双寸上亢的。老师摸后说，这脉象虽是上越，但下面显得不足，不是实火，是虚火。

病人说，是啊，我也觉得是，我吃了不少泻火的药都没效。老师说，你冬天手脚冰凉，还敢吃泻火的药？人体的火是好东西，你什么时候见过死人身上会热乎乎的，都是冰凉的。南北极一派寒冰之象，草木不生，赤道两旁温带地区，雨水充足，草木欣欣向荣。你这不是上火，而是火没有往下面引。

于是老师便让我们给她开引火汤。病人吃完 3 付药后，咽喉和牙痛同时好了，吞咽也没有那种梗阻感了。她高兴地说，这药吃了真管用。

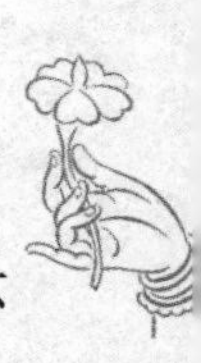

老师说，这虚火要收伏它容易，但要防止它不要再发就难了。就像不患邪之不去，而患邪之复来。病人问，平时应该怎么预防呢？应该忌什么呢？

老师说，《内经》里说生病起于过用，虚火都是身体过用的结果。你平时最大的忌就是忌过用身体，不要熬夜，晚上 9 点就睡觉。睡觉就是肝藏血、肾藏精的过程，你精血向下纳藏后，虚火就起不来了。我看了那么多虚火的病人，大部分都是晚上熬夜，过度透支自己身体导致的。

所以说，治虚火容易，防虚火却不容易。治虚火靠医生，防虚火必须要靠自己。治病要找医生，但健康养生必须要自己来。

她点点头说，以后会尽量早睡。老师笑着说，不是尽量早睡，而是必须早睡。

做医生的，整天跟病人打交道，耳朵都麻利得很，能一下子听出病人说话是在敷衍，还是真下决心。真下决心要改自己劣习的病人，气场当下为之而变，连语言都会变得果断自信。我们临床上最喜欢看到这样的病人，因为他们通过改变自己的不良习惯，再配合药物，就能获得真正的健康了。不然治好了又发作，反复地折腾，就像医生用药和病人的坏习惯在拉锯一样，最没意思了。

我们看看，为何引火汤用了这些大剂量的玄参、熟地黄、巴戟天大补肾水的药物，却能够把虚火引下来，使心不再浮躁，牙痛、咽肿等上越之火平复下来。

我们可以看那些池塘里的鱼，当把塘水抽干来抓鱼时，随着塘水越抽越少，这时池塘里所有的鱼就开始焦躁起来，不断地往水面上跳，原来它在下面待不住了。

这个自然现象非常形象，跟人体虚火上亢的象非常吻合。我们看那鱼往上跳跃，就像病人双寸脉往上亢、静不下来一样。而池塘里的水一点一点被抽干，在病人身上就表现为长期熬夜，一点一点把肾精肾水消耗掉一样。所以越是熬夜的人，你会发现他们脾气越是暴躁，心神越是止不住。因为下面肾水都被耗光了，龙雷之火待不住，它就往上面窜，窜到咽部就咽肿，窜到牙齿就牙痛，窜到唇舌就口腔溃疡。这时你在上面怎么清火安神都不管用。

你说给池塘里的少水之鱼吃上安神镇静的药，能把它们的神镇住吗？当然不能。怎么才能把它们的神镇住呢？怎么能让它们不再烦躁上跃呢？很简单，就是重新把池塘里的水补回去，随着水渐渐多了，那些鱼虾也就不乱跳了。池塘表面一片风平浪静，它们的心才真正安定下来。

所以，对于人体而言，也是要把肾水给填补回去，这个填补的过程就像是在补阴，阴水一补足，阳亢之火就潜下来，这又是一个阳随阴降的过程，非常巧妙。浮亢之阳火，龙雷之火，随着肾水补起来后，便潜下来了。

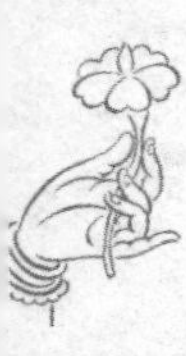

◎白云朝顶上，甘露洒须弥

吕祖《百字铭》里有两句话，叫“白云朝顶上，甘露洒须弥”，形容一个人在导引修炼身体的时候，那种清气往上升、浊气往下降的过程。

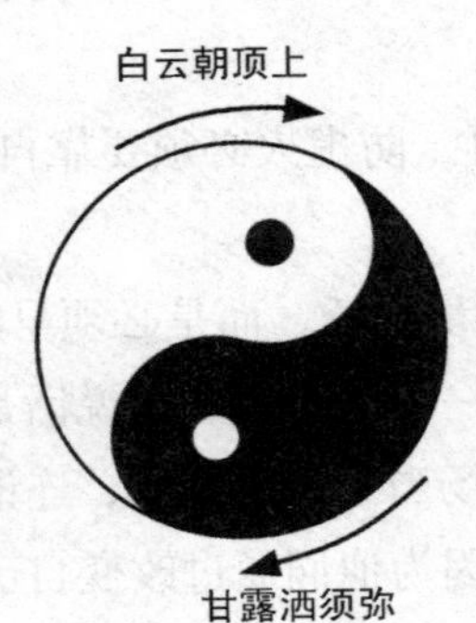

清气往上升，就像三花聚顶，督脉往上升腾，人的精、气、神三种精华都往头面供应，这叫“白云朝顶上”，说白了就是《内经》所说的“地气上为云”的过程。浊阴往下降，就像肺肃降水道，任脉往下达，人体的膀胱、大肠气机往下排，这叫“甘露洒须弥”，说白了就像《内经》里所说的“天气下为雨”的过程。

《内经》里说，人与天地是相应的，人体的健康和天地的风调雨顺是息息相关的，所以道家喜欢在天地万象中悟得修身养性之道。这种思维就是我们医家常说的天人合一思维。

地上的水气被阳光带到天空，天空的云水下降到地面，又把热量带下来，这在人体而言，就是一个反复地阳化气、阴成形的过程。西医学叫新陈代谢，中医叫推陈出新。人体所有的气化排泄过程都是在这升降之中体现的，我们用这升降之法，不单可以用药治病，还可以修身养性。

我们再看，中医流派里有鲜明的火神派与滋阴派，其实它们都在这个太极圈里面转，只是一个偏于走阳化气的路子，一个偏于走阴成形的路子。一个侧重于“白云朝顶上”，让整个轮子气化动起来。一个侧重于“甘露洒须弥”，让整个轮子滋润转起来。它们都能达到轴动轮行，阴阳二气相互交转的目的，都是在为人类健康保驾护航。

第172天 欲降先升，欲升先降（一）

9月3日

◎一则禅案

老师讲中医就像讲故事一样，这故事好像没有涉及什么医药，但你仔细回味，

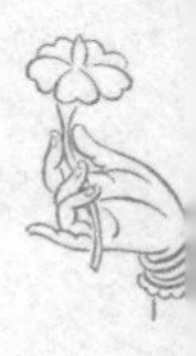

却医理十足。老师让大家多去参参禅，看看禅案里头的故事，可以使人开悟。

有一则这样的禅案。在龙虎寺禅院里，学僧们正在画一幅龙争虎斗图，画里龙在左边，盘旋在空中的云端，似乎要冲下来。老虎在右边，盘踞在山头，往上准备迎接龙的冲击。众学僧们把龙虎的头都快要画得碰在一起了，目的就是要把那种争斗的气势给描绘出来，可是大家看后总觉得这幅画有哪儿不对劲，但就是说不出来。

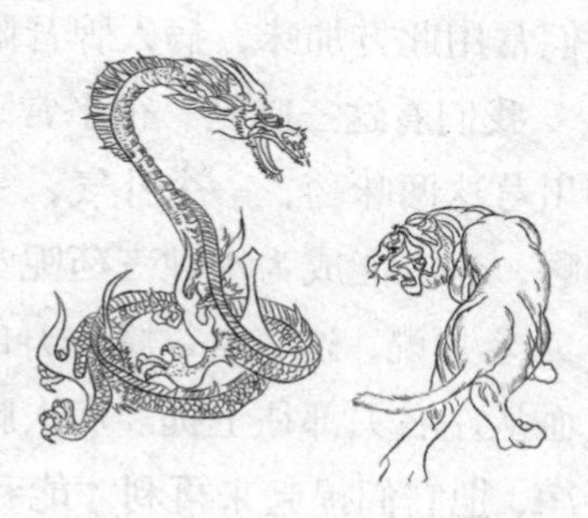

于是请庙里的禅师指教，禅师看了看画，笑着跟众学僧说，你们把龙虎的外形画得很生动，但你们知不知道龙虎的特性？龙在向下俯冲攻击之前，龙头一定要向后仰，往回缩，这样冲下来气势就十足。那虎要向上扑的时候，它的头部必须贴地下压，把身子低伏下去，这样向上扑时才够猛烈。你们这龙争虎斗图，不像是在争斗，更像是在套近乎。你们要把龙的颈往后一些，把龙头抬高起来，把虎的头往下一些，让虎头低伏下去，这样争斗的场面就相当激烈。学僧们恍然大悟，按禅师说的改后，龙争虎斗图立即栩栩如生。

老师然后点破说，你们表面上看这是禅案，但我看却是在讲医学的升降大道。

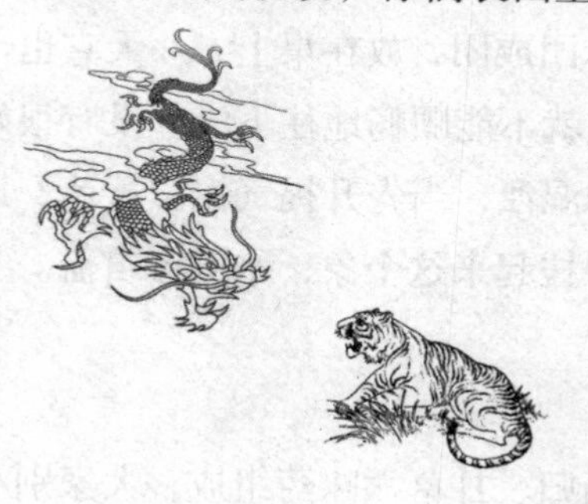

中医的阴阳抱成太极，左右各半，左升右降，阴阳升降不是独立的，它们是互为因果，通常是欲升先降，欲降先升。好比龙头要冲下来，从天而降，它首先要把头往后仰提起来，这个叫欲降先升。老虎要往上扑，它的头先要低伏在地上，这个叫欲升先降。人体气机的升降变化亦符合此道。

◎水肿三药与晾毛巾

有个病人，女，四十来岁。每到春夏之交脚部水肿，用手按下去明显凹陷，但医院各项检查都没问题。她每年都要纠结将来会不会得什么大病。老师把完脉，看了舌头说，你这是脾肾阳虚，水湿不化，早上起来腰容易酸。

她点点头说，是啊，我这脚就是特沉重，腰也酸，早上起床活动后才会有所减轻。大夫，我这个吃中药能治吗？老师说，可以试试看。

于是给她开常见的水肿三药（黄芪、益母草、川芎）加味。病人吃完药后，脚

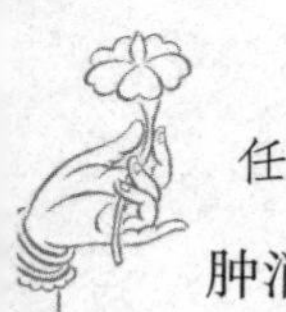

肿消退很明显，过来复诊时，老师再让我们按她的脚，发现基本不凹陷了。

老师说，黄芪、益母草、川芎这三味药，是治疗一些慢性肾炎脚肿的经验方。我们常用此方加味，病人脾肾阳虚，就加一些温补脾肾的药。

我们看这三味药，很平常，说它治水肿，利水的药不过就是益母草一味，黄芪和川芎这两味药，一个补气，一个活血，把气血往上提而已，并没有专门去利水消肿啊，怎么能成为水肿三药呢？

老师说，这就是欲降先升的道理。你想要把水湿从小便降利出去，你就先得把气血从左右关部往上提。病人脚部水肿，双关尺下陷，脉沉滑，你单纯地利水利不干净，把它们提起来再利才能利得干净。这黄芪提右寸关部脉，川芎提左寸关部脉，益母草把下焦尺部脉的瘀血浊水利出去。

我们突然想到生活中的晾毛巾，要让毛巾尽快干，大家习惯性地会把毛巾晾在衣架上，而且你要把毛巾左右扯直，最后把毛巾再挂到高高的晾衣绳上。高处向阳，通风透气，水滴滴答答往下落，不多久，毛巾就干了。

我们当时在想，老师说此方治疗下肢静脉曲张也是一绝，但我们又反其象而推之，用此方的思路治疗女子月经滴滴答答不干净，或者白带异常偏多，不也是这个思路嘛，这个有待以后去验证。

我们言归正传，这湿毛巾如果不晾起来，你团成团，放在桌上，一天它也干不了，而且还容易发霉。因为没有悬挂起来，水湿就不能顺畅地往下流。没有很好地升起来，湿浊就不能很好地降下去。故曰：欲降湿浊，当先升提气血。黄芪、川芎就是升提气血之药。用上它们，就相当于毛巾悬挂起来这个象，水湿会自流。

◎痔疮乙字汤与洗菜池的过滤塞

痔疮乙字汤由升麻、柴胡、大黄、黄芩、当归、甘草六味药组成，大家别小看这六味药，老师用这个方子加味治好了不少痔疮病人。

十堰当地有个病人，男，三十来岁。每食辛椒、喝酒后，痔疮必发作，肛门灼热，甚至肛裂出血。病人问老师这是为什么？

老师说，肺与大肠相表里，肺中的热毒必须要借助大肠才能排泄，你这辛辣酒肉吃得太多，不注意饮食生活习惯的话，你这痔疮没法彻底根除。然后老师就给他乙字汤加味，这个方子效果特别快，第二天肛门就不灼热出血，痔疮也不发作了。

老师说，只要以后稍微注意一下饮食，辛辣肥甘厚腻的少吃，就不会再复发了。

我们很奇怪这方子为何用柴胡、升麻，而且这两味药是少不得的。大肠热毒和

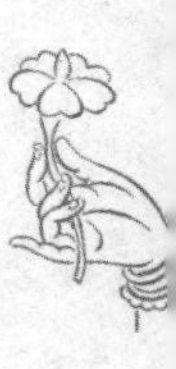

肺火不是通过大黄、黄芩两味药都管住了吗？当归在这里入血分，能令血有所归，也可以理解，但这柴胡、升麻就难理解一些。

老师说，你放进两个圈子里思考，就容易理解了。如同自行车的踏板，欲前降，必后升；欲后升，必前降。升降是相因的，这边胃肠轮子降下去，那边肝就会升起来，这边三焦水道降下去，那边脾就会升起来。痔疮的治疗都是要清理下焦膀胱、肠道，特别是大小肠，要让肠道热毒排得彻底，这肝脾之气需要升提起来，鼓一鼓劲，这个就是欲降浊先升清的道理。

我们又想到了宿舍里的洗菜池，当洗菜池的过滤塞偶尔堵住下不了水时，我们怎么去戳它，用水去冲它，水还是下不去。但把过滤塞往上提一提，洗菜池里的水就哗哗地往下流了。这很形象地揭示了一个道理，欲降先升。欲水下流，先提过滤塞。我们再把这思路用于痔疮的治疗，这道理就非常形象了。

◎便秘与打气筒

十堰当地有个老爷子，七十多岁，长期便秘，三五日一行，而且大便偏细。

老师首先问他，上楼梯，腿脚沉不沉？老爷子说，只想走平路，上楼梯就气喘。

老师把完脉后说，你双关脉下陷，整个气提不上来，头晕，记忆力减退，大便不通畅。老人家说，以前我吃一些泻药管用，现在吃了觉得不管用。老师说，人老了，气不足，运不了药，肠子没那股劲，推动不了。老爷子又问，那该怎么办？

老师说，就按你的脉势来调吧，你气不够，把气提起来，大便就会好些。然后老师给他开补中益气汤，重用黄芪 50 克，白术 50 克，当归 30 克。老人家吃完药后，不仅大便正常，而且排便也不细了，成条变粗了。

用补中益气汤的思路治疗便秘，这个也让人一下子难转过弯来。但中医治的是人，不是病。20 世纪 60 年代，李可老中医曾用补中益气汤治疗了几十种疾病。李老说，其实不是补中益气汤治疗了几十种疾病，而是那个年代人都吃不饱，气力不够，你把他们的气稍微提一提，很多病自然就好了。这补中益气汤对的是气虚不足的证，但凡符合这个证的病用了都有效。

可见疾病只是表面现象，真正病人的证型体质才是根本。为何很多老年人适合用补中益气汤，原来年老多半有气虚，气力不足，只要没有明显实邪，用了补中益气汤，对他身体都有好处。

补中益气汤有向上提的作用，为何病人服用后大便能够很好地向下通呢？我们可以从生活中得到启发。给自行车用打气筒打过气的人都知道，你想要让气打下去，

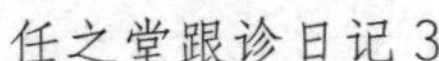

前提就是要先把打气筒的提手往上提，提得越高，吸进来的气越足，再往下打，挤出来的气就越足、越有力。补中益气汤就是给中上焦胸膈鼓足一股气，然后通过肺与大肠相表里，脾肺气一足，向下排便就顺利，而且肠管变宽，大便变粗。

以前我们在广东中医药大学上经典班时，邓铁涛老教授的弟子刘小兵老师常给我们讲课，有一次他就专讲补中益气汤的用法。在临床上他发现用补中益气汤加肉苁蓉、巴戟天治疗老年人习惯性便秘，效果很好。特别有些病人服用补中益气汤后，会觉得大便稍有不畅，你再加进肉苁蓉、巴戟天、火麻仁，在补中益气汤升提的基础上，加上润滑之力，气一足，大便就下去了。就像水满风足，船就开动了。

我们经常谈到增液行舟治疗老年便秘，用白芍、玄参、麦冬、巴戟天、肉苁蓉、火麻仁、当归。这只是一方面，如果病人还缺一股气的话，那还要以益气行舟，配合党参、黄芪、白术等健脾益气之品。气足如同河里的船遇到足够的风一样，风大轻舟就能速行，气足大便就可以通畅。这个就叫作欲降先升，想把肠浊降下去，得把肝脾气血鼓足。就像在两个圈子里一样，我们看到胃肠内圈往下降，它的动力源自于肝脾两边的圈子往上提。所以我们把太极图一分两半来看，你想把右边浊阴部分往下降，有两个办法，一个就是直接降浊阴，另一个则是通过升发左边清阳，令这左半边的阴阳鱼能推动右半边的阴阳鱼，这样就形成一个升降相因的循环圈。人体这个轮子一旦循环起来，所谓的病症就随着消散，这叫作大气一转，病邪乃散。

◎高血压与高压锅

任之堂有个学生的父亲得了高血压一年余，收缩压常在 160 毫米汞柱上下波动，排除了继发性高血压因素，病人先服用了半年的降压药，没有降下来，脾气如其脉象弦硬刚强。然后这学生又给她父亲用了近半年的镇肝熄风汤，血压还是控制不好。这学生来任之堂后，便向老师请教。

老师说，服了一年多的药，中药、西药都是往下镇压，你父亲的状态都被压抑了。长期压抑，不仅对降压不利，对身体更不利。不如我们换个思路，疏其气血，令其条达，用这欲降先升的思路，恢复他心肝条达顺畅之性。

于是老师便给他按柴胡葛根汤法，这个方作用于左寸关二脉，以条达升发心肝之气，解郁，并且开腠理，运用风药的特性，流通真气，宣开毛窍。

这个学生看了方子，觉得不可思议，本来高血压嘛，降它都还来不及，怎么还用柴胡、葛根这些温升向上走的药，这不会形成风助火势，加重高血压吧？

老师说，我们不能被病名束缚住，要看病人的脉象，若真有郁结，便放胆疏其

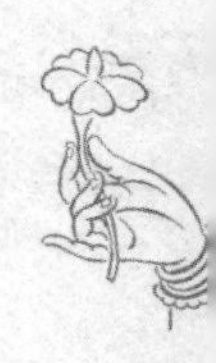

气血，令其条达，开其腠理，使其宣发。

然后她便按这个方子抓了 10 付药给她父亲服，结果 10 付药后，血压就下来了，收缩压由 150、160 变为 120，而且病人还反映说，吃完药后，这么多年从来没有这么轻松过，整个颈背部原本僵硬如绳捆，现在完全轻松舒服了。

按以前我们的常规思维，高血压肯定用平肝降压之药，对于这种宣发的风药，解表开腠理之药，根本不敢想象。其实用平肝降压之药，只是看到轮子的一半，另一半便是升发疏达的药。像心肝脉点有郁结，可以通过降膀胱，清理肠道，令心肝之气往下顺，这个圈子就转过来了，这是在前面拉。但在轮子里，我们还有一种办法，就是让心肝郁结之气往上面疏导，升已而降，这个轮子同样转起来，这就是在后面推。这就是升降的奥妙。升有助于降，降有助于升，升已而降，降已而升。

有学生问，这收缩压迫在眉睫，还往上面升，不是血压更高吗？我们可以取个象，比如高压锅，你要把它最快地降压，有两个办法，一个是把它放到冷水里泡，没那么热了，锅盖就能打开，压力也变小了。这就相当于清热镇肝降压法。但是懂高压锅特性的人大都不会这样做。那他会怎么做？他会把高压锅的阀门打开放气，放个一两分钟，根本不需要在冷水中泡，高压锅的压力就减下来了。而且还不会损害高压锅，不影响里面食物的温度。这就是窍门。

老师说，你们要善于到生活中观察，不要小看每个生活小窍门，这些小窍门都是千百年来老百姓反复实践过的，最方便的，最实用的，才能得以流传。

像高压锅一样，你找到那个减压阀，压力很快就降低了。我们治疗高血压，抑郁，病人烦躁不安，就像被长期关在笼子里的动物一样，想释放又释放不了，诸如此般情志病、焦躁病，我们不是去镇压它，而是要给它找一个释放的窗口。

像充气太满的皮球或车胎，很容易爆，我们只要稍放些气，就会经久耐用。同样的，高压锅压力巨大，大到你想把盖子打开都打开不了，这时你只要把减压阀打开，放些气出来，压力顿减，锅盖也就能打开了。

所以老师用柴胡葛根汤法给他疏肝，开腠理毛孔，释放压力。腠理毛孔一打开，病人的颈部居然感到从来没有的轻松。这高压锅的锅盖对应的就是人的颈部。病人大呼其妙，而且血压降下来后，没有再反弹。

这既是仲景经方之妙，也是老师巧妙用心，从自然万象中悟到欲降先升的道理。所以我们临床中还常用一些风药来流通真气，开启腠理，治疗一些情志病、焦躁病、抑郁病。在别人看来，这些疾病都要用镇静的思路，我们从另外一个角度，用宣发的思路，通常在别人用常规之法难以收效时，用这个思路往往有意想不到的效果。

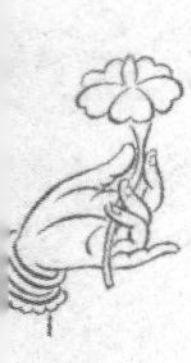

◎止嗽散与茶壶

任之堂每年秋季都有很多咳嗽的病人，天气一变凉，人们容易受凉咳嗽。有个病人，三十来岁，受凉后咳嗽，一周多不愈。原有的便秘也加重了。

老师给她开了常规的止嗽散，加了些通宣理肺的枳壳、桔梗、木香。病人服用了2付药，咳嗽就好了大半，晚上基本不咳了。她问老师，你这药是不是给我加了治便秘的药，这三天我大便都很顺畅，比以前都好。

我们找出方子，发现就是简单的通宣理肺的止嗽散方，没有特别的通肠药。

老师说，肺与大肠相表里，肺受寒闭住了，会影响大肠的蠕动，所以老待在空调房及空气不好的环境里的人，大肠不会很通畅。大肠之所以能很顺畅地传导，跟它相表里的肺脏密切相关，肺气开合有度，肠道传导就正常。而在临床中我们也发现很多感冒病人大便也不通畅，对于这种病人，老师基本上用发表通里的防风通圣丸思路，这样既治疗了原发病，也治疗了继发病。

老师说，关键还是要保持肺气宣发肃降正常，肠道才会通畅。这里有个很好的取象，就是我们中医常说的提壶揭盖。把茶壶盖子的孔闭住，茶水就倒不出来。对应到人体，只要稍微受寒，闭住毛孔，下面大肠、膀胱排浊功能就会减退。而当你稍微把壶盖上面的孔一打开，茶壶的水就流得很通畅。现在很多习惯性便秘的病人，老坐在办公室里，开着空调，处于一个密闭的环境下，在这个环境下人的毛孔是收缩的。肺主皮毛，皮毛一受寒，肺也受寒，寒主收引，肺一收引，跟肺相表里的大肠也闭得紧紧的，排便当然费劲了。这时很多人就去吃一些泻药来帮助通便，吃的时候有点效果，但不吃反而更严重，长期服用，反而伤了身体。

针对这种情况，老师说，在方子里稍微加一些苏叶、荆芥、桔梗或杏仁之类的开提宣散肺气的药，病人不仅排便舒畅，而且浑身轻松。因为毛孔受寒的状态让你解放开了。平时还要多运动，把从毛孔进来的寒气散出去，多晒晒太阳，就可以从根源上治好便秘。只要肺之皮毛肌表不被约束闭塞，下面肠道自然会由收紧状态变为放松，大便易于通畅。这个也叫作欲降先升。想正常排便，先打开肺盖。这种治法也称为腑病治脏，或下病上取。

通常治疗一些习惯性便秘或者小便闭塞，由于上焦开宣不利，气机不能舒展所致的，一般不直接用通肠或利小便之药，只是在上游宣通肺气，开发肌表，自然能达到下游大便通调、小便流利的目的。

朱丹溪便已发明此法，他说，我常用向上宣通气机之法来治病，比如滴水之器，上窍闭则下窍无以自通，必上窍开而下窍之水出焉。由这开窍之法，我们就可以想到开上通下、宣上启下、欲降先升、以升为降的精妙医理。

第 173 天　欲降先升，欲升先降（二）

9 月 4 日

◎头晕头痛与热气球

今天我们来看“欲升先降”的道理。

前面讲到欲降先升，它们两者各为圆圈之半，相互影响，相互推动，如同太极阴阳图里的两个阴阳鱼，你升上来我降下去，我降下去你升上来。正如《内经》所说：“升已而降，降者谓天，降已而升，升者谓地。天气下降，气流于地，地气上升，气腾于天，故高下相召，升降相因，而变作矣。”

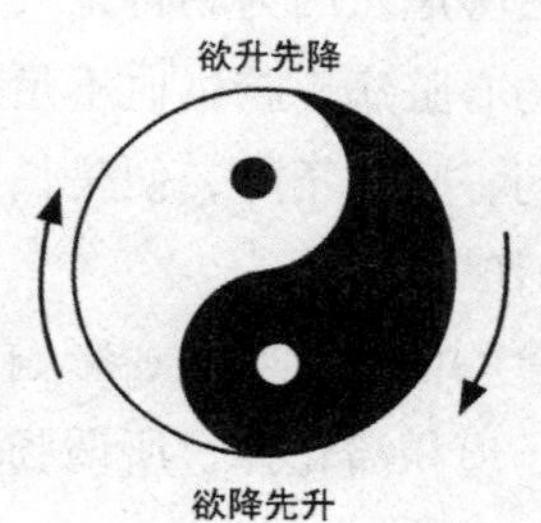

可见升降是互为因果的，这里面讲的完全就是阴阳二气相互升降旋转之道。就像人体脉络一样，循环往复，如环无端。我们治病用药，就是要有这种大循环的升降思路。这样就不容易被表面的病象蒙蔽住。

有个病人，女，五十多岁，头晕头痛五六年了，医院检查有说是脑供血不足，有说是血管神经性头痛，吃了一些补血和缓解神经、镇静的药，但效果都不好。

老师一摸她的脉，便说，你寸脉摸不到，不单脑供血不足，这肩背部也怕凉，容易疼痛。病人说，是啊，我这背痛是怎么回事？

老师说，肩背部有小肠经所过，你左寸脉摸不到，小肠有积滞，小肠和心互为表里，小肠有一分积滞，心脏便有一分受累。心脑相连，心主血脉，你那些脑部供血不足、血管神经性头痛，根源都在心脏这里。病人说，是啊，以前医生也说我有冠心病，偶尔会心慌，汗出。

老师说，你心脏的问题在小肠下面，小肠负担太重了，牵连了心脏，长期饮食过度，没有节制，对心脏是一种压迫，一种负担。病人问，那该怎么办？老师说，管住嘴，吃到七分饱，少吃凉的，不要伤到心脏的阳气。

然后老师便给她开通肠六药加上桂枝汤。这个思路也是任之堂常用的思路，通过通肠，减少肠道的负担，从而缓解五脏六腑的压力。果然，病人吃完药后，头痛头晕大减，肩背部麻痛感消失。病人反映说，排了很多大便，黑褐色的，很害怕。

老师说，有啥好怕的，你拉的是屎。这通肠六药里的鸡矢藤，能把你肠壁上的积滞化开，好像你们家的洗手池几个月没清洗，表面有一层厚厚的黑褐色的积垢，你用洗洁精和刷子把它消融了刷掉，刷下来的水便是黑褐色的。

病人点点头说，原来这样啊。老师又跟她说，你以后要少吃荤、多吃素，人老了消化功能不太好，吃得越多越复杂越浑浊，黏在肠道壁上的垢积就越多。这样营养也不好吸收，也会加重心脏的负担。你现在觉得呼吸怎么样了？

她说，现在上楼梯没以前那么喘了，觉得好像轻松了些。老师笑笑说，肠道积滞排干净后，人当然轻松了。

《内经》说，头痛耳鸣，九窍不利，肠胃所生也。这就告诉我们头晕、头痛、耳鸣，缺乏气血津液供养引起的众多疾病，我们要从肠胃去考虑。因为肠胃是气血生化之源，上面供养不足了，要从下面去思考。这个病人的心脏病、脑供血不足都是下面肠道吸收的问题。吸收好了，粗茶淡饭都是补血良药；吸收不好，便是长期过度饮食，伤了肠胃。《内经》里叫作“饮食自倍，肠胃乃伤”。

肠胃里很多积滞化不开，不单加重心脏负担，还影响食物的消化吸收，影响气血的生成。所以欲补气血，不是靠喝鸡汤，而是靠如何把肠道积滞化掉。所谓肠道一通，周身轻松。你把浊气往下一排，清气自然往上一升。

就像热气球，热气球在地上的时候，挂了很多沙袋，热气球要上升的时候，就把沙袋卸下来。这样热气球就越升越高了。人体也是这样，你要想让气血往心脏、头面上供应，让气色变得透亮，呼吸变得舒服，前提是要保持每天二便通畅，肠道不会有太多的积滞，这样气血就不会在肠道郁滞住，而能够迅速“清阳出上窍”。

从热气球的这个象上，我们就可以看到欲升先降的道理。你想要把心脑的气血往上供应得足一点，前提是不要让胃肠道长期超载。胃肠道的积滞才是心脏病、脑供血不足的根源。

所以老师常说，越是久病重病，饮食越是要小心。不要因虚贪补，反而使血脉、肠道壅堵，加重疾病。疾病以减食为汤药，夜饭减一口，能够延年寿。古代的俗语都是很深刻的。不仅对生病的人有好处，对健康的人也有保健养生之益。

◎桂附地黄丸、一杯浊水与鸠占鹊巢

有个当地病人，男，四十来岁，经常要应酬，这几年稍微劳累便腰酸背凉，晚上尿频尿急。他自己先是喝了一些补肾壮腰的药酒，刚开始喝有些效果，腰背没那么凉了，可喝了一段时间后，却腰部酸胀怕冷加重。以前冬天手脚不怕凉，现在也开始怕凉了。他来找老师看腰痛背凉。

老师说，腰为肾之府，要少熬夜，房事不要太过频繁，应酬要少些。他又问，大夫，我这两年怎么回事，身体大不如以前？

老师说，《内经》说，人过四十，阴气自半。过了四十岁，人的身体就开始走下坡路了。不能一味地消耗折腾身子，要想怎么去养它护它，老车经不起乱开。叶天士说，若人向老，下元先亏。人这向老的身体，经不起无谓的耗损。

他点点头说，是啊，以前我经常熬夜都没事，现在熬一两天腰痛得就像要断了一样，背部凉飕飕的。大夫，我问一下，为什么我吃那么好的补肾药都不管用？

老师笑着说，补肾的药是补给你修复身子的，不是补给你挥霍乱用的。你补进来的远不够你消耗，怎么能管用呢？而且你体内一团浊气，前列腺有问题，下焦的浊水排不出来，精华就补不进去。中医治病有两种现象不受补，一种是太虚了不受补，一种是太浊了不受补。你这双关尺脉沉滑，舌苔根部水滑，是下焦湿重，早上起来腰部疼痛加重，这是水湿占据了你的肾府，所以人容易困乏。

病人点点头说，那你给我开点药吧，我这两年特别觉得腰脚酸软无力，走起路来不耐久。然后老师给他开了桂附地黄丸合肾着汤。老师说，欲补先泻，欲升先降。想要让肾中精血充盈起来，先得把浊水泻掉，所以我们用肾着汤温化腰部寒湿，配合地黄丸里的三泻思路，把浊水泻掉。把这个寒湿占据腰间鸠占鹊巢之象解除了，然后再给他填补肾精，温暖阳气。

果然，病人吃完后，腰部大为轻松，酸重之感减轻，走起路来有劲了，背部也不那么怕凉了。老师又叫他去买中成药桂附地黄丸来收尾。

这个病人的治疗过程，我们可以取象一杯浊水，就像肾中藏的如果是浊湿，而非精华的话，身体想利用也利用不了。就像杯中的浊水，我们没法喝，但我们又想喝，于是往杯中再注入清水，但注不进去，已经满了，浊水还是浊水，还是不能喝。就像肾中寒湿浊气重，你给他滋腻的补药，反而助长了湿邪，浊水还是浊水，于事无补。这时我们把水杯里的浊水倒掉，再把水杯洗干净，这样倒进来的清水就非常甘甜可口，能够饮用了。而当你利用肾着汤加上地黄丸里三泻的思路，把寒湿浊水往下一排，身体再补进来的精血就能够为身体所用。

这也是为何桂附地黄丸、六味地黄丸能称为千古名方的道理。它就是这种欲补先泻、欲升先降的思路。想要把精华补进去，先要把浊水泻出来。想要让清阳暖督

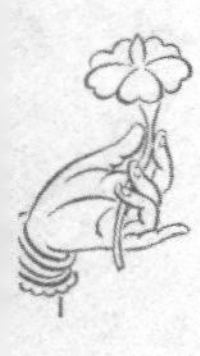

背出上窍，先要让浊阴走膀胱，排出下窍。

◎补中益气汤加枳实与电梯升降

欲升先降是一个巧妙的现象，也是世间很多事物的规律。如坐电梯，一下子进来很多人，电梯发出滴滴的声音，超载了，关不上门，也上不去，然后那些后上来的人下去几个后，电梯就不再发出滴滴的声音了，顺利关上门，不再卡在那里，升降便自如了。这个电梯超载搁在那儿运行不了，不能升降，就很符合升降之道。

我们发现老师治疗很多清阳不升、气不升举的疾病，如前面提到的头晕头痛，还有后面要说的脱肛、胃下垂、子宫下垂，老师总会在升阳举陷的方子里加上几味降浊的药。病人吃后，就会感到舒服。

中医杂志也有报道，用补中益气汤加枳壳或枳实治疗脱肛，这是一个成熟的经验。为什么以前单用补中益气汤治疗脱肛效果就蛮好的，现在却要加一些降浊下行的药呢？原来以前人们生活比较贫困，肥甘厚腻比较少，肠道积滞没有现在的人多，肥胖症也没有现在的人多，他们身体都是相对比较通透的，只要有下陷的虚证，你单用补中益气汤原方原剂量，稍稍一提，他就会觉得很舒服。但是现在人们生活水平普遍提高了，肠道积滞成了时代病。有了这些积滞，再加上平时消耗过度，透支精血，导致气虚下陷，这样两方面夹杂在一起，就形成虚实并存的格局。

老师说，欲升先降，想要让清气往上走，要把浊气往下刮。而这枳实、枳壳正是下刮浊气的妙药，古书里说它们有“冲墙倒壁”之功。又说它们能够利七冲之门。整条消化道的郁结之气，把各重要的关口门户壅堵塞住了，这枳实、枳壳就像是关云长一样，过五关斩六将，一路把郁结之气破开下行，使浊气泻尽，则清气易升。

脱肛下垂的病人，他们气升不上来，就像超载的电梯一样，不把这个超载的象给解除掉，不让超载的货物和人出去，电梯调到最大马力，也上不去。对于人体而言，枳实、枳壳就是排尽那些浊气，病人服用后放屁多，排出陈莝之气，清阳之气自升。如同人排便后，浑身轻松一样，这也是浊气下尽、清气上达的道理。

从电梯不能超载的象中，我们可以想到，想要让人体气机升降正常，上下无碍，就不能有太多阻滞。如果有阻滞，我们要先下后上，先降后升。只有瘀浊排泄干净，人体气机循环才能更通畅。好比公路上的障碍少了，车马往来就很顺畅。

◎从生活小事中去悟“欲升先降，欲降先升”

老师从两个生活现象中领悟到“欲升先降，欲降先升”的道理。

比如我们要跳高时，要先蹲下来，然后再往上跳，这样就能跳得高。那些篮球运动员在跳跃投篮时，总会做一个下蹲动作，这样往上跳就跳得高，这就是欲升先降的道理。自然界的鸟儿在起飞之时，绝对是脚先蹲下的，没有借助于这个下蹲的动作，它们是飞不起来的。所以对应人体而言，如果想用药去升提人体的气机，可以考虑反佐些稍微降气的药，这样更有利于气机的升发，而且升发也不会太过。

然后老师又给大家讲劈柴的故事。其实这个大家都知道，但是没有引起重视，也没有从中去领悟医道。但老师却是一个有心的中医人，他在日常生活中也是用中医的思维去思考的。老师说，思考中医，不仅仅是坐在书桌前或者诊台旁边思考，不仅仅是在有病人的时候思考，你一天二十四小时行住坐卧，都可以进入思考中医的境界。所以你从砍穿破石、劈松节里，照样可以领悟医道。你去耕田种地，开垦荒山，把锄头抡高，再把板结的土壤深深地挖开，照样可以领悟医道。不管是柴刀、斧头，还是锄头，你要完成向下劈、砍、锄的动作，前提是要先抡起来，抡得越高，借助腰部发力，干起活来就越轻松，劈起柴、剁起药材、挖起土来就越带劲。你如果把斧头、锄头、砍刀举得太低了，这样干活是很累的，而且效率低。所以老师说，做事先要把把式做出来，把式做不好，一辈子难出正果。我们学医也一样，入门先得把医理理顺，这个升降之理如果不能很好地理顺，学医的阻力就会很大。

从这些生活小事里，我们完全可以体悟到欲降先升的道理。想要斧头麻利地下降把木柴、松节砍开，它必须要有一个升起高举的动作。所以我们在用药给病人降气机的时候，通常要考虑反佐一两味升发气机的药，这样降气的力度就强了，好比劈柴的力量就足了。老师治疗脾胃病时，多会用到白术配枳实这组药对，这可是出自于仲景《伤寒论》里的，是治疗脾胃积滞痞满的千古名方。

仲景没有跟我们解释这方子是怎么创出来的，也没有跟大家讲是从哪些象背后悟出来的。但当我们知道了这个欲升先降、欲降先升的道理时，我们一下子就领悟到了仲圣创立这个方子背后的道。这样我们用方就等于用里头的升降法，然后得其法，就可以不拘其方药。像老师平常用生麦芽配竹茹，用苍术配鸡矢藤也是这个道理，用枳壳配桔梗同样是这个道理。正如《道德经》说的“高下相倾”，高下就是我们说的升降，升降是相因的，如环无端，是一个整体。

为什么有些学生说，怎么学医越学越糊涂，越学越困难？那是因为他们还没有把升降之道融入血脉里去，没能从这些日用生活小事里悟出医间大道。故曰：

医道非在山顶立，要到日常生活去。

离开生活觅医理，如同离水去觅鱼。

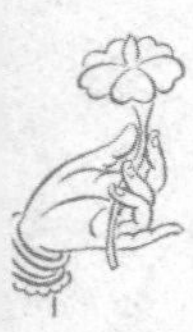

学术交流实录：夜话过敏性鼻炎

◎几种针灸方法治鼻炎

现在药房里面人才济济。正值暑假的黄金时间，各地中医学院的一些学生，甚至还有中医老师，都来到了任之堂。老师先叫他们献宝，所以这么多天来，下午讲课，晚上也讲课。下午，大家轮流讲自己最得意的经验。有学生讲书法，有学生讲中医文献校勘，有学生是家传艾灸，就讲中医针灸，还有一个老师是教妇科的，就讲妇科病的常见治疗方法……

今晚，大家都到药房配药。老师说，今晚就借这个机会来讨论一个病吧，我们借这个病来发挥一下，各抒己见。有学生就说，讨论糖尿病吧。

老师说，我们讨论的病最好是西医不好治的，而中医却效果很好的病。糖尿病现在中医、西医治疗都没有什么特别好的疗效。我们今晚就谈谈过敏性鼻炎吧，这个病西医治疗效果不是很好，而中医疗效却比较好。你们说一下这个病怎么治?

搞针灸的邹兄说，过敏性鼻炎针刺效果还可以。老师就问，怎么取穴，还有手法？邹兄说，正常扎合谷就有效，可针感较难有强大的刺激，所以我们医院一般选择局部取穴。局部取穴的目的是把气道打通，西医说的是改善微循环，要把里面的循环改善好。而中医认为面部鼻塞离不开气机不通，不管是寒的不通，还是热的不通，针灸都可以双向调节。我们一般取鼻旁迎香穴旁边，深层次扎进去，并把针沿着骨膜，平着往鼻梁方向透，可以透 1.5 寸。这个地方进针非常安全，没有西医解剖学的重要禁忌。这里一扎进去，针感强的病人，一般会流鼻水，鼻孔大开，因为这种深层次进针，刺激量比较大，很快病人就能深呼吸，缓解过敏性鼻炎的各种症状。如果你还想加强治疗效果，还可以在头顶上星穴那里扎一针，以每分钟两百转速度进行强刺激，这种手法一做完，病人大都满脸通红，像服了一付桂枝汤一样，头面微微汗出。但这些操作治疗，一般只能改善症状，控制病情，只有少部分人可以痊愈，因为过敏性鼻炎本身就是一种很容易复发的疾病。

◎打开窗户才能通风透气

老师说，好，针灸治疗有效果，我们再谈谈中药。从理法方药上，我们该如何来看这个过敏性鼻炎。这时，宏姐准备发言，她是渭南孙曼之老师的学生，用的是

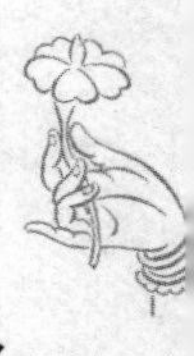

孙老师风药的治疗思路。

宏姐说，过敏性鼻炎，有流清鼻涕，也有流黄鼻涕的，大都是受了风夹着寒郁在里面出不来，就化了热，这样内热就被表寒所闭塞，所以治疗要用风药。风主疏泄，疏泄不通，鼻子就流鼻涕，故用风药宣通为主，把表闭的孔窍打开，让邪气出来。邪气有化热的，就需要一边用疏散，一边用清解，再稍佐以疏肝解郁。所以，治疗上用辛温疏泄，再佐以苦寒降下。而辛温的风药本身又有疏肝理气的作用。

有些过敏性鼻炎的病人，表现为局部上窍不通，一般天气好、阳气足的时候，鼻子通气会好一些。有些喝了热水后，也会暂时宣通气机，鼻子透气会舒服一些。还有，上午阳气足时会好一些，下午、晚上因为阳气收敛，就会加重一些。

老师又问，怎么用药呢？宏姐说，就像屋子里面郁闷，要打开窗户才能通风透气，所以用羌活、独活辛温散热，打开背部膀胱经；再用苍耳子、辛夷花温开鼻窍，加强局部气机流通；邪气郁在肝胆经，会肝气不舒，甚至郁而化热，这时就用上柴胡、黄芩、炙甘草，疏利肝胆，透热降气。如果病人明显怕冷的话，可以加入麻黄、桂枝；怕风的话，荆芥、防风可以上；正气不足，可加点红参，以助药力。

当然，还要看邪气在人体哪个层面，皮、肉、筋、骨、脉，不同深度的邪气，用药的强度都会有所不同。

◎肺心有病，鼻为之不利

这时从北京过来的贝姐现身说法，因为她本身就是过敏性鼻炎患者。

贝姐说，过敏性鼻炎主要以寒湿为主，寒湿阻滞经络。我得这个病，是因为几年前去了一趟南半球，刚好那边是冬天，然后回来这边时又逢上了这边的冬天，也就是说，那一年我过了两个冬天。在第二年春天的时候，我就得了过敏性鼻炎，从此每年春天都会发作，最痛苦的是每天都不断地打喷嚏，而且眼睛非常痒，晚上加重，临睡前鼻子不透气，特别难受。后来，我自己抓了1付麻黄附子细辛汤，早上喝了一次，居然全部症状都消失了，没有任何痒的感觉，也不打喷嚏了。就三味药：麻黄10克，附子15克，细辛3克。我以为疾病那么深，肯定不是一两碗汤药能喝好的，于是我又喝了一次，结果这次喝完后，心慌，晚上两点多醒过来，大汗淋漓。后来，我问另外一个中医朋友，他给我用四逆汤加龙骨、牡蛎，汗就收住了，心也不慌了。他说，你本来就虚弱多汗，应该慎用麻黄附子细辛汤。

老师说，没错，药中病所则好转，病重药轻效果就出不来，药重病轻身体甚至会出现不良的药物反应。有不少人冬天受凉，夏天又吹空调，得了过敏性鼻炎，对冷空气敏感，摸他右手寸脉、尺脉都不足，这时喝麻黄附子细辛汤，往往一付见效。

治病遣方用药，要看疾病的走势。麻黄附子细辛汤就是通过附子振奋肾阳，肾阳再把元气往肺上输，然后通过麻黄、细辛把伏寒透出体外。如果病人本身肺脉亢盛，你这样一把肾火点燃，往上再发，就会冲得难受。所以要分明白是肺气虚还是肺火上亢，是肺气虚用麻黄附子细辛汤有效。当然还有另外一种是心脉受损，心气不足，《内经》认为，心肺有病，鼻为之不利。这是说，肺有问题，鼻窍会不利，而心有问题，也会相关到鼻窍，因为上焦心肺都能直接管到鼻窍。如果病人是左脉寸部不足，这时不如用桂枝汤效果好。所以鼻部病变还要分心肺：左寸虚为心气不足，用桂枝汤；右寸虚为肺气不足，用麻黄附子细辛汤。

◎制阳光，消阴翳

贝姐点头说，就在那一年北京天气突然间变暖了，我的过敏性鼻炎就好了。我就体会到是寒湿阴邪伤了阳气，只要温度提高，身体就相当好。大自然太阳一补，身体就舒服。老师说，这样我们用药就要多考虑一下“制阳光，消阴翳”的思路。阴霾广布的天气，离照当空，立马化散。

过敏性鼻炎，鼻涕多，头脑晕晕沉沉，阴天的时候加重，晚上也加重，得病的人能明显感受到天气对身体的影响。所以，这疾病还是一个阴邪为标，阳虚为本，总的离不开《内经》所说的“阳化气，阴成形”。你们看，天气热时水珠就化为气体，天气凉时气体复而凝结为水珠。所以治疗的大思路上，我们还是要把身体的阳气给制造出来，给身体制造一个夏天的场，叫“冬病夏治，以热治寒”。

学生又问，为何发作的时候会痒，而且春天发作得频繁？老师说，风为百病之长，不管是风寒风热，还是风湿风燥，都是夹风而来的。为何会痒？风性主动，善行而数变，故痒。所以风药肯定是要用的，高巅之上，惟风药可到。上焦孔窍的病变，缺少不了风药。春天发作的概率高，是因为春天为厥阴风木所主。风夹寒湿之邪，又因天气乍暖乍热，阴晴不定，故加重。这时，羌活、防风这些辛温的风药，就可以考虑用上了。只要风药能够把郁闭的寒邪化散开，孔窍就会通畅。

◎杏仁、通草把阴湿之邪往下收

学生又问，孔窍通畅，鼻会通气，可那些鼻水又怎么办呢？

老师说，水湿本来是要往下面走的，应该通过三焦、膀胱排出去。可现在浊阴下排的通道出现了障碍，病人脉象出现左不足而右上越。右边为肺，肺气上越，说明肺肃降水湿的功能下降。结果水湿下不来，不能通过三焦水道很好地走下去，浊阴出不了下窍，反而从上窍鼻子中出来。正常情况下，清阳出上窍，用羌活、防风可以打开孔窍，可如何解决浊阴出下窍的问题？你们刚才都提到“制阳光，开孔窍”用风药，但还没有提到如何把阴湿之邪通过下窍通道排出去。刚才只提到清阳出上窍的问题，没有提到浊阴出下窍的问题。如果你们在上面用方思路上加上一两味走三焦水道往下降的药，就不同了。

学生又问，有哪些药能达到这样的效果？

老师说，肃降肺气有杏仁，通利三焦水道有通草、丝瓜络。杏仁能够直接从肺往下肃降，把肺气向膀胱向下焦布散，起到下输膀胱的作用。过敏性鼻炎，从鼻子里面流出来的那些浊阴，是出上窍。为何出上窍？因为肺不肃降，三焦水道不通畅，所以我们要用药把它引下来，让浊阴从下窍走，不要从上窍排。而通草色白，伸张收缩非常敏感，人体三焦是水火气机运行的通道，通草通的地方就在这里。而通草还有一个功效，就是能够通导，它能够引上部的鼻涕水湿往下运输。很多人用了发表的药是好了些，但好得不彻底，就是因为没有把水道建立起来。身体的浊邪往上涌，越发就越厉害，要把这些浊邪往下收，这时你们配上杏仁、通草，从肺、三焦往膀胱下降浊阴，浊阴能出于下窍了，肺和鼻窍就舒服多了。为何用了麻黄附子细辛汤后容易大汗，是因为只用升发的，没有用收敛的药。如果用上龙骨、牡蛎就会好些，或用些杏仁、通草，把肺敛敛，把气降降，就不会一味地发散，耗伤正气。

◎重用芡实把脾精往下收

老师又说，我们除了要把浊阴的去路疏通外，还要把浊阴的来源问题解决了，肺中浊阴去路靠三焦、膀胱，而来源则在脾。《内经》说：“脾气散精，上归于肺。”所以治疗那些流清鼻涕多的病人，除了刚才说的用通草、杏仁，把水湿往下收外，还要解决另外一个来源问题。来源是从脾到肺，这时还要用点敛脾的药，把芡实用上 30 克，把脾精收一收，脾向上输的浊阴就少一些，转化为鼻涕就相对少一些。上输的少，下收的多，加上上焦阳气的温化，整个鼻窍就通利了。

又有学生说，过敏性鼻炎急性发作的时候，用鹅不食草加点樟脑、冰片各 10 克，放在温水瓶里，用来熏鼻子，一熏就舒服了。

老师说，这是治标的，单用热水蒸气熏也有效。鹅不食草，是用它温散寒气的作用，樟脑能开窍，冰片穿透之力特别强。

又有学生说，有过敏性鼻炎的患者，带上帽子，鼻子就会舒服些。

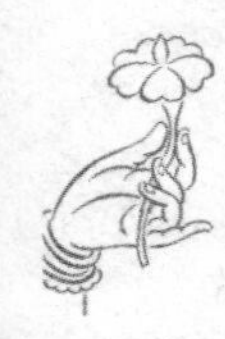

老师说，这也是一个保健的思路，戴帽子可以把“诸阳之会”的头部给保护起来。鼻炎的患者，本身督脉阳气升发就不够。通过这些方法，把督背阳气保护好，整个头脑就会清爽些。所以背部针灸、刮痧、拔罐也有一定效果。

老师最后总结说，这个过敏性鼻炎，如果是下焦阳气不足，我们就会考虑用麻黄附子细辛汤，从下焦把阳气升上来。如果是中焦脾胃不足，运化不够，那么我们就会用玉屏风散从中焦把中气升上来。如果是上面心阳不足，我们就会考虑用桂枝汤，从心的角度，把上焦阳气扶上来。

再通过苍耳子升督脉，辛夷花开通鼻窍，通草、杏仁肃降水道，鼻涕重的适当加点芡实收一收。颈椎不利索，头脑晕晕沉沉的，加点葛根升清阳。葛根解肌升阳的效果非常好，但是它升阳气的同时，还会把下焦的阴水也往上调。当下面肾水的封藏功能比较差的时候，阴水往上泛，就会很烦躁，不舒服。所以用葛根时稍加点牡蛎，把水往下收，相互协同，又能克制用药的弊端。当然，气虚的时候，加点红参、黄芪把中气提一提。很多时候就是一两味药的差异，整个方子的走势就不同了。

比如，你不加牡蛎的话，把阳气往上发时，连带浊水也往上泛，这样有可能就会加重病情。这时有些人就会怀疑方子的效果。其实不是方子有问题，而是用的时候没有把握一些加减变化的技巧。

有个西医医生得了过敏性鼻炎，自己治了几年，一直缠绵不愈，他母亲是老师这里的老病号了，在老师这里吃中药调得很好。这位老母亲非常关心孩子，就叫他吃老师的中药。叫一个对中医有强烈抵触心理的西医医生来喝中药那几乎是不可能的。结果，在他母亲的反复劝说下，他喝了老师的 3 付中药。

当他喝第一付时，就在反复犹豫，这东西能治病吗？可喝完后，整个头脑就清爽了，就像有股阳光在那里，鼻也不塞了，鼻水也不往下流了，连颈椎僵硬的感觉都消失了，身体的疲劳状态迅速得到改善。老师给他开的就是桂枝汤加麻黄附子细辛汤，配上葛根、牡蛎、杏仁、通草这些升阳又能降浊阴的药。他从此喜欢上了喝中药，说想不到中药还有这么好的疗效。

◎慢性鼻炎方

老师又说，跟一个西医辩论中医科不科学，没什么意思。直接让他喝几付中药，把身上的一些毛病去除了，那他也就没什么好说的了。

谈完过敏性鼻炎，那慢性鼻炎又该怎么治呢？过敏性鼻炎好治些，慢性鼻炎病根又深了一层，因为寒邪在里面已经化热，甚至深入筋骨，这样的病人往往伴随着胆火上犯脑窍，胆胃之气上逆，鼻塞，流脓鼻涕，痰浊加上热火上攻。这样的病人吃鸡蛋后加重，油腻、鱼肉吃多了，也加重痰火。所以治疗起来时间比较长，但中医也能治，可以按疮科的思路来治。

有学生问，有什么秘方吗？老师说，这里头还真有些秘方，中医讲究辨证论治，可民间中医有些秘方，对一些疾病也特别管用，堪称专病专方。

我曾经把我的学医经验总结放在网上给那些中医爱好者们下载，其中有一个网友看了非常感动，给我发邮件说，别人有偏方秘方，秘藏都来不及，而你反而公开，无私相授。我也有一个家传治疗慢性鼻炎的方子，治好了很多人，也没有特别的辨证，主要是针对那种慢性鼻炎，流浓稠鼻涕的。一般 15 付药一个疗程，效果非常好。于是，他就把方子发给了老师。

老师说他在网上抛砖引玉，包括写《高手过招》也一样，抛出了自己所学所得的点滴，结果却得到了更多的收获。包括老师写书，只是抛出自己学医的经历，没想到却鼓舞了那么多人，也得到了那么多人的支持，甚至他们在千里之外，也给老师推荐好书，邮寄大量医学资料以及各种道经、佛典。

老师说，我只写了几本书，结果却换回了一屋子的书；我只付出了那么几年临床，加点笔耕，结果却得到了一辈子都享用不尽的知识。

《道德经》曰："是以圣人不积，既以为人，己愈有，既以与人，己愈多。"这是说，明达事理的人，他的许多秘方、好办法都不会隐而不宣，他越替别人着想，自己就越富有，给予别人的越多，自己得到的就越多。

老师最高兴的就是，同行或者学生、病人推荐好书，相互传授知识。

这个慢性鼻炎方组成为：苍耳子 5 克，辛夷花 10 克，薄荷 10 克，鹅不食草 20 克，白芷 15 克，黄芪 30 克，白术 20 克，防风 10 克，路路通 15 克，丝瓜络 15 克，陈皮 15 克，半夏 12 克，茯苓 15 克，生甘草 8 克，败酱草 15 克，炒薏苡仁 30 克，淫羊藿 30 克，川芎 10 克，当归 15 克，佩兰 10 克。15 付。

◎"阳化气，阴成形"的过程

老师说，这是一个大方，杂合而治，慢性鼻炎再厉害，还是一个"阳化气，阴成形"的过程，用药思路离不开温散和降收，恢复鼻子的开合。

这个方子，有苍耳子、辛夷花通透鼻窍，引药至鼻。鹅不食草也是治疗鼻炎的要药。薄荷疏肝，能治疮，也能透郁热。白芷燥湿止带，消肿排脓，鼻炎的脓疮可以排出来。这五味药以散透为主。黄芪、防风、白术是玉屏风散，守住中气，九窍

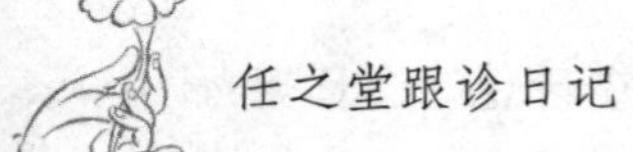

不利，都要从脾胃中考虑，玉屏风散能从脾到肺再到鼻窍，为鼻提供一股正气。路路通取其通畅之性，能通行十二经水湿，力量比较平淡；丝瓜络解除络脉中痰热，这两味药都有疏通经络的作用。陈皮、半夏、茯苓、甘草四味药是二陈汤，治疗痰湿的总方。把痰湿浊阴往下疏导，配上败酱草，就能降浊，走于肠中。

败酱草是肠痈妙药，能够深层次地清热解毒，解除郁伏日久的脓毒。以其气如败豆酱味，故名败酱草。败酱草，消痈败浊，化脓为水。慢性鼻炎、鼻窦炎，那些浓浊之物，附筋着骨，败酱草能驱败浊下行。败酱草配上炒薏苡仁，就像《伤寒论》里的薏苡附子败酱散一样，取其浊阴归六腑，浊阴出下窍。炒薏苡仁渗湿于尿道，败酱草降浊于肠道。这两味药用活了，都相当妙。淫羊藿把命门之火补起来，当归把周身之火养起来。这是考虑到慢性鼻炎，疮痈日久，有气血不足、肾阳亏损在里面。而用川芎、佩兰，这两味药芳香能升清阳，又能开郁结，化湿浊。

这个方子怎么加减变化呢？老师又说，头痛的要加川芎 20～30 克。两侧头痛明显的可加蔓荆子、柴胡。前额头痛的加白芷。鼻涕腥臭的加蒲公英、竹茹。鼻涕量大色白的，加苍术、山药、芡实。这个方子升清降浊都考虑进去了，正虚邪实也考虑进去了。生痰之源，以及除痰之路，也考虑进去了。看似治一个鼻子，其实把五脏相关都考虑进去了。老师后来用这个方子治好了很多慢性鼻炎的病人，于是叫我们把这个方子公布出去，这样良方就不至于埋没于草泽之间。

学术交流实录：刘博士讲妇科

◎天地万物皆吾师

还有一位陕西中医学院过来的刘老师，是教妇科的，中西医结合，以西医的诊断思路来用中药。老师笑着说，到这边来学习，首先要献宝。每人先把最擅长的、最有心得的经验讲一节课，让大家开开眼界。这也是我们民间中医联谊会成立的宗旨，让任之堂成为学术交流的阵地。让前来学习的中医爱好者，既能学到知识，也能传播知识，这样中医继承与发扬就都做到了。

刘老师谦虚地说，在任之堂只敢认学生，不敢说老师。在余老师这样的中医高手面前，不敢谈献宝，所以大家有什么疑问就提出来，相互讨论讨论。

王蒋笑着说，在任之堂，一些中医学院没毕业的学生都来讲课，很多学生都当

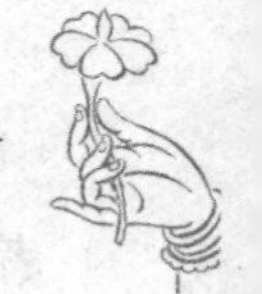

老师，而刘老师来这里却自认学生，这在中医界应该是绝无仅有的。

确实，这些日子有不少学生都纷纷讲起课来，他们有些还是大学生，有些是刚参加工作，但都有自己独到的研究经验，在某方面有过人之处。

韩愈曰：“闻道有先后，术业有专攻。”又曰：“师不必贤于弟子，弟子不必不如师。”孙思邈学医的时候，也是“有一技长于己者，不远千里，服膺取决”。所以对于师者，在那些好学之人身上，天地万物皆是吾师，三人行亦必有我师。人，活到老，学到老，一辈子都在充当着弟子。

◎山楂消子宫肌瘤

老师说，大家有问题就问吧。我们任之堂看病很杂，没有专门看妇科这种说法，但妇科疾病确实不少，所以今天我先来问第一个问题，子宫肌瘤你们怎么治？

刘老师说，一般医院都用桂枝茯苓丸为底，再根据肌瘤的特性，肌瘤不就是一团肉瘤呗，什么东西能消肉积？山楂、鸡内金，这些都可以消肉积，再适当加点补气的药，把瘤子推走。我们用的是边补边消的思路。

老师说，山楂用于开胃气，消食积，我们倒是常用，但用于消子宫肌瘤、肉瘤，以前倒是很少用过。有本书里提到，人只要有胃气，食物能够消化，肿瘤一样可以消化得了。所以肿瘤的病人，只要胃口好，吃饭香，那就好治。

这个经验好，山楂、木香一配，病人服后，肚子就咕噜咕噜响，胃气能够往下降，积滞能够化开，是个好经验。

老师又问，那卵巢囊肿你们咋治？刘老师说，卵巢囊肿是良性的囊肿，它是瘀血和水湿相结合的产物。用经方的效果比较好，一般我们用合方，用桂枝茯苓丸化瘀血，用己椒苈黄丸化水邪，使瘀水分开，治疗起来还不算太难。

老师又问，那乳腺增生你们怎么治？说到擅长之处，刘老师高兴地说，这个好治。一般很多人都单纯地用逍遥丸，这个效果一般。可以用消瘰丸加减，里面的牡蛎非常重要，软坚散结就靠它，我们治疗妇科病，使用率相当高。青皮和橘核两味药是必用的，丝瓜络、橘叶也是相当好的。考虑到病人的经济状况，以及这个病不是一两天形成的，服药既要能省钱，又要方便有效，我们往往打成药粉给病人服用。

这个病由于是慢性病，病久了会盗耗肾水，治疗起来要考虑到补水，滋水涵木，疏肝理气，这样乳腺增生，纤维瘤，有硬块的，都可以软化。这些慢性的妇科病，还有乳房结节肿块，吃上一两个月药，就可以见效，打粉服用也方便，价钱也不贵。

老师说，我们一般都是做成丸剂，丸者缓也，以后可以考虑打粉做成散剂，散

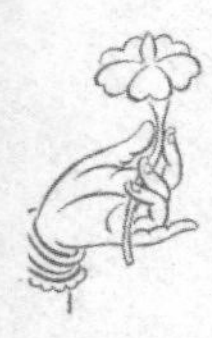

者散也，确实服用起来比汤剂要方便价廉。

◎生炒麦芽治泌乳

老师又问，闭经泌乳综合征，你们怎么治？这个病我们这里也有，有些效果好，有些效果不好。刘老师说，单纯性的还好治，可已经形成垂体瘤的，就难治了。我们一般有泌乳的就用炒麦芽，乳房胀、不泌乳的就用生麦芽，生麦芽100克以上，能起到疏通的作用，疏肝解郁且往外发，药性平和。如果有泌乳，就把麦芽炒过用，炒过后，能起到收缩回乳的功效。

学生们又问，那既泌乳，又乳房胀的呢？刘老师就说，那就生麦芽、炒麦芽各半。老师笑着说，我们这里的病人，也是用这个思路治疗，也治好过，但有些复杂的就效果差些。

多囊卵巢综合征，这种病人现在也很多，你们怎么治呢？刘老师说，西药、中药一齐上。这种病，饮食、运动都要控制得相当严格。要控制体重，控制不好的话，病情很容易加重。饮食上，不吃高脂、高糖这些，要多吃富含纤维的素菜。要有氧运动，微微出汗，不能太劳累。剧烈的运动，会打乱身体内平衡。具体治疗上，还是辨证，有肝郁脾虚的，逍遥散思路；有痰湿内阻的，脸上油垢，用苍附导痰丸；还有心肾不交的也非常多，我们用黄连阿胶汤或交泰丸。

老师又问，那月经量少你们怎么治？刘老师说，常见的有两种，一种是气血不足，用人参养荣汤；一种肝肾亏虚，用六味地黄丸加上五子衍宗丸。还有桑椹子这味药，在妇科上也很常用，平和有效。

老师说，还是以偏补为主，那上热下寒的你们怎么治？刘老师说，用桑叶、菊花、竹叶清上焦热，再用六味地黄丸补下焦，这要用到合方的思路。

老师又问，子宫内膜偏薄，月经量少的，西医用激素效果不太好，你们怎么处理呢？刘老师说，还是调脾肾，调先天和后天。长内膜的中药，我们常用补骨脂、肉苁蓉。子宫内膜薄，长不起来，大都是宫寒，我们会重用紫石英。还有，卵巢早衰，我们也经常用到紫河车，这味药对子宫发育不良有好处。

◎输卵管不通要疏肝

老师又问，输卵管不通，你们怎么治？刘老师说，这个好治，一般认为输卵管归肝经所管，肝能疏泄，输卵管就能通畅，所以我们一般用四逆散加疏肝通络的药。比如，皂角刺、王不留行、路路通、石见穿，甚至还加入动物药，如蜈蚣和土鳖虫

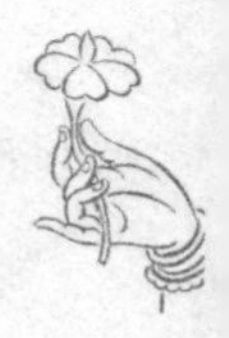

这些通络噬血的药。当然，有些是下焦瘀血与水湿互结的，我们会用当归芍药散。有些发炎的，我们会当成疮病来治疗，用仙方活命饮。

输卵管不通，其实很大原因和卵巢有关。我们用桑椹子这些种子类药物，增强卵巢功能。卵巢功能增强后，蠕动推动能力就加强，它会带动整个输卵管活动。

我们有时还会用到石斛，这味药长在海拔几千米的石头缝里，称为中华九大仙草之一，吸风饮露，稀有难得。

老师又问，那功能性子宫出血，你们怎么治？刘老师说，一般青少年宫血，跟脾不统血、肾不封藏有关，我们建议她白天吃归脾丸，晚上吃六味地黄丸，一般不太重的子宫出血，效果都比较好，但要有耐心，一般要吃上两三个月，月经来时就不吃，这是最简单的方法。

老师说，我的问题基本都问完了，你们还有什么问题，趁刘老师在这里，好好向她学习。接着，刘老师又谈到妇科里面最常用的几味药。

刘老师说，乳腺纤维瘤及那些良性肿瘤，需要软坚散结，用牡蛎效果很好。一般妇科瘀血、水湿内停的，益母草非常好。益母草活血利水，还能降血压，天麻钩藤汤中有它，它还能改善心脏功能，因为水湿一旦利走，心脏功能就会恢复得很好。我们用益母草一般 50 克、80 克左右。益母草还用于肾病，肾炎水肿。总的而言，妇科疾病里面有水湿、瘀血用益母草，效果很好。还有黄芪、当归，这两味药又叫补血汤，能从源头上给身体注入一股心血。配上益母草，败毒之血就能从水路流走。就像夏天池塘里的鱼很闷的时候，就会因为缺氧而死。这时有经验的渔农会干两件事，一是从源头上给鱼塘注入新水；另一个是从去路上给鱼塘下游放一个小口，排出浊水。一进一出，鱼塘的水就循环起来，鱼的生存质量就高了。

有一位江西中医学院的学生陈墨说，这个子宫取象还真像一个池塘，里面的受精卵就像池塘里养的鱼一样，鱼要长得好要有源头活水，还要有浊水排出的通道。黄芪当归汤补充源头活水，益母草给浊水一个去路。把它用于治疗不孕不育，子宫内长东西，痰饮、瘀血、水湿蕴结，这应该都是好的思路。

学术交流实录：邹医师讲针灸

邹兄给我们讲针灸课。邹兄的针法是家传的，硕士毕业，也是学针灸，所以他的针法集民间、学院特色于一体。邹兄来老师这里的目的是学习汤药与脉法，想待

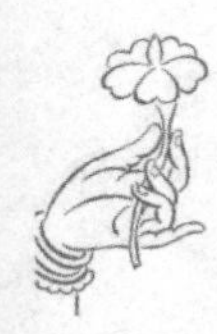

上一个月。对于已经参加工作的人来说，要专门请一个月的假出来拜师学习，不是为了经济利益，只是为了提高自己的医术，更好地用于临床，这真是太难得了。结果他医院的领导打电话催他早点回去，邹兄只在任之堂待了半个多月。

老师笑着说，来任之堂学习，你们把学到的东西带走，也要留下你们的东西。这也是民间中医联谊会创办的宗旨。中医人可以在这里学到经验，也可以在这里传播自己的经验。

大家都期待邹兄给我们讲一节针灸课。有一天，一个胃痛的病人，痛得眉头都蹙起来了，老师开的汤药要过一段时间才熬好，可病人的痛苦该如何缓解呢？老师就叫邹兄帮病人扎几针。邹兄平时面带笑容，可一提到针，顿时凝神定志。古人云，每逢大事有静气，这是形容一个人面临复杂多变的问题时，最可贵的一种心态。也是最有利于解决问题的一种修养。

◎银针一出胃痛医

邹兄首先问病人有没有针灸过，胃痛多长时间了。病人说，没有试过针灸，胃痛好几年了，反反复复，一发作起来整个人都难受、烦闷。看来剧烈的胃痛影响到了他的情绪。邹兄取了两个穴位，一个是手上的内关，一个是腿上的足三里。这两个穴都是八大总穴之一。肚腹三里留，内关心胸摩。这两句话对于每个初学针灸者来说，都是再明白不过了。可知识归知识，能不能很好地服务于实践，这要看施针之人的修养。

我们还没有看清邹兄怎么进针，那针已经迅速进入穴位里，连病人都没有感到痛感。然后邹兄就给病人运针，提插捻转，然后留针五分钟。病人明显感觉到针刺部位有酸胀感。针扎在穴位上，也明显有得气的气感，因为邹兄手离开针时，那针明显还在颤动。中医针灸上将这种得气的现象称为“如鱼吞饵”。很多人都钓过鱼，都知道把鱼钓上来瞬间是什么感觉。很明显水面下有股向下扯的力，针灸得气的一种特征就像鱼儿吞食诱饵一样。如果有了这种得气现象再运针，效果往往比较好。

我们问病人胃还痛不痛，病人想了一下，又感受了一下说，奇怪，不痛了。病人眼中充满了惊奇。在这里，大家都看到了立竿见影的针灸效果。是啊，针灸对于痛症有它独到的优势，是汤药所不能及的。而这次邹兄来任之堂学用药理法，也想用于补充针灸上的不足。因为在治疗疾病上，针灸和汤药各有所长，有些是针灸更快，有些是汤药更好。比如阳明腑实证的治疗，承淡安先生曾明确提出：碰到阳明腑实证，用针刺治疗，针大小肠俞、足三里、支沟、承山、太冲，六个穴合用可通

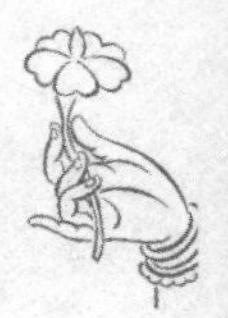

大便。可针刺的效果不及药剂之确实，还是应该使用承气汤为妙。

◎盘龙银针

下午邹兄开始给我们讲针灸。最让我们感兴趣的是邹兄带来的一个小竹筒，打开竹筒盖子，里面填满了艾绒，有九枚银针如星斗般扎在艾绒中。这些艾绒是端午时节采摘的，渗透着各种中药，其中最特殊的一味就是麝香。

邹兄说，这九枚银针叫盘龙银针，是他授业恩师所赠，又叫满天星斗针。用艾绒加中药放在竹筒里，目的是养针。我们纷纷观看了里面的针，这盘龙银针比平常的针要粗大，而且在药气的滋养下，闪闪发光。据说在端午时节的时候，这筒银针还要放在太阳下，让银针吸收太阳正气。

看了邹兄的宝针后，我们满心欢喜，也想拥有自己的一套银针。古人说一针二灸三用药，取效之捷莫过于针灸。这针灸立竿见影之效，是为世人所接受的。

邹兄开始在黑板上写《内经》关于针灸的论述，他说《灵枢》八十一篇全都在讲针灸，所以《灵枢》又叫《针经》，由此可知，在上古针灸是主流医学。中医内科一般讲究理法方药，而针灸则讲理法方穴术。术是治疗的关键，两个人对同一个疾病取相同的穴位，但术不同，治疗的效果完全不同。

那么怎么用术来学习针法呢？分为三方面，一是进针，二是行针，三是运针。

进针要快、狠、准，迅速穿透进入穴位，病人却没有感到明显的痛感。这进针的力不是用刚力，而是用柔力，因为刚力越大，针越容易弯掉，因为针很细，用刚力很难驾驭。这体现了《道德经》所说的刚则折的道理。

邹兄练太极多年，对力的把握有自己独到的见解。他为了把柔力练出来，与针合一，曾经多次二十四小时不离针，连睡觉时手里都握着针。第二天醒来，针居然还没有掉。邹兄说，这是培养针和人的灵性。当你把针看成有灵性之物时，去和它相处，它就会和你相处得很好，即使床上扎满了针，睡在上面你也不会被扎到。

这让我们大开眼界，原来练针不单是练针的力量，还要练与针合一的默契。

◎行针的四层境界

接下来谈到第二点：行针。邹兄在黑板上写到《标幽赋》："目不外视，手如握虎。心无内慕，如待贵人。"针是一种利器，能救人亦能伤人，全在于执针者的经验。手中握着一根针，如在驭龙驾虎一样，神要专一，心要平静，气要内敛，就好像对待贵人一样。我们都知道，服务业有一句话，叫顾客是上帝。对于我们医生而

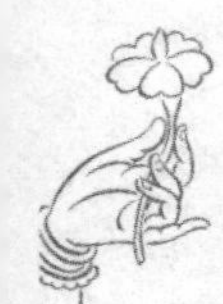

言，同样是这个道理，病人是贵人。当一个人面对贵人时，他的言行举止会更加收敛、谨慎，而不容易出错。当把病人看成很随便的常人时，用药用针都很容易出错，这也是当今社会容易出现医患紧张、医疗纠纷那么多的原因之一。要缓解医患关系，关键还在于提升医者自身的素养。

邹兄又给我们讲到针灸易学难精，难就难在行针之术上。他说行针有四层境界，第一是以意行针，第二是以气行针，第三是以技行针，第四是不入流。

以意行针是道德水平要达到相当高的境界，即使没有现时可用的针，他心中一样有针，可以以指代针，万物皆可为我所用。以气行针是练了一些内功后，身体比常人有更敏锐的气感。一般针灸学院的学生一入学，老师就会叫他们学习少林内功或易筋经，目的是强身健体，加强对气的领悟。要做到对气的外放和内收，在吞吐之间都能明显操控。以技行针就是掌握针灸提插捻转补泻的一些技巧。

邹兄对针灸的领悟与技巧信手拈来，收放自如，但是他却称自己是不入流的。邹兄这样说除了自谦外，还有一点是因为针灸在他心目中的地位是崇高而神圣的。

接下来又谈到第三方面，运针。运针要按照治疗原则来，邹兄在黑板上把《灵枢》“九针十二原”的用针原则写了下来，“凡用针者，虚则实之，满则泄之，宛陈则除之，邪胜则虚之。”讲到所有的运针手法都是从提插捻转这四种手法中演变出来的，谈到“宛陈则除之”，就讲到三棱针，三面皆有刃，用于刺络放血，治疗疮肿郁积效果显著，直接给邪毒一个出路，还可以用火罐把邪毒拔出来。

谈到虚则实之，邹兄则讲到一个惯用的灸法，叫“九叠浪”，就是艾条与病人的穴位相距以微热为度，然后按这个距离分为九个层面，艾条每下降一个层面，则振动一次，到第九个层面时病人就觉得热不可耐，这时让病人深吸气，把那些热力周布到五脏六腑中去。邹兄说他用这个手法治疗风寒感冒，正虚邪袭，直接灸大椎，效果奇好，屡试不爽。凡病邪属阴性者，灸之则病人阳气足，阴邪可退。

◎针灸取穴有升降

接着邹兄又提到药物与穴位的对比。药有药性，穴有穴性。药有升降出入，穴一样有升降出入。随操作手法的不同，病人有不同的反应。

按上、中、下来取穴，上面的有百会、后顶、大椎；中间有中脘、关元和天枢；下面有足三里、上下巨虚及阳陵穴。这些穴位都是常用来调整病人气机升降的主穴。百会用于升清阳，中脘、关元用于调畅中焦气机旋转，足三里、上下巨虚及阳陵穴是胃、大小肠、胆的合穴，中医认为“井主心下满，荥主身热……合主逆气而泄”。

就是说合穴能降浊，泄逆气。取穴足三里、上下巨虚及阳陵泉，就相当于老师的通肠六药降浊的思路。凡是疾病从整体来调无非是让它浊降清升。

老师高兴地说，能够把道家升降思想融到针灸里面去，配穴运针，这么快他就能融会贯通，难得啊！

接着邹兄给我们讲他的经验用穴。

第一个是治疗胆囊炎取阳陵泉。他得过一次急性胆囊炎，在当地的中医那里吃了几付小柴胡汤，还是一样痛得冒冷汗，不敢大步走，连喝汤也一小口一小口的，呼吸的时候都不敢用大力，痛到肩背都极不舒服。打了青霉素后，四五天还没有缓解。后来还是靠自己针灸搞定，他就想到胆的合穴不就是阳陵泉吗？降胆浊要靠这里，于是就在阳陵泉那里找痛点，一针扎下去，有股气窜到胸胁上来，胆囊那种郁堵感如拨云见日般，立马痛解。这样他信心大增，以后在医院碰到胆囊炎的病人，针刺阳陵泉，货真价实，治疗的效果都比较好。

第二个是治疗癫痫。以前邹兄在脑血管科实习时，医院的同事都知道他有家传针灸，都放手给他治。这里癫痫病人挺多的，癫痫发作后非常危险。一次刚好遇到病人癫痫大发作，护士和医生还没赶到，邹兄直接取病人涌泉穴，重刺一针，当下见效，病人立即安静下来。等医生和护士跑过来，看到病人平安无事时，不禁感慨针灸的神效。以前病人癫痫大发作那是没完没了，这次没想到针扎涌泉穴立马止住了，这让病人对针刺的效果也大开眼界。

这时一些师弟纷纷向邹兄问起问题来。有的问落枕怎么办？邹兄说，在辨证的基础上再加后溪穴，后溪能通督脉、太阳经。针得好的话，整条督脉都有气感。后溪、督脉同通于颈。又问，治妇科疾病、失眠怎么选穴？邹兄说，三阴交治妇科很好，内关这个穴位疏肝理气、宽胸解郁作用比较好。

或问，晚上咳嗽怎么办？邹兄说，两个穴位特效，列缺和太溪。我目前用这两个穴位治疗咳嗽，还没有没效的。太溪用补法，能固肾水，使肺肾金水相生。

一般发热，在取穴的时候也不要忘了太溪，太溪能将下半身之水引上来济上面的火，能有效降温。

◎内关穴相当于枳壳、桔梗、木香

或问，哮喘，全身冰凉，胸闷，该怎么办？邹兄说，一般不全用针，要用到灸法。针刺内关宽胸解郁，灸大椎穴升起阳气。内关穴相当于老师常用的枳壳、桔梗、木香，理胸中大气，大椎穴用灸法相当于桂枝汤加葛根、红参、附子，把心肾的阳

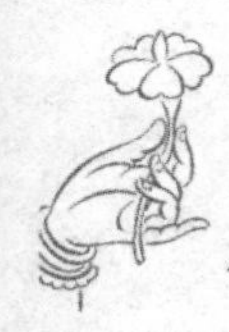

气补起来。还要选夹脊穴，夹脊穴非常好用，因为解剖学看夹脊穴连接有不少交感、副交感神经，能加强它们的传导功能，并且足太阳膀胱经也在其中。

或问，打呃该怎么办？邹兄说，最常见的是选择攒竹，起到降逆止呃的作用，攒竹是主降的穴位。

或问，抽筋该怎么办？邹兄说，抽筋多见于年老病人，一受凉易引起抽筋，光靠针还不够，还要加上艾灸，也就是说用温针治疗更好。我治疗抽筋的病人，绝大部分都有效，就取承山一穴，这不单是治疗抽筋的要穴，还是治疗痔疮的要穴。我们针灸教材里说的一些穴位主治还不是很全面，但你知道一些理法之后，你就会随心所欲地用好这些穴位，治疗效果远远超出书本里讲的。

又问，针灸有什么禁忌吗？邹兄说，一般教材里都有讲，大饥大饱要慎针，阴雨雷电不扎针。

老师听完课后鼓掌，说得真好。这时老师也献出三个宝，一个是天道穴。天道穴在人体的头部，平前后发际绕头一圈，一圈分为三百六十度，每一度管一天，根据《内经》所说的人与天地相应，四时相参，人时时刻刻都能得到天地能量的补给。天道穴就是每天流动变化的穴位，在人头上从左到右，每天转一度，这一度就有一条线，这条线就是一个倒立的人，凡疑难怪病就在这条线上找压痛点，一旦找到扎针下去，然后拔出来。

老师又献出第二个宝，叫陶道穴。陶道穴在督脉上是最狭窄的地方，如果能够打通，身体的阳气升发将更加流畅。这是民间一位草医郎中教给老师的，对于一些疑难怪病可以从这里入手。陶道穴治疗疟疾也是相当有效的，据说扎完陶道穴后，用一个胡椒的半边倒扣在针孔上，治疟疾疗效很好。

老师的第三个宝，是一对鬼泣穴，在拇指关节处。这鬼泣穴顾名思义，就是治疗一些精神疾病，民间叫鬼缠身。这种病人一般头晕晕沉沉，周身沉重，言语说话逻辑混乱，头顶像被东西盖住一样。老师说男左女右，扎针鬼泣穴后，再用艾灸可以恢复阳气，驱走阴邪。

学术交流实录：老王谈秘方

来自黑龙江的老王平时沉默寡言，可一上讲台，则滔滔不绝，令我们刮目相看。在老师这里学习的学生们，要数老王临床经验最丰富，临床实践时间最长。也数老王

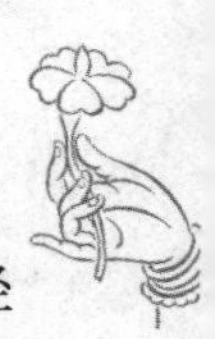

最谦虚了，就连我们后辈讲课，他也安安静静地听，做笔记。我们可是没多少临床经验的，只是理顺某些中医思路而已。古人说，静水流深。真是学问深时意气平啊！

◎大蒜煨热治腹痛

老王来自黑龙江，一身黑衣，头发黑白相间，显得苍劲气息，像一个东北侠客。他干中医十余年，跟他一个朋友合作一间诊所，他朋友搞西医，老王搞中医。老王这人非常沉得住气，来任之堂这么久，都是一股劲扎在方药、脉理之中。从他口中，听不到是非，也听不到杂言碎语，跟在老师旁边抄方，除了向病人问几句话之外，忙得最快的就是手中那支笔了。中医需要这股专一的精神。荀子说："目不能两视而明，耳不能两听而聪。"庄子说："用志不分，乃凝于神。"

今天下午，大家都想让老王讲一节课，因为老王刚来的时候，他朋友介绍说，老王这个人掌握了民间中医不少简便验廉的效方、秘方。就这句话给我们留下了深刻的印象，也让我们充满了期待。

下午三点十五分，大家准时到民间中医联谊会会议室，背完《清静经》后，老王开始讲他的心得。老王说，今天我们就不那么严肃地谈，来点轻松的，当作是大家交流一些实用的东西。首先，我讲一些能信手拈来救急的经验。这个可能有些人都懂，我也是在民间反复试验后效果好，现在才敢拿出来跟大家分享。

中医讲药食同源，许多我们平常用的食品背后就有极好的药用价值，比如这大蒜，北方人比较爱吃。北方民间有很多人都知道，这大蒜治疗受凉时的腹痛效果极好。可有一个问题，大蒜辛辣刺激，直接吃吃不了多少，但我们北方人就有一种吃法，农村用的柴火灶里有草木灰，这草木灰烧完后还有一定的热度，叫"炉烟虽熄，灰中有火"。我们就把整头大蒜放到草木灰中煨一下，大蒜煨热后，那股杂味就去掉了。不烧柴火的，可以用炭火烤，每次吃一个大蒜，治疗小孩、大人天冷穿衣少受凉，或者喝了冰冻饮料后，腹中寒痛剧烈，甚至泄泻。这大蒜本来就是温的，再用煨火加强温性，还能够去掉杂味，吃起来相当舒服。

这时，四川的一个学生也说了，他治疗腹痛泄泻的病人时，一般不主张直接开方用药，而是用民间小秘方，三个大蒜，加点糖盐水，煮熟了直接吃，效果也明显。

这时老王又说到大蒜的另一个妙用。老王说，在民间以前缺医少药的日子里，生病了那可叫难熬。有些人长期腹泻，脾肾阳虚，严重的有五更泻，即西医说的慢性结肠炎。把蒜剥皮后，塞到肛门里，一用就有效果。这个方法既简单又方便，但有一个问题，刺激性比较大。不过治起病来有时还真需要一些刺激。你如果单纯用

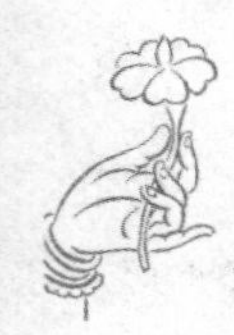

汤药，比如理中汤、四神丸之类的，配上这外治法，效果往往能上一个台阶。

◎蒲公英也可治白睛溢血

老王说，蒲公英这味药，我们北方有，不知道你们南方有没有？大家都说有，南方也挺常见的。老王说，余老师用桑叶治疗白睛溢血效果非常好，而我的经验是单用蒲公英也可以。蒲公英在春天还没有完全开花的时候，采回来阴干，一次 30 ~ 50 克，水煎服。如果想更快捷有效，用蒲公英煎的水，趁着那股热气熏眼睛，不过不要伤到眼睛，熏完后可再用布帕蘸水洗眼睛。张锡纯也说了，这个方子治疗很多急性眼病都不是问题，完全可以应急了。老王提到，山西有一位老中医用蒲公英的根打成粉治疗胃炎，效果也相当好。

接着老王又谈到曼陀罗，这曼陀罗在金庸武侠小说里出现过，有毒，能麻醉，它的种子带刺，又叫醉仙草。古代用曼陀罗作药，这曼陀罗全身都是宝，在民间也是粗生野长，很容易栽培。曼陀罗的叶子捣烂后外敷治疗跌打损伤、脚扭伤，只要没有骨折，用了效果非常快，直接把它的叶子捣烂用纱布包扎扭伤的脚。

这曼陀罗的花能治哮喘，方法就是把 0.2 克的花卷到烟丝里，当哮喘发作时，吸几口就有效，立马缓解。当然这只是救急治标的方法。

曼陀罗的籽，每 15 克泡一斤白酒（五十度以上的），每次喝 5 ~ 10 毫升，睡前喝，治疗顽固的失眠，效果也相当好。

曼陀罗的茎，每 50 克泡一斤白酒，治疗腰椎间盘突出引起的疼痛，坐立不安，止痛效果相当好，每次只要喝 5 ~ 15 毫升，记住晚上喝一次就够了，喝完后就睡觉。对青壮年、身体好的用上去就见效。老人要少用，这些峻猛的药，怕老人喝下去就睡过去了。

◎蓖麻子治面瘫

老王又谈到民间常见的蓖麻，这蓖麻易生易长，治疗面瘫，效果非常好。用蓖麻子 50 克捣烂，这蓖麻子一捣烂就黏糊糊的，可以再加上 2 克朱砂，或者 1 克冰片，也可以不加，贴在太阳穴、下关穴、翳风穴，贴上去就有效果。如果找不到蓖麻子，用蓖麻叶也可以。蓖麻叶用白酒泡一晚上，然后取出来，稍微加热后，敷到脸上，对面瘫效果也好。再说一下蓖麻子，把蓖麻子 10 克捣碎，贴在百会穴上，治疗胃下垂、子宫下垂，效果也非常好。蓖麻子治疗面瘫在民间很常用。夏天比较热，把脸靠在窗边，吹了凉风，第二天醒来脸就歪了，这时你可以用这个方法，一

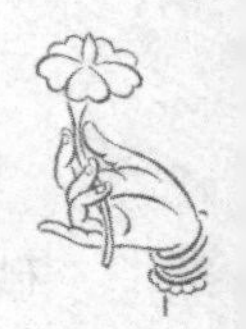

般用一两次就好了。

顽固的面瘫，要用比较厉害的药，这药用上去后会刺激皮肤，可能引起瘙痒、起水疱。但是起水疱并不一定是坏事，这起水疱本身就有疏风散湿祛寒的作用。我们用皂角 100 克打粉，加点醋熬成膏。这膏很容易熬，只需要加热浓缩一下就成膏了。这个膏熬成后可以长期储存备用。一般的面瘫敷一个好一个。

大家都知道皂角刺激性强，把皂角打成粉后吹到鼻子里就猛打喷嚏，对于感冒初期受了寒，用皂角粉刺激打几个喷嚏就好了。

斑蝥打粉熬膏后贴在天突穴上，治疗顽固的咽喉肿痛，效果也非常好。因为它能把肿毒发成泡，发到皮肤外面来，但是容易留下瘢痕。

◎三白五虫汤

我在临床上，除了外治法外，还常用两个内治法来治面瘫。一个是三白五虫汤，另一个则是补阳还五汤加上牵正散。三白五虫汤，白芍、白芷、白附子各 15 克，白僵蚕、地龙、蝉蜕各 10 克左右，全蝎 2 只，蜈蚣 1 条。有时还会加入板蓝根，是按西医的思路来的。西医说面瘫是病毒感染，板蓝根抗病毒效果好。最后加上一味甘草，调和虫类药的毒性。因为虫类药用多了会引起低钾，会影响心脏功能。

三白五虫汤主要针对面瘫，经络不通，有疏肝通络祛风的功效。这里我们谈一下白芷，白芷这味药比较重要，有植物麝香之称。用王清任通窍活血汤治疗头部瘀血作痛时，因为麝香贵重，真货又比较少，常常会用白芷来替代，但白芷用量少效果不明显，用量大超过 30 克又容易恶心呕吐。所以对于特顽固的头部瘀血，白芷效果不明显时，用九香虫代替，效果会比较好些。白芷这味药是入阳明胃经的，阳明胃经管头面目前额，所以治疗面瘫，白芷既是主药，也是引经药。

接下来我们谈补阳还五汤加牵正散。这个合方非常好，你给病人把脉，左关脉郁堵不通，右脉无力，就是气虚。左边主血，右边主气，人体是阴升阳降的过程，这种左大右小的脉象，甚至右脉偏于无力，用补阳还五汤，黄芪一般我用到 100 克、120 克，最少也要用到 60 克，病人服后就见效。

接着老王谈到止虚汗的外治法。老王说，有个女病人，经常出虚汗，出得非常多，手摸上去湿漉漉的。老王让她用五倍子打粉，用唾液调敷肚脐，一次用 15 克。老王说，男病人用女人的唾液，女病人用男人的唾液，起到阴阳协调的作用。用完后第二天就没那么厉害了，病人也反映用这个止汗效果好。

有些病人出汗多，虚烦，脉数，左寸脉上越，这时可以在五倍子中加 2 克朱

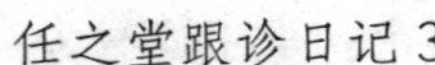

砂。还有的病人肝郁得很，整个面目神情呆板，可以加 5 克郁金，再少量加点白酒调敷。有些病人敷脐效果不是特别好，可以敷在双乳头上，用药瓶子的塑料盖，装上药粉，直接按在乳头上，晚上睡觉的时候敷上，然后用胶布固定。治疗自汗、盗汗，效果有时候比敷肚脐还要好。

大家都感慨老王深藏不露，谈起用药心得信手拈来，都是一些实用的经验、干货。这时，一个学生问，治疗失眠有什么快捷的方法。

老王说，针灸治失眠比较快，有一招叫安眠针，取三个穴位，从神门扎针，透到阴郄、通里去，这都是手少阴心经的腕关节处穴位。要扎左右手两针。这种透刺方法据说是山东一位中医祖传的，他们善用透刺法治疗疑难杂病。

老王说完这个透刺针法，又提到自己非常得意的一点，那就是用透刺针法治疗高血压、神经衰弱、重感冒、胃下垂、风湿病以及气管炎。老王说，就下一针。说完就画了一个人体头颅，点了神庭、上星、百会这几个穴位。老王说，直接在神庭刺一针，但是这一针要往百会透刺，扎一针对上面说的那几种疾病都有效果。失眠的病人，往往扎上一针，病人就有昏沉欲睡感。这是阳能入阴，病情就好转。一般晚上七八点时扎针效果比较好，可这点不容易办到，因为那时医生一般都下班了。

老王说，以前他到外地，最怕重感冒。有一次外出不小心重感冒，于是自己扎了一针，很快就睡着了，醒来后就没事了。从此出门都不带感冒药了，带针就行。

◎带状疱疹取至阳穴

治疗带状疱疹是不是也有穴位可循？老王说，取至阳穴。有病人得了带状疱疹，居然痛得哭。在至阳穴周围找到压痛点，然后进针。这种针法对带状疱疹疼痛以及各种热性瘀痛都有效，甚至糖尿病也能缓解。这个穴位就像肘后方一样，随拿随用。为何至阳穴有这个效果？带状疱疹，西医认为是病毒感染，病毒是一种阴邪，糖尿病也是阳不化阴，这至阳穴正是助阳化阴的一个穴。

大家比较关心的是咽喉肿痛，急性扁桃体炎，因为这个相当常见，病人容易反复发作。老王说，取三种穴位，他还没有见过不效的。第一是取少商穴、商阳穴，用采血针或三棱针，或者用 20 毫升的注射器针头也管用，在穴位周围扎几下，取出血来。有时病人比较难挤出血来，你可以用止血绷带，止血绷带有利于采血。还有就是用止血绷带后，病人只感到麻，而不会那么痛。第二，取大椎穴，在大椎穴周围按河图洛书分布，选取九个点，然后刺血，发热很快就降下来。第三，在天突穴或人迎穴上进针，这是局部进针法。

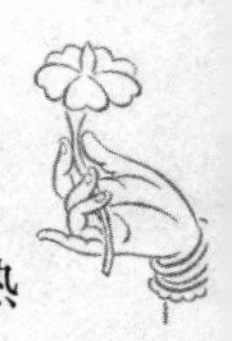

如果想要效果更好，可以用艾灸盒在大椎穴上艾灸。很多人想不明白为何治热性病还要用灸法，但实践证明这种效果非常好。我们可以这样想，这相当于西医的温热疗法，加强局部血液循环，把代谢产物带出去。

当然这个灸大椎，并不局限于治咽喉热病，对于鼻子流清鼻涕的，效果更快捷。在民间，有不少人学到这招后，从此都不用感冒药了。这里提到感冒，有不少感冒药，人吃了容易犯困，想睡觉，但我知道有一种感冒药叫“达诺”，这药吃完后不会犯困，而且还挺有效的。

我们来看取穴的道理，少商、商阳是井穴，井穴能从根本上截断病势，属于远端取穴；大椎能宣导阳气；天突或人迎是局部取穴，这样也符合中医的整体观。

老王又说，当然这种针法也有它的局限性，并不是所有的嗓子病都通治。我们中医还是要讲辨证，对于那种虚火上炎，咽干的病人，就要少用，这时要考虑到取肾经的太溪穴，与肺经相合，金水相生。

◎肉桂治疗口疮

有个病人，也是嗓子痛，在医院治了很久，能用的药都用了，比如阿莫西林、罗红霉素，还吃了大量的清热泻火药。后来这病人找到我，我就跟他说，用肉桂 5 克泡水喝。他问肉桂是什么，我说就是你家里做菜用的桂皮。后来他回去当天就泡了肉桂，喝了水，还把肉桂嚼服了，结果一次就好了。这也超乎了我的想象，我原本也只是想让病人试试，没想到效果这么理想。

后来遇到一些病人嗓子痛，别人治疗时多用寒凉药，我就用肉桂，既然他们用寒凉药的路子走不通，我就用肉桂引火归原的方法，把火引下来不就好了吗？

这里有一个明朝医家用肉桂治疗口疮的医案。有一人患口疮久治不愈，召泗州名医刘顺前往疗之，刘削肉桂一片令含之。其人面露难色，因口疮多数热证，肉桂乃热药也，无异于火上加油。刘顺说，口疮久不愈，因服清凉之药过多也，非此不痊。如其言果愈。这里再举《名医续案》里一个用附子治疗眼目红肿溃烂的例子。有位妇人，眼目红肿溃烂，多年不愈，还不断加重，吃了不少药，不单没好，眼睛还渐渐看不见东西。一个叫吴球的良医给她用了几付附子，红肿溃烂就收口了，眼睛也恢复了光明。别人问他，怎么用热药能治好红肿眼疾？他说，这妇人以前吃的寒凉药太多了，用热药是把那些寒凝血瘀散开，就像把阴雨天的晦暗消散一样，这样就见效了。所以我们看到头面咽喉的肿痛疾病，有时要多留意一下，到底是真热还是假热，治法截然不同。

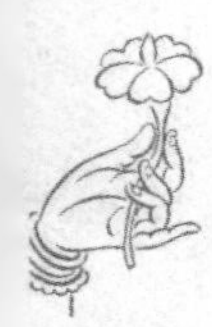

接下来，陕西的一位师妹问，她那边天气比较冷，有时零下十几二十度，容易患冻疮，有没有好办法？老王说，中医的办法太多了，比如服汤药，我经常用通脉四逆汤加减，这个方子治疗冻疮比较有效，针对的是血脉阳气为寒邪所闭，不能通行。你也可以用伤湿止痛膏外贴，也有效。伤湿止痛膏里有川草乌这些辛散温热的药。当然，你用朝天椒外敷起水疱效果也很好。对于那种局部肿痛没有溃烂的冻疮，你也可以用梅花针叩刺周围，放点血效果也好。

当然还有外洗法，是《石恩骏临证方药经验集》里介绍的，用千里光 100 克，水煎候稍温时浸洗患部，每天数次，水温和为度，不可过热，更不宜凉，两者皆伤气血经脉，不利于病。千里光是藤本植物，软藤能通络，药用其全草，苦寒清热解毒之力较强。《本草拾遗》说，主天下疫气、结黄、疟瘴、蛊毒，煮服之吐下，亦捣敷疮及蛇、虫、犬等咬伤处。《本草纲目拾遗》说，千里光为外科圣药。俗谚云，有人识得千里光，全家一世不生疮。

◎痔疮外洗方

谈到冻疮，大家不由联想到痔疮。老王说，治疗痔疮，他常用一个外洗方，消肿止痛，效果很好。方子也简单，芒硝 50 克，明矾 50 克，枯矾 50 克，硼砂 15 克，这四味药熬水先熏肛门，后洗肛门，治疗痔疮效果不错。一般一付药用上三五天都不成问题，价钱也不贵，老百姓都接受，就是要费点时间。

老王的一位朋友得了痔疮，手术后躺在床上十多天，肛周还肿痛。老王就让他用这个方熏洗，没想到熏洗后就好了，不肿痛了。

老王说，这里面有明矾、枯矾，能够让细胞缩水，所以对收湿消肿挺好的。如果碰到痔疮出血的还可以加槐花 30 克；肛周湿热的可以再加马齿苋 50 克，苦参 30 克；瘀血不通的加乳香、没药各 20 克。这都是我治疗痔疮的经验。

如果肛周糜烂，用芙蓉叶 30 克、50 克，特别有效。芙蓉叶这味药非常平和，是治疗各种糜烂性胃炎、肠炎的要药，能清热解毒、消肿排脓。古人常用这味药外敷治疗各种疮疡痈疽。《本草纲目》说，芙蓉叶能清肺凉血、散热解毒，治一切大小痈疽肿毒、发背乳痈、恶疮，消肿排脓止痛，不拘已成未成，已穿未穿，并用芙蓉叶，或根皮，或花，或生研，或干研末，以蜜调敷于肿处，四围，中间留孔，干者频换。初期者即觉清凉痛止肿消，已成者即脓聚毒出，已穿者即脓出易敛。或加生赤豆末，尤妙。名医丁甘仁最推崇芙蓉叶清热解毒之功，常用芙蓉叶一味，研成细末，治疗一切流火丹毒、痈疽败疮，名为“玉露散”。

那么治疗痔疮有什么疗效好的内服方吗？不少医生都知道，有一首日本的汤方，叫“乙字汤”。这首日本验方治疗各种痔疮肿痛出血，效果非常好。《杏林集叶》这本书里有专门介绍，里面编了一首方歌：乙字汤治痔疮良，升柴归草芩大黄，方小量轻效真好，连服数付病即康。

对于各种痔疮疼痛出血，以及肛门裂伤，用这首单方，方证对应，效果是经得起实践考验的。我们看这简单的六味药，已经把升降思想包罗进去了。有柴胡、升麻升清气，大黄、黄芩降浊气，再加上当归调血，甘草调中。《中医人生》的作者，娄绍昆老师用此方很是得心应手。

◎郁症汤

又有学生问，现在抑郁症、神经衰弱有什么好办法？老王说，按常规来说，他喜欢用辽宁中医药大学的一个方子，叫郁症汤。老王背了方歌的前两句，郁症百欢柴枯栀，地枣菖牡远郁豉。这个方子杂合了《伤寒论》的方子与后世的时方，百合30克，生地黄15克，栀子10克，淡豆豉20克，菖蒲10克，远志6克，郁金15克，合欢花30克，酸枣仁20克，夏枯草15克，柴胡15克，牡蛎30克。

老王接着说，如果睡眠不好的话，他会再加上首乌藤和龙骨，气郁烦闷会加入香附、木香，还可以合甘麦大枣汤。在民间，他们还经常建议病人吃点谷维素和维生素 B_{12}，起到营养神经、缓解抑郁的作用。

转眼间就五点半了，老王还滔滔不绝，大家也意犹未尽，看来近二十年的行医经验不是一两节课能讲完的。老王说他这回过来没有做好准备，还有很多读书心得记在本子上，放在山东没有带过来，这次算是徒手讲课，没什么准备。

大家都很吃惊，没准备都讲得这么好了，那有准备还得了。不过我们都很高兴，因为在没有准备的情况下，纯自然按记忆讲出来的东西，那就是老王用得最有心得的，最真实的。我们大家都期待老王再给我们来一次饕餮大餐。

◎四逆汤合四神丸治腹泻

下午民间中医联谊会的会议室里又坐满了人，老王又是随机而讲。他问学生们想要听哪方面的，他知道的毫不保留，知无不言，言无不尽。

学生们一致提出，想要听听老王这么多年来怎么用中药治病的。因为上节课老王讲了不少简单易行的中医外治法，这节课大家想听听老王讲讲内服汤药。

老王说，好的，我喜欢合方治病，就像兵书上所说的，合而围之。

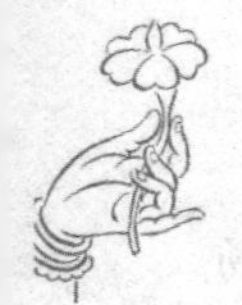

老王讲的第一个汤方就是用四逆汤合四神丸治疗秋季腹泻。老王说这个合方，他比较有心得，只要对证，基本上 3 付就好了。有个湖北人到东北打工，刚去时水土不服，每天晚上都拉肚子，输液效果也不好。输液对虚寒的腹痛腹泻确实疗效不怎么样。他找到老王，老王就给他开了这个合方，没想到这么久的慢性泄泻，4 付药就好了。又有一个公交车司机，洗澡后感到肚子发凉，然后排便稀烂，连续了好几天。老王也给他开了这个合方，还在原方里加了肉桂。3 付下去，肚子暖热，不拉稀了。后来这司机又介绍一位同样疾病的朋友来，也是两三付药就治好了。

老王总结说，这个方子治疗的拉肚子，一般病人在受寒之前，都有长期疲劳过度，加上饮冰冻啤酒、熬夜、饮食不节的经历，会把脾肾阳气伤得厉害。这四逆汤有附子补火助阳，而且还重用炙甘草，老王一般用附子 30 克，而炙甘草也用到 30 克左右。老王说，炙甘草能缓急，入中焦脾土，土能补火，有了炙甘草，附子的火就会慢慢热起来，而不会那么猛烈。我们可以看干姜附子汤与四逆汤，两个汤方就是一个甘草的差别，治疗的效果却是一急一缓，截然不同。病急的往往不用炙甘草。

又有一个 22 岁的小伙子，工作的地方非常潮湿，要穿着靴子，每天工作 12 小时，中间还不能好好休息，常年这样。工作累的时候，还要喝上一两瓶冰啤酒。刚开始没什么，可久了后，肚子开始痛得厉害，脸色发青，腹泻严重。他找老王，老王就在四逆汤合四神丸的基础上加了延胡索，熬药的时候还加了一两白酒。老王说，延胡索这味药理气止痛效果好，但它的有效成分溶于酒而不溶于水，煎药的时候加上一两白酒，煎剂的止痛效果更好，而且熬药后酒气也散了，也不难喝。结果这个病人喝完 3 付后，肚子就不痛了，但还有些拉肚子，又吃了十多付药，才彻底好转。老王说，这个病比较顽固，所以吃药久一些。

◎颈椎病合方

接着老王就讲到第二个合方，是治疗颈椎病的。

老王说，颈椎病是时代常见病，《伤寒论》中的方子就好用得很。老王治颈椎病，通常是桂枝加葛根汤、黄芪桂枝五物汤、止痉散三个方合用。如果病人颈椎疼痛剧烈，老王还会加上延胡索 20 克，行气止痛。还会重用白芍与甘草，缓急止痛。如果是颈背头连到手臂，老王就会加入姜黄、桑枝。

老王说，这个方的秘诀在葛根这味药上。中医没有颈椎病这种说法，但葛根却是治疗项背强、僵硬难受的特效药与专药。葛根善于解除颈部经脉的闭塞不通，他一般常用 60～120 克。葛根平时可以当菜煲汤喝，不需要担心用量太大。

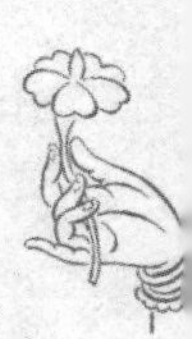

老王说了一个案例，有个病人，颈椎病严重到手都抬不起来，住院也难以改善，在家里用药半个月也没治好。可用上这个汤方后，3 付就起效果了。

老王感慨地说，服用这汤药比单纯的外治、针灸推拿效果要好多了，仲景的伤寒方真是吃一付就变一个样，病情有非常大的改善。

止痉散是蜈蚣与全蝎，蜈蚣一般用 1～2 条，全蝎一般用 5 克。老王说，他通常把止痉散研末给病人冲服，既节省药材，起效也快，因为丸者缓也，散者散也。

老王又谈到，治疗哮喘痰多常用小青龙汤合三子养亲汤。小青龙汤治疗寒饮停胸，效果是非常明显的，而且是屡用屡效，对咳吐白痰的病人非常有效。三子养亲汤是白芥子、莱菔子、紫苏子三味药组成。有个小女孩，哮喘，吐白痰，用中西药治疗两年多，没办法把痰喘消除。老王就给她用了小青龙汤加三子养亲汤。老王说仲景的汤方加减不要超过三味药，如果加减太多超过五六味就走形了。这个病人吃了 1 付，痰就少了，3 付就没有咳喘、白痰了。后来就给她用香砂六君子汤善后调服，直到把痰喘的症状全部消除。后来她家人怕小女孩太虚弱，就给小女孩服用某保健药品，一盒四百多块，结果一吃痰喘又起来了。

老王讲到，这中医的理论真是神妙，滋腻的药物容易碍胃生痰湿，尤其是体虚病弱的人。如果没有分清体质，而盲目进补的话，人参、鹿茸、阿胶也会成为杀人的暗器钢刀。不过还好，我们老祖宗有小青龙汤，只要痰喘一上来，是白稀泡沫样的痰，这小青龙汤用上去病人就好转了。

老王说，用小青龙汤时，细辛这味药比较关键。细辛，古人云，细辛不过钱，过钱命相连。《本草纲目》说，若单用细辛末，不可过钱，多则气闷塞不通者死。确实，细辛如果研末冲服的话，用到四五克就容易出现胸闷、恶心、呕吐。可如果用作煎剂的话就不同了，一般可用 10 克。细辛的有毒成分经过 20～30 分钟的久煮后已经挥发得差不多了。所以用细辛千万要小心，不要后下，后下就可能有风险。

◎吴茱萸汤治头痛

接下来老王就说到第四个方，吴茱萸汤加味。

老王说，有个四十多岁的病人，头痛了三十多年，一头痛发作，就眼胀、心烦、干呕，做了三次磁共振，都没有发现有什么问题。这病人把市面上所有能治头痛的药都吃了个遍，没有什么效果。他找老王看时，老王问他怎么个痛法。他说满头都痛，也说不出所以然，晚上特别烦躁，手脚发凉，头痛一发作起来，就想呕吐。老王立刻想到《伤寒论》的条文，“干呕，吐涎沫，头痛者，吴茱萸汤主之。”老王就

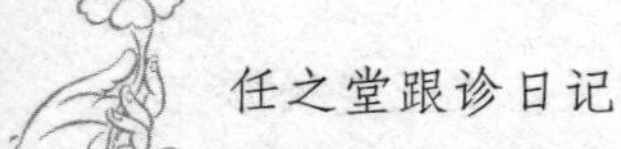

开了吴茱萸汤，吴茱萸30克，党参20克，生姜40克，大枣10枚。其中吴茱萸要用热水冲洗九次，再入煎剂。老王讲到，这疾病旷日持久，肯定病得很深，病邪深伏到筋骨中去，少不了用细辛搜刮剔除，这样老王就加上15克细辛，因为头痛不离川芎、白芷，老王就加入川芎、白芷各30克。就这七味药。

病人带着试试的心态来服用，3付药后居然不痛了。病人就问，那还吃不吃？老王说，有效果就再服3付巩固。再服3付后，接下来一年多都没有再发作。病人高兴地说，做了几次检查，花了几千块还弄不出所以然，这几付中药就把我的病搞定了。老王说，他也感受到经方方证对应的神奇，只要对应上，用仲景的方大多是一剂知，二剂已。

◎补中益气汤治免疫力低下

老王开始讲第五个方子，是用补中益气汤治疗西医所说的免疫力低下，容易过敏。西医所说的过敏，按中医看就是一个邪之所凑、其气必虚的过程。

有个小孩容易出疹，西医诊断为慢性荨麻疹，比同龄的小孩发育慢，一吹到风就容易感冒，平时也没什么胃口，非常疲倦，眼睛一直微肿，到医院去做检查也没有查出什么。老王说，我们看病人看多了，就很容易把握住相同的东西。疾病虽然错综复杂，但这个小孩很明显，中气虚是肯定的，一派神疲乏力、没有表情的样子，令人记忆深刻。你看书上如何描述中气虚的病人，可能还不怎么深刻，可是你到临床上见一个病人后，那么以后心中就有底了。这个小孩平时眼屎还比较多，闷闷不乐，肝开窍于目，肝主情志，可见除了中气虚外，还有肝经郁热在里面。所以老王就开了补中益气汤加菊花10克，白蒺藜15克，龙胆草8克，牡蛎30克。一方面散眼部的肝经郁热，另一方面把肝经郁热引到小便排出。结果第二天复诊，效果非常好。小孩所有症状都改善了，那些荨麻疹也消失了。这就是中医所说的“正气存内，邪不可干”。补中益气汤就是给小孩身体一团正气，恢复脾胃的升降能力。

老王说，他的这个补中益气汤方中，黄芪用到60克，党参一般用20克。病人特别没神的用红参，如果是瘦人阴虚的则用太子参，如果是肥人气虚就重用黄芪。

◎良附丸治老胃病

第六个方子是良附丸。老王说，胃痛的病人实在太多了，对于那种长久胃痛，脾胃虚寒气滞的，老王就用高良姜、香附等份打粉给病人服用，一边散寒，一边理气。就是这么简单，也没有加特殊的用药，效果却不简单。因为现在许多病人喜欢吃冷饮，伤了肠胃，导致寒凝气滞，胃脘作痛。老王说，治疗这方面的胃痛，想要效果再好一点，可以再加上一味延胡索。延胡索有活血、利气、止痛、通小便四大功效。李时珍说过，延胡索能行血中气滞、气中血滞，故专治一身上下诸痛。

明朝荆穆王王妃吴氏，因服荞麦面着怒，胃脘当心痛，不可忍，医用吐下、行气、化滞药，皆入口即吐，不能奏效，大便三日不通。后求治于李时珍，时珍遵《雷公炮炙论》中“心痛欲死，速觅元胡”之训，以延胡索末三钱，温酒调服，即能纳入，少顷，大便行，痛亦止。足见单方治病，疗效显著。

老王说，这三味药打成粉后，再加上蜂蜜与水调，加蜂蜜是因为有黏性，容易调和成丸子。良附丸出自《良方集腋》，原方治疗胃有寒饮，肝郁气滞疼痛，所以高良姜用酒洗，香附用醋炒，可以加强散寒行气止痛之力。这两味药代表两种理法，如果因为受寒而胃痛的就重用高良姜，因为生气而胃痛的就重用香附。如果受寒、生气兼而有之的，两味药各等份。古方还说，要用米汤水调姜汁服下效果更好。

◎五香丸救人无数

接下来，老王还讲到一个五香丸，有香附、五灵脂、黑丑、白丑。

老王说，这五香丸治疗慢性胃肠炎可不是一般的有效。胃以通为顺，有些病人一排便，肚子就胀痛，有时候还出冷汗，这时用上这个五香丸效果特别好。这五香丸出自《验方新编》，当年陈嘉庚得了胃肠炎，用尽了西药，在多个国家治过，都没有效果。后来，他读方书《验方新编》，发现了这个方子，就自己弄药吃，吃了就好了。后来陈嘉庚不单大力推荐这五香丸，而且还花巨款印了大量《验方新编》，并委托药厂生产大量的五香丸，赠送给那些贫穷的老百姓。陈嘉庚说：“余非医生，不敢妄谈，惟推荐身所经验之一种（即五香丸）于此。余自四十余岁染胃病，延及盲肠，中西名医诊治无效，乃阅《验方新编》，得诸内外备用诸方，余照方采服，立见功效。据所言可消治十四种，若以余朋友数十年经验，凡胃肠疾痛服之多效。”

老王还讲了不少制作丸散的技巧，比如乳香、没药打粉，一般可以先冷冻，打一分钟后停下来再打粉。阿胶打粉，一般三十秒刚刚好，三五分钟就黏机了。白芥子入药也有技巧，不单要炒过，炒完后还要打碎才好用，不打碎效果要逊色很多。

接着又谈到常见的肺热咳嗽。老王说，拔罐和刮痧是最简单的，刮痧就刮肺经从曲池到太渊那一段，一般刮痧以离心刮法为主。再谈到拔罐，老王说，一罐两穴，一般取胸部肺金的中府穴和云门穴。这两招是清肺泻肺的大手法。肺经有郁热，咳嗽，瘙痒，都可以这样治。

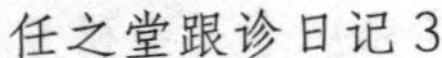

学生问，蚊虫叮咬怎么办？老王说，用药能搞得定，不用药也能搞得定。用药有老师的蜈蚣雄黄酒；不用药可以用梅花针叩刺，拔上一罐就好了。再不然就拍打。

学术交流实录：风药纵横谈

老师希望宏姐把在孙蔓之老先生那里所学的风药知识给大家讲讲，开开眼界。于是宏姐准备了两天，今天晚上，宏姐有备而来。前两天宏姐已经给我们讲了一堂很好的脉学课。这次宏姐又献出了在渭南孙曼之老先生那里学习风药的体会。

今晚宏姐讲课主题为“小谈风药”。宏姐首先感谢老师给她这个舞台，她说，如果余老师没有让她讲课献宝，她的知识可能一直都会比较零散，因为这次机缘，她特别做了系统的总结，把以前所学的做了一番归纳。没想到，表面上是献宝，实际上自己从中得到了最大的提高。看来无私的传授知识就是最大的增长知识。正如《道德经》所说：“天道无私，常予善人。”

宏姐又说，她最大的感触是老师毫无保留地传授医学经验。学生们整理的跟诊日记，毫无保留地把老师所思所得传播出去，这文字背后的思想用心更让人敬佩。每次看了老师的书，收获很大，更学到了很多字面言语以外的东西。

这次“小谈风药”是宏姐师承渭南孙曼之老先生风药经验的一些体会。宏姐在孙老师那里学习了几个月，发现孙老师的八九成方子里都用了风药，药味数少且分量轻，一般数量控制在十二味，剂量也不过是十克上下，甚至有些整个方子都是风药。每一味药是否该用，都经过严谨的推敲才决定下来。孙老师的严谨与细心正如其人，药少如其人，药轻如其人，药精亦如其人。

◎为何使用风药

接下来宏姐从十二个方面来小谈风药。

第一，为何使用风药？风药代表的是何种诊疗思路？

《金匮要略》说：“夫人禀五常，因风气而生长，风气虽能生万物，亦能害万物，如水能浮舟，亦能覆舟。若五脏元真通畅，人即安和。客气邪风，中人多死。”

宏姐说，用风药并不是孙老师简单的用药惯性，而是有深刻的辨证论治思路。为何使用风药呢？人以阳气为主，用药以扶阳为先。风药是阳药中最轻灵善动的一类药物，秉承肝木之性，善行，走而不守，轻悍性动。人体阳气主动、主生发的特性决定了一切治疗的目的无非是使阳气得以流通生发，即使是使用补阴养液的药物，亦是以此为根本目的。

扶阳是指用阳药去调动人体之阳气，而不是简单地使用温阳类药物。因此，可以说中医传统的治疗原则是崇阳的。这里所说的崇阳，不是现在火神派所说的温补。温补只是崇阳思想的一方面，我们来看阳是什么，是代表着升发、流通、灵动、宣走；而阴呢，代表着沉降、静止、滋腻、固守。辛温发散为阳，苦寒收敛为阴。阳主动，阴主静。余老师用熟地黄、白芍这些养肝肾药的同时，往往会加入木香、陈皮这些阳动的药，为什么？因为不要让滋阴重腻的药阻碍住了阳气的流动，所以令人体阳气动起来的理气思路也是崇阳思想。

我们知道水所以能动，是因为水中有阳，八卦叫作“坎中实”。如果水中失去这种阳动之性，就变成冰了，冰就是一团肃杀之气。所以说阳才是生命的标志，阴阳学说从根本上来说是阳主阴从。

人体与天地一切都以阴阳五行为中心，这五行木火土金水，生长化收藏，代表的就是一种阳动的规律。没有阳动，五行就运化不起来，就处于寂灭状态。所以，使用风药取其升发之性，令身体进入生生不息的状态，这是人体生命的根本。

◎风药的沿革

第二，风药的沿革。宏姐给我们介绍风药的演变过程。自南北朝至明清前风药的应用甚为广泛，例如在《小品方》《千金要方》《外台秘要》《太平惠民和剂局方》等这些医学主流著作中，风药都占据了重要的位置。而金元时期的张完素、刘河间、张子和、李东垣都是善于应用风药的医学大家，李东垣尤擅长使用风药。这个时期的五积散、人参败毒散、防风通圣丸、益气聪明丸、升阳除湿汤、升阳益胃汤都是至今还在使用的著名方剂。

由于清代中后期温病学派的兴起，温病学家在批评前人滥用辛燥药物治疗温热病，以至于造成耗阴伤津的同时，也不分青红皂白地摒弃了风药的传统用法。而且20世纪前期，由新中医们编写的新式中医教材，完全继承了温病学家的片面观点。新中国成立后，50年代出版的中医统编教材又全面继承了他们的观点，于是风药的历史地位和用法就完全不为今人所知了。

听完宏姐讲述后，我们不由感慨，这就是风药不为寻常医者所知的历史，孙曼之老师能把风药从蛛网灰尘中挖掘出来真了不起啊！

原来孙老师刚开始读唐宋以前的方书，觉得很奇怪，为什么那时候《千金要方》

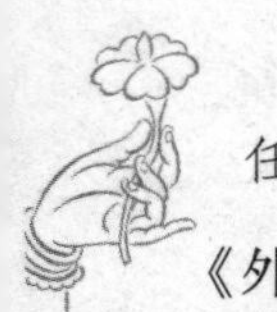

《外台秘要》《太平惠民和剂局方》这些方书里祛风除湿的药占了相当大的比例。难道那个时代用风药是主流？孙老师带着疑问去看李东垣的《脾胃论》《兰室秘藏》这些书，才恍然大悟，风药只用来治疗感冒、风湿痹痛，那是大材小用，要把它广用到各种疑难杂病，那才是大家手笔。

李东垣给风药定位时说到，“风者，春也，木也，升发之气也。”所谓春风又绿江南岸，从这个风主升发的观点来用风药，李东垣创建了补中益气汤、升阳除湿汤、升阳益胃汤、升阳散火汤等，这里面都离不开风药。风药在寻常医者眼中，仅仅是祛除肌表风邪而已，而它深层次的秘密在于风药还可以疏肝理气，还可以宣通郁滞，能够令五脏元真通畅，一气周流，这才是使用风药的最高境界。

在那个时代，医家都是这样用的，所以习以为常，而现在人们反而觉得奇怪了。现在都普遍认为风药辛温过燥，这跟温病学派走滋阴的路子不同，所以很多医生都忽略了风药，不知道风药在清朝以前是疏肝顺气的主药。

◎治病须明确病位

第三，治病须明确病位。明确表里、上下、阴阳、卫气营血。我们知道外邪侵袭人体由表及里、由浅入深的顺序依次是：皮毛—肌腠—经络—脏腑—骨髓，其中皮毛—肌腠—经络偏于外，脏腑—骨髓属里。病邪所在层次不同，用药不能过其病所，引邪入里。如皮肤病，有邪在皮毛腠理，有脏腑受邪而表现在外。邪在皮腠不能使用入脏腑之药，引邪入里。尤其是内伤、外感用药应分清表里（药效和速度）。

宏姐说，病邪侵入人体不同层次，用药不能过其病所。比如外感侵入人体皮毛腠理，我们会用一些辛温辛凉的风药，解一下表就可以收手了。如果用到炒白术、茯苓，这样不但不能托邪外出，反而会引邪入腑。所以孙老师首先要我们明白“表里”二字，如果表里分不清，本来退热解表，用一两付药就可以搞定，结果用了白术、茯苓，以为是太平将军，把本来在体表的病邪引入身体里面去。这样反而把体内当战场，变症丛出，把治疗的时间延长了。所以，孙老师治病首先重视分清表里。就像哲学家说过，对于一门学科来讲，最基本的概念往往是最重要、最关键的。而我们最重要、最基本的概念就是八个字：表里，阴阳，虚实，寒热。

《内经》里说，善治者治皮毛。皮毛表证的治疗非常重要，邪气能从这里进去，也可以从这里出来。不是说外感疾病才有表证，各种内伤杂病同样有表证。不是说治疗外感疾病用风药，治疗脏腑内伤杂病也可以用风药来层层透邪外出，把邪气提拔出来。所以说，病在肌表用风药，那很平常，可孙老师用于很多疾病，是病在里

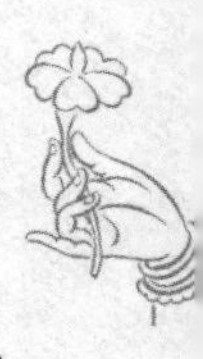

头也一样用风药，收到相当好的疗效。

比如，孙老师提过喻嘉言在《寓意草》用逆流挽舟法来使用败毒散的思路，就相当精彩。喻嘉言治疗泄泻用的就是风药，泄泻是脾胃升发之气往下走了，清气在下则生飧泄，这是《内经》告诉我们的。病人为什么会泄泻呢？就是清阳被浊阴抑在下面，升发不上来。这时一用上风药，大便立马就成形了，肠道排泄就正常了，这是风药在治疗脏腑里证时的典型用法。

孙老师为何对风药情有独钟呢？原来有一次他半岁的小孩拉肚子，拉了半个月，坐都坐不稳，常用的参苓白术散等都用上了，都不管用，理中汤用上了也不行。这时孙老师就打开了李东垣的《脾胃论》，看到里面治疗拉肚子的都是风药，于是孙老师就取羌活、独活、防风、荆芥几味药，再加上甘草，给孩子喝了一点，结果第二天就不拉肚子了。后来又碰到类似的疾病，老是治不好，又没招了，就得翻书去问老祖宗了。比如长期肚子痛，健脾行气、温肾止痛的药用上了都不管用，后来还是用上了李东垣的风药，1 付就好了。再如胸痛的病人，按常规治胸痹的类方，始终不见效，最后还是用风药治好了。就这样，每当用常规方法治疗疾病没什么效果时，一用风药就得到意外的收获。孙老师就把风药治好的诸多例子都藏在心里，时时存疑，时时求解。最后，孙老师对风药越用越有心得，这可是孙老师在临床上长期磨练出来的啊。这就是所谓进与病谋，退与心谋。

◎风为百病之长

第四，风为百病之长。宏姐说，风为百病之长，这本来就是中医的传统认识，自古以来都是这样，甚至这句话已经成为民间老百姓脱口而出的谚语了。可是由于近代以来受到西医病理学、病原体学说的影响，中医六淫学说被贬低为“假设概念”，而不为日益科学化的中医所重视，这也是风药逐渐失去用武之地的原因之一。现代的人们普遍重视肉眼所见或显微镜下的实体，而不重视无形的东西。

我们举个例子，有三个小孩子同时掉到水里，其中两个小孩子病了，一个发高热，一个轻微咳嗽，另一个则是什么问题都没有，可见体质的重要，感邪的程度也不同。这并不是说，小孩子掉到水里感染了细菌病毒，而是无形的风寒之邪闭塞了毛孔腠理，甚至侵入了肌肤经脉。

人体正气越虚，感受风邪伤人即越重，甚至有些体虚的人喝口凉水、吹阵凉风就得病。不少年轻人觉得这太不可思议了，因为他们只重视肉眼所看到的，不重视无形的气机升降出入。可那些有经验的智者就知道里面的道理，往往都会慎风寒。

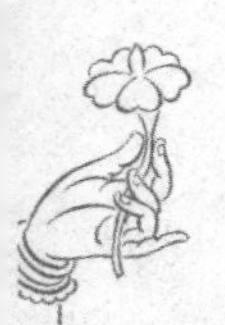

我们中医认识疾病就不是从这细菌病毒上看，如果细菌病毒能致人死地，那么为什么一场流感下来，有那么多人照样活得好好的？中医重视正气与邪风的关系，《内经》说，正气存内，邪不可干。邪之所凑，其气必虚。有句老话，老怕伤寒少怕痨，伤寒专死下虚人。这句话很有意思，纵欲过度、房劳伤肾的人，一场感冒，轻则常年不愈，重则有致命之危。下元肾空虚，邪风伤人就直接伤到少阴肾经，所以我们治感冒，最难治的就是妇女每逢月经时或者纵欲后喝了冷饮、受了凉风，这时风寒之邪趁虚而入，《伤寒论》叫作邪气直接进入三阴。

所以平时在医院里可以看到，有些重病病人一般都不是直接死于原发病，而是因为一场风寒感冒，风气直接进入脏腑骨髓，身体的正气却虚得难以将邪气驱赶出来，这就麻烦了。这在中医里面叫作少阴伤寒，要考虑用麻黄附子细辛汤。方歌里说，发表温里两法彰。既要把里面的风寒之邪温散，还需要通过麻黄把它们透出来，这也是用风药治疗大病重病的思路。

接着，宏姐又给我们讲，风邪分为外风和内风。外风为外邪致病的先导，风邪中人体部位不同会出现不同的病症。风邪犯人，首犯肌表，导致荣卫失和，汗出或不汗出，恶风，肢体疼痛。风邪犯肺，肺失宣降，流涕、咳嗽、咳痰等。风邪入腠理，邪气与卫气搏击于肤表，风邪伏于皮下，则可见到风疹瘾疹，时发时止，皮肤瘙痒。风邪中络，“邪在于络，肌肤不仁”，手足不能运动，肌肤麻木。风邪中经，“邪在于经，即重不胜”。风胜行痹，风邪与寒湿或热邪相合，侵袭筋骨关节，痹阻经络气血，故可见到肢体关节游走性疼痛、屈伸不利、活动受限等症。

风善行而数变，易夹寒夹湿，风邪可以由表入里，化热伤阴。讲到这里，我们必须提到内风，内风是内伤杂病之长。叶天士在《临证指南医案》中说，内风乃身中阳气之变动。人身之中，五脏六腑皆有阳气生化运行不息，五脏六腑之阳气亢逆变动皆能化生内风，故而《内经》有心风、肝风、脾风、肺风、肾风、胃风等病名的记载。内风通常包括血燥生风（皮肤瘙痒，脱屑脱色）、肝阳化风、热极生风、阴虚风动、血虚生风。此外，王清任在《医林改错》里提到瘀血、痰浊等病理产物积聚日久，亦可阻滞气机，导致阳气运行不畅、亢逆变动而生内风。现在我们看到，有人用小续命汤加减治疗中风病人，发现效果不错，里面用到的就是风药的思路。

◎风药治疗的证型

第五，可以用风药治疗的证型。一般有风邪内陷、风邪郁闭、情志抑郁、肝气郁结、经脉营卫气血郁滞、肝胆郁热、伏热郁闭、跌打损伤、肢体疼痛麻木、湿盛泄泻等。宏姐说，我们可以谈几种类型。比如风邪内陷，有些病人长期拉肚子，大便稀，大便不成形。吃了理中丸效果也不好，后来就用了一些荆芥、防风、羌活、独活，再适当加点炮姜，吃了一两付，大便居然成形了。我们余老师也经常用到。

我们看痛泻要方，里面就有防风，它能治疗肠蠕动剧烈，泄泻，这在中医里叫作“风盛则动”。也就是说，因为风邪内陷在肠道里走窜，只要用风药把风邪祛除掉，肠蠕动就不会那么紧张了，水气也能够正常地升发上去。

再比如说，情志抑郁，这个为什么也要用风药，因为肝主情志，厥阴风木为肝所主，故风气通于肝，所以用风药来疏肝，自是正道。

孙老师曾经讲到，柴胡疏肝散为什么能够疏肝，很多人认为柴胡为疏肝理气之药，其实这是错会了意。柴胡最大的功用就是把风邪郁热透出体外。柴胡疏肝散里面起到真正作用的是香附与川芎，而不是柴胡。用柴胡是因为情志抑郁后有郁热在里面，有郁热的话，用理气的药转来转去还在里面，这时就要用柴胡，柴胡能够把郁热透出肌表，这也是给热邪留一个出路。所以孙老师说，按现在的教科书，把柴胡理解为疏肝理气，那这个柴胡疏肝散就不灵了。

那么柴胡的真正作用在哪里呢？孙老师说，柴胡的作用就是祛除郁热，所以在《伤寒论》里，汗一出，下一步怎么办？就是用小柴胡汤法，柴胡起把郁热透出去的作用，有不少方子都是从这里立论的。如果我们简单地把柴胡理解为疏肝理气，那就在临床治疗上走了歪路。

肝气郁结强调的是气机的一种不流通的聚集的状态。我们用风药即是取它“风者散也”的作用。凡聚集、郁结之病当疏散掉。

再下来有经脉营卫气血郁滞，这种郁滞是由表到里的穿透过程，而用风药的道理就是把病邪由里到表，托邪外出，起到宣通发泄的作用。这也是阳药的特点。

讲到肝胆郁热，我们应该联想到《内经》说的“火郁发之”。如果见到热象就用寒凉，把腠理关闭，邪气宣发不出来，不但治不了病，还会伤到人体，或者延长疾病转归康复的时间。

接下来讲一下伏热郁闭，“伏”字说明病邪藏伏很深，甚至已经深入血分中了，有不少大病重病发热，比如肿瘤，骨髓中都有郁热，关闭阻塞出不来，这时如果长期使用凉血的药，企图清除血热，反而容易把伏热包藏得更深。

这里我们要特别提到跌打损伤，跌打损伤明显是表皮受伤了，会青瘀发紫，而里面经络筋骨也损伤了，这是表里皆受病。上次余老师在道医会上跟伤科高手何医生交流时，何医生说了他治疗骨伤的一些经验。何医生说，骨伤病的第一方并不是活血化瘀的，也不是行气止痛的，更不是补肾壮筋骨的，那是什么呢？而是祛风。“善治者治皮毛”，这个道理很重要。你第一付汤药上去没有把表邪解除，后面喝再多汤药也容易添乱。因为骨伤后风邪极容易进入体内，你必须要把邪气透出体外后再考虑修复。敌人没有赶出去，怎么能修补城墙？所以有些骨伤科经验方，我们发现都会加入防风、荆芥之类的风药，这里面的巧妙只有反复摸爬滚打过来的高手才能有所领悟啊！

再谈下肢体疼痛麻木，人们会普遍想起《内经》里说的不通则痛、不荣则痛。很多人就以为是经络血脉不通，气血得不到滋养，直接用通经络的藤类药或者补气血的方药。他们会发现一部分病人有效果，另外一部分病人没效果。是《内经》的理论有问题吗？不是。我们把老祖宗的东西拿出来用时，用得不好首先不要怀疑老祖宗，而要先看我们自己哪方面用得不到位，因为老祖宗写书传世，都是好东西好经验才会留传下来。肢体疼痛麻木，用活血通络、补气养血之法疗效平平时，要考虑到风邪郁闭肌表，此时加上一两味风药往往会起到画龙点睛之效。用风药来止痛，打通经脉，也是非常有效的。大家可以读一读李东垣的《脾胃论》《兰室秘藏》。

比如孙老师治疗胸痹的病人，当时疼得受不了，几味风药下去，立刻止住了，用风药的目的就是宣通胸肺气机。孙老师的经验就是用羌活、独活加上川芎，如果大便不稀的话再加上当归、甘草。这样的思路，在别人常规治疗胸痹效果平平的情况下，往往起到奇效。

现在的很多中医根本不知道风药是怎么回事，可老百姓却还保留着传统中医的思维，每当他们生病了，第一反应都是在感叹，今天又伤风受寒了，我这病肯定是伤风受寒引起的。是啊，他们都知道疾病往往都是不同程度伤了风受了寒，我们更要回到传统中医的思维。另外，民间有个说法，“百病风气起因端，莫谓风邪不相关。”这就是告诫医者治病的时候，不要忽略了风邪，风为六淫之首。所以，《金匮要略》说：“若人能养慎，不令邪风干忤经络……病则无由入其腠理。”

最后我们再讲一下白带。治疗带下，当你用燥湿止带、收敛固涩之法会发现疗效参半，很难真正有把握治好这个病。孙老师刚开始也是很困惑，后来他看到一个杂志上记载一个老中医的经验，他治疗带下主要用荆芥、防风、茯苓、苍术这简单的四五味药，平常得让人难以置信。孙老师就想人家能拿出来就有人家的道理，白带偏多不就是不断地分泌吗？我们中医说，风性疏泄，疏泄太过了这不就是属于风的问题吗？这老中医把荆芥、防风放进去，不就是治疗白带的心法吗？孙老师在临床上一用果然有效，而且越用越得心应手。自然用其他药也可以治疗白带，可拖的

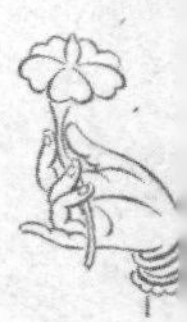

时间就很长，用风药就比其他思路的方子疗效来得快。

我们再看看傅青主最出名的完带汤，治疗白带，不正是有风药荆芥穗在里面吗？这方子也是后世治疗白带应用最广的一个方子，里面的精华就在这风药上。

◎风药的作用与种类

第六，风药的作用。风药的作用大略归纳，可以分为升提、升阳、胜湿、散火、疏肝、引经。当然风药远不止这六种作用，这六种是风药最基本的作用。

宏姐告诉我们，孙老师提到要研究风药得看李东垣的《脾胃论》，这部书很薄，但分量却很重，会看的看门道，里面有一整个风药运用的体系。后人如果简单地认为李东垣只是补土派补脾胃的，这种理解也太浅薄了。我们看他的名方补中益气汤，关键的画龙点睛之处就在这几味风药，柴胡、升麻调脾胃的升降，都是风药所擅长的，所以说补中益气汤是升提的名方。而升阳的方子也有升阳益胃汤，当然还有升阳除湿汤、升阳散火汤，至于疏肝方面也提到柴胡疏肝散。

最后引经药不得不提，引经药大多都离不开风药，特别是头部的引经药，中医叫作高巅之上，惟风药可到。说完，宏姐就跟我们背了一些引经风药的口诀：

头痛必须用川芎，不愈各加引经药。
太阳羌活少柴胡，阳明白芷还须着，
太阴苍术少细辛，厥阴吴茱用无错。
巅顶之痛人不同，藁本须用去川芎。

第七，风药包括哪些？宏姐说，风药按性味主要分成三类，①辛温：升麻、荆芥、羌活、独活、防风、川芎、藁本、白芷、麻黄、桂枝、天麻、全蝎、蜈蚣、乌梢蛇、海风藤、威灵仙、巴戟天。②辛凉：薄荷、蝉蜕、葛根、升麻、菊花、桑叶、淡豆豉、木贼、浮萍、牛蒡子、蔓荆子、钩藤、僵蚕、密蒙花、薄荷。③辛平：柴胡、白蒺藜。接下来介绍一下孙老师经常用到的几味风药：升麻、柴胡、荆芥、防风、羌活、独活、川芎、麻黄、桂枝等。

升麻、柴胡，升提之性强。升麻能令清气从右而上达，柴胡能令清气从左而上达。经曰：清气在下，则生飧泄。浊气在上，则生䐜胀。是以清气一升，则浊气随降。例如补中益气汤（黄芪 15 克，炒白术 5 克，人参 3 克，当归 3 克，升麻 2 克，柴胡 2 克，陈皮 3 克）。

川芎，最能走窜，上达头部。头痛必用川芎，如不愈，加各引经药。《本草求真》曰："辛温升浮，为肝胆心包血分中气药，故凡肝因风郁，而见腹痛、胁痛、

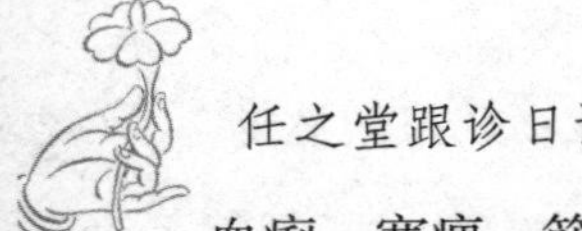

血痢、寒痹、筋挛、目泪及痈疽一切等症，治皆能痊。……气郁于血，则当行气以散血；血郁于气，则当活血以通气。行气必用芎、归，以血得归则补，而血可活，且血之气又更得芎而助也。”

麻黄，味辛微苦，性温。其功效归纳为解表、发汗、平喘、利水。宣通卫气，开泄腠理；又能宣通肺气，开启气门；宣通经气，通利关节。麻黄汤发汗，作用于皮毛，人体最外层。

桂枝，色红，性温热，走血分，何以入卫祛风？这是由于桂枝味辛气厚，可通达营血，温经散寒。桂枝并非直接发汗药物。人体出汗是汗自营血发出，桂枝入营血温阳，使得热气蒸腾而汗出，这样桂枝能发出经脉以外肌表的风邪，卫分风邪自然而消，这个过程叫解肌。所以桂枝通经脉以发其风邪，称为祛风之品，作用于皮下肌肉层。桂枝利关节、温通经脉为其体，调和腠理、下气散逆、止痛除烦为其用。善于宣肺，开表而入经络，与麻黄同用则发汗宣肺，使风邪从汗而出。

羌活、独活，辛温芳香，入络止痛。羌活，辛苦性温，味薄气雄，专入膀胱，兼入肝肾，功专上升，散足太阳膀胱游风，头痛，兼治风湿相搏骨节痛。独活，专理下焦风湿，病在足少阴肾气分，而不连及太阳经也。但羌活性雄，善于行上；独活善于走下而达上。羌之气清，行气而发散营卫之邪；独之气浊，行血而温养营卫之气。羌有发表之功（表之表），独有助表之力（表之里）。

荆芥，辛微温，平和。散肌肤气分风邪，仍兼血分瘀滞，辛苦而温，芳香而散。气味轻扬，凡风在于皮里膜外，善于走表，祛散风邪。入肝经气分，亦入肝经血分。

防风，味甘微温。虽入足太阳膀胱，以治上焦风邪；然亦能入脾、胃二经，同补气药，则能取汗升举。风药润剂。不仅走表，且开胸膈，祛上焦筋骨风邪。

用防风之必兼用荆芥者，以其能入肌肤宣散故耳。且既入于肝经风木之脏，则肝即属藏血之地，故又能以通利血脉。

◎风药的升降及药量

第八，风药的升降及药量。宏姐说，升降与药量的关系密切相关。药之四气五味，应天地阳升阴降之理。四气者，天之气，温热升，寒凉降。五味者，地之味，辛甘浮，苦酸咸沉。升降沉浮与药之质地重量相关，清虚者浮而升，重实者沉而降。

风药性辛皆升，用量轻则走表，稍重则从胸膈升提，再重则先降后升，从下焦升提。慎斋所说的“后至者成功”是应用风药的一条原则，凡是分量大的药物，上升最慢，最后能够推举诸分量小的风药上升达表，达到疏风透邪的目的。

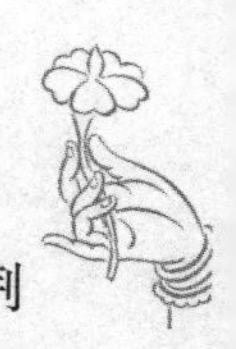

这时宏姐略举了一两味药来说明药量的轻重会影响药性在人体的走势。比如荆芥、防风，一般用到 3 克，偏于作用上焦心肺皮毛以及头面七窍，所以上焦疏风透热要用小剂量药，这叫治上焦如羽；如果用到 5～8 克，就偏于作用到膈下腹部；用到 10 克，就能走到腹部以下，当然这种剂量说法不是死规定，因人而异。

而羌活、独活两味药比较特殊，用 3～5 克能够从中焦发到上焦，如果 10～12 克就能够走到下焦，然后再从下焦提到中焦，甚至提到上焦。

什么时候要用这种走下而达上、先降而后升的用法？孙老师说过，风药不单治疗上焦头面肌表的疾病，对于下焦阴囊潮湿、白带偏多、泄泻等湿气偏重，用上风药非常好。一般人想到下焦潮湿就用渗湿的药，可是越往下渗，阳气消耗得越厉害，人体的水湿是渗不干净的，你强用渗湿未必能增加尿量，也并不一定能给湿邪一个出路。其实你只要把湿邪从下面提上来，一提到脾，脾脏自己就会把这些水湿运化上行到肺，这叫脾气散精，上归于肺。所以风药能够治疗水湿，它的大作用不在于把湿邪驱赶走，而是增强脏腑升降功能，把湿邪为我所用。

所以说人体许多水湿、痰浊，很多人都排斥讨厌它，是因为脏腑功能下降，化不掉，如果脏腑功能增强，这些东西就会为我所用，转而濡养四肢百骸。

我们再来看一些现代常见的病，如妇科病，或者男性的下焦湿邪为患，这不单会出现下体湿痒，还会出现很多像西医所说的盆腔积液、卵巢囊肿、前列腺肥大之类。很明显，它们的病机都离不开湿热下注。这跟当代人的饮食生活习惯有关，习惯喝酒、熬夜、饮食过量，这都会使湿毒留恋在下焦，排不出去，散不开来。

治疗的时候总离不开用二妙散这个方子。孙老师说过，二妙散是针对邪气而立论的，往往湿邪下陷会伴随着身体中焦之气升提不起来，这种病人会少气懒言、多汗。这时少不了黄芪，黄芪能把中气上举，脏腑中焦功能恢复，湿邪就能往上化为清气。这时你再加点风药，给它一股助力，风能胜湿，那么下焦潮湿的问题就能解决了。人体下焦潮湿环境一解决，许多杂病怪病不治自愈。

因为湿气是它们生长依存的环境，许多西医检查出来支原体、衣原体、真菌之类，我们中医不用杀虫的药，而用风药，用黄芪等升提的药把水湿之气往上一提，风药一吹，下焦干爽，病菌污邪不能生存，其病不治自愈。

◎慎用风药

第九，谈谈邪陷。邪陷的几种情况：风陷中焦，风陷下焦，阳陷。

风陷中焦：卫出于胃，营出于脾。脾胃气虚则风邪容易内陷，或恣意寒凉，损

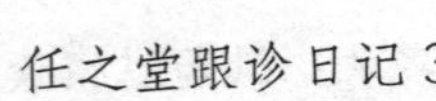

伤脾阳，泄泻而致气陷，风邪乘虚而入。比如补中益气汤中升麻和柴胡，不单能升清阳，它们两个还能把陷入中焦的风邪升提出来。这样再来看补中益气汤，原来它还可以治疗正虚外感的疾病，那就要把握好风药的这种用法。

风陷下焦：肝肾阴亏虚，阴血不足，导致白带、遗精，而使风邪内陷下焦血分，脉沉洪数。这时就要用巴戟天和白蒺藜等提出下焦肝肾风邪的主要药物。

阳陷：指的是由于脾胃虚弱导致心包相火下陷，君火离位，属于热证。所以要升阳散火，用补益脾胃，佐以风药，使伏火疏散，相火归于其本位。

第十，风药的慎用情况。①肝肾阴虚引起的内风中风，要慎用风药。因此种情况下风药更添发散之力，易耗劫真阴。②脉细数慎用风药。脉细不仅为气虚，而且为脏阴之亏；数为有热，更为营液之耗，故脉细数的情况须慎用风药，以免耗阴。③夏季虚证须慎用风药。天热汗出多，中气本虚，本虚之人须慎用风药，以免发散更耗真气。④气虚之人使用风药的同时，为了顾护中气，须同时使用黄芪或者人参。⑤春季虚证须慎用风药。因风药与春季皆为疏泄之气，慎用风药，以免疏泄太过。

第十一，要区别风邪、寒邪。风邪，风为大邪，《金匮要略》云："风中于前"，风多中于午前，风多令脉浮，风为阳邪，易袭阳位。卫分属阳，风邪多犯于卫。古书云，身半以上风受之，身半以下湿受之。寒邪，寒为小邪，《金匮要略》云："寒中于暮"，寒多中于日暮，寒令脉急，寒为阴邪，易袭阴位。营分为阴，寒邪多入于营分。古书云，在天为寒，在地为水，寒在人体则是湿邪。

◎风药应用的案例

最后讲一下风药应用的案例。宏姐说，她在孙曼之老先生那里，白天抄方，晚上训练案例分析，在那儿待了四个月。孙老师提倡医案教育，努力做到所学的知识在临床上都有用处。一个医案往往把理法方药包含在里面，是医生临床实践最精华的体现。所以孙老师的教学特别重视临床，突出临床，接近临床，以医案为中心，进行临床思维训练，使学生能在三五年内迅速掌握熟练辨证论治的方法，成为一名合格的中医师。这就是张锡纯所说的，"学医三年，乃可行道救人。"

随后，宏姐又陆续跟过几次孙老师临床，终于把风药的思路基本理顺。这次，宏姐说非常感谢余老师，因为老师给她提供一个讲台，让宏姐做了一件最重要的事，就是系统整理归纳风药。宏姐说，两年多来，一直都没有去做这份工作。这次余老师让我讲课，我不得不去做，结果一做发现，这整理的过程就是思考融会贯通的过程。之前似是而非的疑惑，自己重新回忆思考过后，居然豁然开朗。

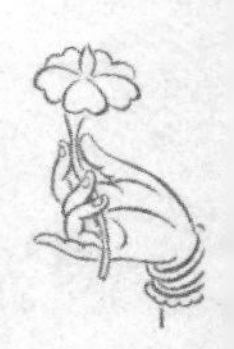

宏姐感慨地说，跟师一定要勤动手，写总结，这是一个温故而知新的过程。

下面这几个案例是宏姐在跟孙老师的时候记录下来的。宏姐说，记得比较粗浅，希望对大家有用。于是宏姐开始解读案例。

第一个案例，左手无名指麻木案。

刘某，女，56岁。2012年2月6日初诊。左手中指、无名指阵发麻木，以木为主，无定时。发作三月余。面白形中，纳中，二便正常。脉两关弦滑小短，舌红，舌齿痕，苔薄白，唇红。处方：麻黄10克，桂枝15克，炙甘草5克，羌活5克，独活5克，川芎5克，威灵仙10克，半夏10克，枳壳10克，陈皮10克，天南星10克，黄柏3克。5付。

2月10日二诊。左手麻减，仍觉木。脉象右手小弦软，左手小弦短，舌同前。唇红面白，为气虚血虚体质。处方：黄芪15克，当归5克，炙甘草5克，羌活3克，独活3克，桂枝15克，川芎3克，人参3克，5付。左手麻木消失，嘱停药。

这个肢体麻木是经络郁闭，孙老师还是用风药。一诊，病人外有风邪束闭，内有寒湿郁滞，所以一方面用风药走表，祛邪于外；另一方面用化痰顺气的药把痰浊湿邪化开。二诊的时候，手麻减轻，病人身体显露出虚弱体质，用当归补血汤当归、黄芪二药的思路加上风药，趁虚而补，病人气足血畅，所以麻木感消失。

这里用到麻黄、桂枝这组对药，是麻黄汤的基本组成。《伤寒论》里提到，麻黄汤能治疗风寒束表引起的身体疼痛，所以对于肢体经络为风寒闭阻不通引起的麻木往往少不了麻黄、桂枝这组对药。因为麻黄、桂枝善逐经络肌表的风邪。不管是风邪感冒，还是风邪痹痛，它们两个配合都有效。

第二个案例，脱发案。

某女，2011年10月27日初诊。经常脱发，头屑多，动则汗出，纳差，失眠梦频。近一月来心悸气短频繁发作，腰痛，睡醒后头痛，咽喉不适，鼻塞，鼻孔糜烂，肩胛肿痛，身倦。平素月经提前，量少色黑，有血块。平素二便正常，近日大便溏，日一行。左手脉明显小于右手脉，脉率110次/分，舌瘦红，苔灰腻，唇淡，体瘦。处方：黄芪15克，人参3克，炒白术10克，炙甘草5克，升麻2克，柴胡2克，陈皮3克，羌活3克，独活3克，防风5克，川芎5克，生姜3片。5付。

11月1日二诊。诸症大减，心悸、汗出、脱发已经不明显，腰痛、失眠均减而未尽愈。鼻腔仍糜烂，咽喉仍不适，最近口干喜欢饮水，但饮水后易干哕，纳少，二便正。脉两手小弦软，左大于右，脉率84次/分，舌淡红，苔薄白。上方10付。

宏姐说，这个脱发案例，是以脉诊为主导，结合病症。孙老师非常重视双手候

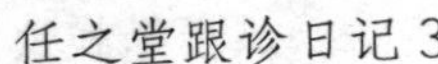

脉，跟余老师一样。孙老师双手候脉有一点非常重要，就是左右脉对比，正常人左脉大于右脉，因为左主升，右主降。左为青龙，右为白虎。这个病人左手脉明显小于右手脉，我们知道左手上升无力，才会有这种脉象。这个病人一诊时左手脉不仅小于右手脉，而且濡而无力，我们就直接使用补中益气汤，但适当加些风药，一方面把中气提起来，另一方面把邪气提出来。所以病人服后效果比较明显，症状也缓解得比较快。

第三个案例，腿痛案。

某女，43 岁。2008 年 3 月 13 日初诊。劳动后右腿疼痛，行走不便，晚间翻身困难，迄五日。形偏胖，色偏黑，脉右沉虚软，不任久按，左沉虚洪，舌淡苔薄白。处方：黄芪 15 克，当归 10 克，炙甘草 5 克，川芎 10 克，麻黄 15 克，桂枝 15 克。3 付。

3 月 17 日二诊。腿痛大止，脉两手沉虚微弦，舌淡红，苔薄白滑。上方 3 付。

宏姐说，一般人考虑风药是不是只用于治疗头面肌表的毛病，其实不是的，风药的治法远不止于此，甚至腰脚以下、脏腑里面都可以用风药。比如这个腿痛的病人，如果用引药下行去治疗，可能治得好，但是时间上肯定没那么快。风药的特点就是走得快，作用快，起效快。而孙老师煎汤药的方法也相当快，一般都是开锅后三五分钟就把火关掉，然后焖个 5 ~ 10 分钟就可以喝了。这里面有道理啊，原来很多病人根本没什么时间熬中药，他们治病既要求有效果，又要求快捷。孙老师这种方法相当快捷，熬药只花十几分钟就搞定，因为风药的性质也决定了不能熬太久。

这个案例，是病人劳动后右腿疼痛加重，结合脉象沉虚软，不任久按，可见病人明显气虚，不能鼓动脉搏。大凡劳倦后疾病加重都有气虚在里面，所以孙老师首先给她用上当归补血汤的思路，然后加上麻黄汤的思路。没有用杏仁，是因为这个病本身就是要用到补、托的思路，杏仁偏于敛降入肺，这里就把它去掉了。

第四个案例，先兆流产案。

某女，30 岁。2011 年 12 月 11 日初诊。妊娠两月余，40 天时发现微量红色，昨天出血量渐多。询今年 2 月份曾怀孕，服中药 20 余付，不能止血，最终发现胎死而引流。平素纳少，口淡，晨起口干。大便正常，近来偏燥，1 ~ 3 天一行，小便稍频。眠艰，身倦。平素经期正常，行 5 ~ 7 天，量可，色正，带偏多。形瘦，面色暗黄如烟熏，咽燥，唇红干燥。喜食凉物。脉右手小弦软，左小弦紧，脉率 96 次/分，舌淡苔薄白。处方：柴胡 5 克，炙甘草 5 克，白术 5 克，羌活 1.5 克，独活 1.5 克，防风 3 克，荆芥穗（炒黑）15 克。水煎服，3 付。

12 月 14 日二诊。出血减少，睡眠较前好转，纳进。脉两手小弦数，脉率 84 次/分，左小于右，舌淡苔薄白。处方：柴胡 5 克，炙甘草 5 克，白术 10 克，羌活 2 克，独活 2 克，防风 3 克，黄芪 15 克，荆芥穗（炒黑）15 克，炮姜（炒黑）10 克。水煎服，3 付。

12 月 19 日三诊。上方服后当晚血止，脉两手小弦数，脉率 90 次/分，舌红苔薄白。上方减去炮姜、荆芥穗。

12 月 23 日四诊。脉两手小弦数，脉率 90 次/分，舌红苔薄白腻。唇红，唇周潮红，询有穿衣过厚习惯，且环境温度过高。嘱停服中药，减衣服，常吃黄豆、红豆、绿豆稀粥。

宏姐说，这个案例比较奇特，是用风药配合补脾胃的药来止血，平常人们见到出血都拼命回避风药，其实当我们想明白出血根源在哪里，就不会那么畏惧风药了。一诊，孙老师决定用上风药，是因为病人血分有风热，所以出血难以止住，方药只是把气机往上提，再把风邪从血分透出体外。二诊的时候，出血立即减少，这里用炒荆芥穗 15 克非常重要，荆芥穗能入血分，炒黑止血，能把血分的风邪疏散开来。孙老师又加了黄芪，不要想到加黄芪就是病人气虚，这里加黄芪有更深刻的意义，是针对邪陷中下焦，用黄芪把邪气从下面往中上焦托上来，然后再用风药在上面把邪气提出去。后人以为玉屏风散只是简单的益卫固表，就不能得此方的精髓。玉屏风散不单固表，它还有一个从里面向外面托邪外出的过程。

第五个案例，闭经 5 年案。

某女，40 岁。2011 年 6 月 24 日初诊。带盛瘙痒 1 月余，纳便正常。宫外孕手术后闭经已经 5 年。形中，色淡黄。脉两手沉弦滑数，舌正红，苔白腻湿润。处方：地肤子 10 克，椿白皮 10 克，荆芥 10 克，防风 10 克，黄芪 15 克，白果 10 克，白蒺藜 10 克，土茯苓 15 克。水煎服，5 付。

6 月 29 日二诊。服药后昨天经汛量少色正。脉两手沉虚，舌红，苔薄白腻。上方去椿白皮，加当归 10 克，水煎服，5 付（湿郁化热生风）。

宏姐说，这个也是疑难杂案，病人已经病了 5 年，阴部瘙痒 1 个月，就用这简单的不到十味的中药，以风药为主，居然 5 付药下去，经通痒止。用药相当简单，但孙老师用药的心法却是独到。西医有几万种药，而中医常用的中药就那两三百种，而且几千年来都是这么用。可见治好病人的不是药物，而是处方理法的智慧。

很明显，这个病人一诊的时候是下焦湿郁化热，孙老师用土茯苓、白果、地肤子、椿白皮我们都能理解，是祛湿收带止痒，但荆芥、防风、白蒺藜都用到 10 克，

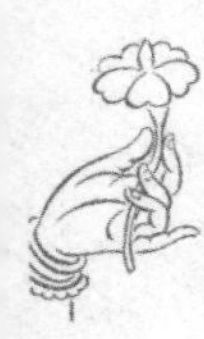

难道是疏散风热？不是，荆芥、防风用三五克一般是疏散上焦风热，可用到 10 克左右时那就是从下面往上升提，尤其是白蒺藜这味药，先下而后上，配上黄芪，能从中焦把气往上面、外面托，如果配上巴戟天就能把深入下焦的邪气往上面托。

后来二诊的时候月经来了，瘙痒明显减轻，孙老师就去掉椿白皮，以免固涩太过，加上当归，因势立法，既补血虚，又能通经血。

◎孙师与余老师的对话

大家听完后，纷纷鼓掌。孙老师的风药思想真是博大精深，听宏姐讲出来更是令人耳目一新。以前我们学习教材时，上面对风药的认识和重视远远不够，现在听了孙老师多年临床的宝贵体会，让我们看到中医治病是这么善巧轻灵。

后来我们再去翻阅《千金要方》《兰室秘藏》，发现里面用到风药之处不少。在没有听宏姐讲解孙老师用风药独到体会前，我们可能对古书里许多方子都一头雾水，现在渐渐明白了，似乎从门缝里透出一缕光线来。这节课让大家心中得到了一把钥匙，这把钥匙可以帮我们读通很多古方的奥妙之处。这把钥匙可是孙老师摸索一辈子才得到的。最后，我们用余老师与孙老师两人上次在渭南的对话作为总结。

余老师说，风药的使用指征，不仅仅是指患者体内有没有风的问题。风者，春也，木也，升发之气也，春天既有生发之气，风药好比是春风，能把人体的生发之气调动起来，让五脏元真通畅，充满活力，就好比万物草木进入春天状态。所以对风药的理解，必须站在比较高的层面来看，而不是简单的祛风治感冒，祛风治关节痹痛。它能使人的脏腑回到春天状态，取的是春天这个象。如果深入理解风药，对于肿瘤病人，病邪深伏到脏腑骨髓，通过运用风药，让脏腑骨髓回到春天状态，从冬天进入春天，这也是取象啊……

孙曼之老师说，嗯，可以看一下李东垣的《脾胃论》，他在这方面的论述比较细，不懂得风药运用的人，你可能光看他的那些方子就莫名其妙，头晕头胀，知道后再去看，就有心得了……

跟诊风

暑假是任之堂最热闹的时候，学生多，病人多，前来交流的中医高手多。老师对前来学习的学生们说，来学习可以，你们要把知识带回去，同时你们也要留下总

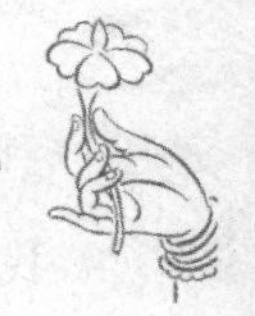

结，写跟诊总结，可以帮你们理顺自己的学医思路。

这样任之堂就出现了一股“跟诊风”，大家每天除了跟师学习、采药、听课、交流之外，晚上回到各自宿舍中，“师命不可违”，于是便一头扎进各自的日记本里，拼命地写总结体会。还相互拿出录音笔与摄像机，整理老师讲课的录音，以及上山采药的视频。

在这群学生中，有几个写得特别好，而且还一直坚持写下去，甚至他们把自己的暑假跟师心得都发到一些中医论坛上，获得不少好评。我们把其中两个学生的跟师总结中与中医密切相关的内容摘录了一部分，作为我们跟诊日记的补充，以供大家阅读分享。

希望这种跟师写总结的风气——跟诊风，不仅在任之堂传承进行下去，甚至在全国各地，只要有中医所在的地方，都能够兴起这股“跟诊风”。把中医前辈们多年临证的心得体会，记录书写下来，这也是我们作为学生能够做到的，而且最应该做到的，也算是为传承中华医道而尽绵薄之力。

◎我们在任之堂学习的日子（王朋静）

知道任之堂，知道余浩老师，是杨鑫推荐我们中医小组成员看丁香园文章《我的医学故事》(又名《一个传统中医的成长历程》)的时候，当时看的第一印象就深深吸引了我，从此我对这本书，对余浩老师，对任之堂，对中医这种带教方式产生了浓浓的兴趣和向往。

《一个传统中医的成长历程》讲述了余浩老师的中医成长经历：四岁在太爷爷身边开始感受中医，七岁学习阴阳，八岁学脉诊，九岁学望诊，十二岁学五行……之后二十岁到中医药大学学习和深造，再到后来创办任之堂，发扬传统中医。余老师在书的结尾说：未来的路还很漫长，我将在我所喜爱的医学之路上继续探索下去，穷我毕生之力，展中医之辉煌。

余老师这些年确实在这样亲身努力践行着这个大愿。虽然我本人在学校学的是西医临床医学，但是骨子里透出的还是对中医学、对传统文化的热爱，对像余老师这样立志将传统医学发扬光大的中医人充满了无限的敬佩和仰慕之情！

接下来的时间，我们相继在网上买了余老师的《医间道》和《万病从根治》，对余老师的中医思想有了更深一步的了解和认识。余老师将传统中医知识通俗易懂地为我们展现了出来，在日常生活中悟出中医之道。余老师发明了“人体阴阳气血循环图”，被誉为医学指南针，将纷繁庞杂的中医理论高度浓缩，由博返约。对于

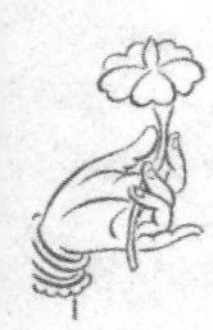

我们医学生来说，掌握了这幅图可谓是“一图在握，学医无忧”啊！

2011 年 12 月，我和另外三名中医小组成员杨鑫、泽伟、维维，前往十堰，见到了敬仰已久的余浩老师，并有幸见到了张至顺老道长、徐文兵老师等。令我印象最深刻的就是徐文兵老师有关“中医的路在何方”的发言，令我们受益匪浅啊！

徐文兵老师说：“中医是一门实践医学，对于年轻人来讲，真想搞中医的话，那你就发自内心的去相信它，去实践它……这病人西医都说看不好，我也看不好，那你趁早别搞中医，如果自己相信了而且去实践，我觉得那才有出路……中医的希望就在民间，就像咱们搞的这个民间中医联谊会，每个中医大夫，每个独立的中医门诊，咱们联合起来踏踏实实给老百姓看病，老百姓可能给得起你诊费，也可能给不起，也可能你给人看好病，别人拎一只老母鸡来谢你，这都是支持你的物质和精神力量，如果全国的中医都能这么做，不需要给任何政策，我们照样能发展，剩下的学术上的事儿，只要你在看病，只要你在思考中医，那学术水平自然会提高。”

确实啊，中医的根在民间，是劳动人民的智慧结晶，传统中医要向前发展就要回归民间，回归劳动人民。余老师也曾说过脱离了群众基础来讨论中医的发展，都将流于形式，成为空话。中医的主战场在基层，在社区，在农村，这些地方才是中医的主战场！才是发扬中医的根据地。余老师还强调：明白了中医的战场很关键，所以想要发展中医，学好中医，不要寄希望于大医院给你提供大舞台，也不要寄希望于给予什么政策扶持。中医的舞台就在你的手上，一把药，二根针，三个手指头，就可以干上一番事业，施展你的才华。所以我们没必要追求过于形式的东西，在学校学习的同时一定在民间拜一位师傅，因为中医的命根就在于民间传统的师带徒！

在民间中医联谊会最后，老师还要我发言为大家介绍我师门的“悬透灸术”。

我们与任之堂，与余老师的第一次缘分就这样开始了，也为我们这个暑假过来跟师学习奠定了缘分基础吧！

7 月 16 日

今天老师拿出他在太白山采的药材，我们就开始帮着老师洗药材、切药材。最多的是大黄、芍药和凤尾草，都是在太白山海拔 3000 米的地方采的野生药材。这些药材可比市面上的珍贵多了，光看这大黄又粗又大，颜色光泽鲜艳，金黄色的横切面，还有一圈又一圈大大的红色的花纹，我是第一次见到如此道地又珍贵的大黄，我们都拿出手机拍了几张照片。

处理完药材后，老师突然问我们三个来到这里想学什么？杨鑫就带头说想学一些药学知识，认识一下常用的药材，还有学习老师的脉诊技术，最后就是一些常见

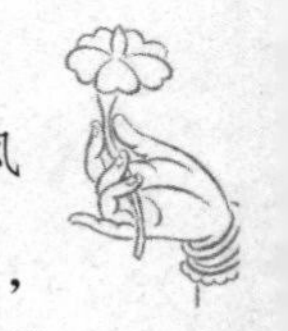

病的治疗。老师笑着回答说，你们先把《清静经》背下来，要先把基础搞扎实了，要静得下心来学习，不要不知道自己来干什么，一直就站在那里东看看西瞧瞧，是学不到什么东西的。想学认药，先把《药性赋》背熟了，十八反、十九畏记熟了才能进药房；想学号脉，这里每天有五十来个病人，你们就主动去号脉，每个患者的脉象都不一样。学习是主动的，不是被动的，不要害羞，来一个就号一个，号上一星期下来就有感觉了……

7月17日

下午大师兄在民间中医联谊会会议室讲课。大师兄一开始就强调了“书的眼目即是灵魂”。药王孙思邈《千金方》的开篇就是我们中医的希波克拉底誓言——《大医精诚》，而这大医精诚就是这本书的“灵魂”，主要阐述了为医的行为准则和一个医生应该具有的品德。“凡大医治病，必当安神定志，无欲无求，先发大慈恻隐之心，誓愿普救含灵之苦。”自己一下子就明白了背诵《清静经》就是要让我们“安神定志，无欲无求”，然后怀着一颗慈悲之心，发大宏愿，造福百姓。所谓“德在道之上，道在术之上”足见“德”的重要性。大师兄强调说，“以德治病”才是医学最高的境界，而中层是以“道”治病，就是以理法，最下层是以“术”治病，就是以方药。《内经》有云:“上古之人能年皆度百岁，而动作不衰，以其德全不危也。”由此看出“德”也是使人长寿的秘密，要是一个人能真正做到“德全不危”，那他就能和上古圣人相媲美。

接下来大师兄问大家《伤寒论》的灵魂在哪里？众人一时有点摸不着头脑，纷纷在想《伤寒论》的开篇是什么？或许大家都想到治病的条文上了吧，太阳病篇？大师兄说是《伤寒论》序，这时大家才恍然大悟。

讲了那么多经典和大道理，大师兄终于开始给大家分享他这五个多月来的跟诊收获了。首先，我们看问题要退到“道”的层面上，不仅要会辨证论治，更要会辨象论治，明白这些“象”后面隐藏的“道”，如老师常用的升降思路就是一种“道”。《清静经》里的“降本流末，而生万物”亦是一种“道”，昭示着本源的东西一定要往下降，就像水往低处流、沿途润万物一样。举个例子，有时候我们用补肾、补肝、补血的思路治疗脱发没有效果的时候，不妨想一想这句经典条文，然后用枇杷叶降降肺气，用沉香降降心气，用龙胆草降降肝气，肺主皮毛，前面的气顺下去了，后面督脉的清气自然升上来充养头发了。同时，气顺则痰亦消。人体一身之气，任脉降，督脉升，只要气机通畅了，这些所谓的病理产物和人体清气都会顺着经络通道，“清阳出上窍，浊阴出下窍；清阳发腠理，浊阴归五脏；清阳实四肢，浊阴归六腑”。

治疗阳痿的时候也是如此，先不补肾精，而先降浊气，升清气，使机体正常循环起来，不然一味瞎补，身体也吸收不了，因为他的气机都堵塞不顺畅了。

大师兄提到了余老师常用的六味药：附子、龙骨、牡蛎、杜仲、川续断、桑寄生。这就是老师有名的"藏精六药"，能填补下焦真元。而尤以龙骨和牡蛎最重要，此二药降气作用强，敛正而不敛邪。大师兄说用龙骨、牡蛎还有它的"时代背景"，就是现代人由于社会和生活习惯的原因造成了自身"上热下寒"的体征，阳气郁在胸膈以上发不出来，心烦浮躁易发火，而腰脚以下则是一片虚寒现象。老师常用龙骨、牡蛎降气收敛，引上焦之火归入下焦，以暖腰肾之寒，老师说这是以自身之热来疗自身之寒，使寒热对流。在上焦老师还用栀子豉汤来宽降胸中郁热，在中焦则用枳壳、桔梗、木香这理气三药来调理三焦气机（《药性赋》曰：宽中下气，枳壳缓而枳实速也。针对病症缓急，选用枳壳或枳实）。再加上葛根、黄芪升清阳。这样一来，一升一降，寒热对流，全身气机调动起来，疾病不治而愈。

接下来大师兄又提到了老师常用的通肠二至八药：火麻仁、猪蹄甲、艾叶、苦参、鸡矢藤、红藤、扣子七、金荞麦。这些药都是打通肠道，给邪气以出路，祛邪而不伤正。所谓"浊阴出下窍"，先把排邪的通道打通了，这样祛邪药起作用时才能让浊物浊气顺着二阴排出。这个道理就如同老师讲的堪称经典的"点蚊香"的故事：老师的库房里存放着很多药材，但是这里蚊子又特别多，会影响药材的质量，老师关上门窗，点上蚊香，熏了几天后，蚊子还是很多。因为蚊子只在点蚊香的时候麻痹了一下，没有蚊香后又复活了。这可急坏了老师，想来想去，突然老师灵光一闪，把窗户打开，再点上蚊香，反正杀不死，不如给蚊子一个出路，让它自己飞出去。这样熏上两天后，蚊子都顺着窗户逃之夭夭了。老师再关上窗户，这下库房里再没蚊子了。所以啊，我们在治病的时候一定要先给病气邪物一个通道出去，不然无论怎么治病还是治不好。

最后，大师兄说我们要想学好中医的话就要拜一个学院派老师为师，在学校学习理论知识；拜一个民间郎中为师，学习治病经验；拜一个当地草医为师，熟悉当地的草药和常见病的地道疗法。这正好弥补了中医各个方面的不足，能有效地整合各方面的资源来武装自己。

7月18日

邹桥兄要给我们大家扎几针，我们这是第一次见他扎针，给我们留下了深刻的印象。杨鑫的足三里穴、我的合谷穴就这样被针神"刺激"了！邹桥兄每次扎针都会先让受扎者咳一声，然后再突然进针。这样子还真感觉不到一丝丝痛处，都不知

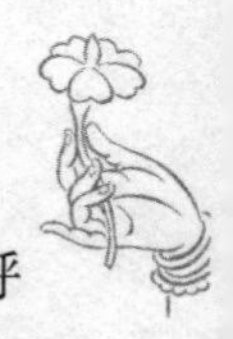

道针已经刺进皮肤腠理了。接下来他才慢慢进针、行针，并嘱咐受扎者吸气或者呼气，在呼吸之间，针就在肌肤里运行着，一股麻胀感就来了。体内的真气似乎在随着邹桥的指令，想要它到哪儿就到哪儿。

邹桥兄扎针认真，专业，严谨。之前要先认真给受扎者把脉，然后选穴，再仔细用手揣穴，扎一针的整个过程要花个几分钟左右，和我以前被扎的那种几十秒搞定的相比，邹桥兄这才是“大师级别”啊！

对于邹桥兄扎针的时候要让受扎者咳一声，还要受扎者吸气或呼气的情景，我一直心存疑问。为什么要这样呢？理由是不是很简单啊？或许是我本人没看过针灸类书籍吧！这个问题会不会问得有点脑残？也就一直没有请教过他。直到前天，我获得一本宝贝级旧书——《针灸四书》，又勾起了我的疑问。我大致快速浏览了一下，发现《针经指南》里有一篇叫“真言补泻手法”的文章。录出如下。

补法：左手掐穴，右手置针于穴上，令病人咳嗽一声，针入透于腠理，令病人吹气一口，随吹针至分寸，待针头沉紧时，转针头以手循扪，觉气至，却回针头向下，觉针头沉紧，令病人吸气一口，随吸出针乃闭其穴，谓一手是也。虚羸气弱痒麻者补之。

泻法：左手掐穴，右手置针于穴上，令病人咳嗽一声，针入腠理，复令病人吸气一口，随吸气入针至分寸，觉针头沉紧，转针头向病所，觉气至病退，便转针头向下，以手循扪，觉针沉闷，令病人吹气一口，随吹气一口，徐出其针，不闭其穴，命之曰泻。丰肥坚硬疼痛者泻之。

感觉告诉我，这好像就是邹桥使用的针灸技巧。无论我理解得是否正确，至少可以肯定一点，就是邹师兄学针灸下了很多苦功夫。后来明冠兄在我的空间日志上留言说邹桥兄让病人咳一声进针那好像是在《内经》里有记载的，叫“随咳进针”，可以适当放松病人情绪。若病人心有抵抗，会影响进针时的功效，所以咳的当儿可以转移病人的注意力，对一些没扎过针或胆小的病人可以采用，非常有效。对于上面提到的补泻手法，明冠兄用了一个形象的比喻：只要把人体想象成气球，然后把补和泻的气机是进是入搞懂就明白了。吸气就像在气球上挤压，呼气则是拉伸气球。

所谓一日之计在于晨，然而在这里我们会毫不犹豫地告诉你，一日之计在于夜！因为在任之堂真正学到知识的时候大多是晚上。吃过晚饭，我们早早来到药房开始忙着自己的事，等着老师和大师兄他们过来。八点半，大家准时到齐了，老师说大家坐下来好好聊聊，侃侃大山。于是乎大家搬来椅子，围坐在桌边，洗耳恭听哦！

老师一开始就提到了“大道至简”和“无为而治”。老师说，中医说难不难，

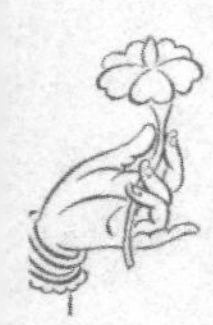

说简单也不见得。就看你怎么圆融地运用自己所学，理清自己的中医思路。大道至简，无论是养生之道，还是治病之道，只要明白了其中的道理和规律，其实都是很简单的。“治病求本”，这个“本”就是道，保本才是王道！把握好道，把握好规律，要做到“顺道而行”。

接下来我们谈到了中医和西医。在西医看来，一定要弄清楚到底是什么病毒？什么细菌？哪个细胞多了少了？哪个生化指标高了低了？只有诊断清楚了才能说治疗。而中医则是一种整体的观念，对人体总体的认识，结合阴阳五行，辨证施治，不去讲究太细节的东西，有时就这样“糊里糊涂”的把病治好了。所以啊，我觉得有人说中医不科学，用西方所谓的“科学”来衡量中国先人们的智慧，这“科学”吗？老师说，无论中医还是西医都是医学，都是为人民服务的，不应该有门户之见！

有的中医在治疗疾病的时候也会用到西药。比如感康也可以用来发汗退热；又如治疗风热型荨麻疹，服维 C 银翘片和丹参片即可，就是采用了维 C 银翘片有辛凉解表的作用以及丹参通心脉的作用。或许有人要问荨麻疹和通心脉有关系吗？《内经》已经告诉我们“诸痛痒疮，皆属于心”了嘛！看来《内经》里也传承了很多大道啊！我们下来可一定要多看经典，多悟才能多得啊！

老师最后聊到“医心”，意味深长地说，我们做医生的要脚踏实地，不过分自卑，不过分自傲，不卑不亢，平和心态，要做到厚德载物。医者仁心啊，现在有极少数医生连根本的仁心道德都没了。老师还说，我们医生的气场一定要压得住病人的气场，带着一种祥和之气，让病人敞开心扉，说到病人心坎里去，不仅要关心患者的病情，还要关心到患者的生活方面，许多情志病就是生活中的不如意造成的嘛。这样病人才会感动，才会心服口服，才会相信你，才会事半功倍！

接着老师就给我们讲了他曾经看过的一个病人的故事：一个看上去蛮孝顺的儿子带着他的老母亲四处求医，治疗母亲的高血压，却难有疗效。到了老师这里，老师一看到这位老人满手的茧子，再看看老人的手相、面相，还没把脉便大概得知老人这是操劳操心太多了，有很多委屈憋在心里，这样憋久了，就出问题了。老师转头对她儿子说，对你妈好点，就不会得这病。这简单随口的一句话说到老人心坎里去了，老人很感动，儿子这才恍然大悟，自己常年在外工作，把孙子扔给老人照顾，是让老人太操心了。儿子说今后要好好对待母亲，以弥补这些年对母亲的亏欠！

7 月 19 日

今天下午的安排是上山识药、采药，而且还是余老师亲自带领大家去。

老师带我们认识的第一味中草药叫“五爪龙”，又叫葎草，有清热解毒利湿的作用。然后茜草、麻骨梢根、商陆、苎麻根、土茯苓、仙鹤草、首乌藤……老师一边教大家辨认药材，一边为大家讲解药材的作用功效，这种现场教学的方式真是好啊。这时我们发现了一株叶子两边长着刺的东东，老师说这是“两面针”。两面针？这不是那什么牙膏吗？老师说它可以清热解毒消肿，对牙龈肿痛效果非常好。两面针还是伤科用药，治疗外伤的关节肿痛。老师用药锄麻利地把它连根挖起，这根叫“入地金牛”，祛风通络，消肿解毒。

一路上大伙儿认真听老师讲解着药材知识。明冠呢，也是丝毫不放松地记录着老师的一言一行，还有药材的真实面貌。这时老师把一把草连根挖起，对我们说这是白茅根，活血化瘀，凉血止血，利水，走肺经，肺里面有瘀血，用这味药效果很好，味道甜丝丝的，你们大家尝尝。走到谷底，又认识了穿破石（治疗癌症）、木贼草、石菖蒲……

晚上我们把今天明冠拍摄的 DV 回放一遍，好好温习了一下今天学到的知识。一天能够认识了这么多药，惊喜啊！现将邹桥整理的今天的药材知识列述如下。

茜草：凉血止血。治血结经闭，配龙骨、乌贼骨（海螵蛸）。

五爪龙：别名葎草。清热解毒利湿。

麻骨梢根：清热解毒，治牙痛。味苦。煎水漱口。

白商陆：有毒，慎用，外洗消肿。

苎麻根：叶子反面为白色。凉血止血，清热安胎，滋阴。根可食用，皮可做绳。

黄荆条：叶子捣碎治脚气。

黄荆子：苦。善治咳逆、骨节寒热，能下肺气。跟蔓荆子效果差不多。

土茯苓：清热解毒，通利关节，利咽。痛风、梅毒要药。配金银花治梅毒。

两面针：叶有双面刺。清热解毒消肿。关节肿痛、伤科要药。

入地金牛：两面针的根。

仙鹤草：清热凉血止血，治虚劳。治虚劳用 100 克。

首乌藤：安神，还可以通络。

何首乌：生用润肠通便。

金银花：清热解毒消肿。

楮实子：补肾凉肝。杨氏还少丹用之。

野葡萄藤：通经络，治烫伤。

五倍子：敛汗止咳，止盗汗。打粉用唾液调（男患用女的唾液，女患用男的唾液），治盗汗，效果不错。

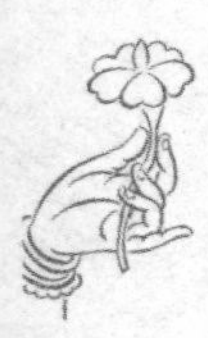

威灵仙：有灵字，有仙字，这味药不一般，茎有四个棱，不刺手。能透骨通经，消骨哽。单味药，外洗治龟头炎，效果很好。

白茅根：活血化瘀，凉血止血，利水。走肺经，肺有瘀血，用这味药效果很好。

三叶木通：木通效果好不好，跟叶子的数目有关，五叶的效果更好。疏肝理气，行气止痛。

菟丝子：补肝肾，明目。安胎必须用这味药。

木防己：清利关节。

土牛膝：通经止痛。

石菖蒲：通窍，止咳，除湿痹。其叶可作香料。配丹参治痘疮的效果很好。配合通草、节节草，可以通脑窍。

凤尾草：清热解毒，止腹泻，治男科前列腺炎。

穿破石：行气破瘀，治肿瘤要药。枝有白色浆汁。

络石藤：疗风湿死肌、疮肿，通经络。

葛根：升阳，解肌。

葛花：解酒。

核桃仁：益智补肾。

分心木：固肾涩精。

棕榈炭：止血。

蝉蜕：祛风解表。

凌霄花：疏肝理气，调经。

侧柏叶：治脱发。

艾叶：艾叶 30g，红花 30g，生姜 30 克，外用治老寒湿腿。

柏子仁：安神。加白糖泡酒。

椒目：治腹胀、腹水。

节节草：又名木贼，叶中空。通络，止咳逆，利水。

蓼子七：祛浊。

车前草：清热解毒，利水祛湿。

车前子：补肾，明目，利水。

小贯众：偏于止痛，平肝潜阳。又名昏头七。

女贞子：补肝肾，男用桑椹子，女用女贞子。

香樟树：外洗治风寒痹证，还可避虫。

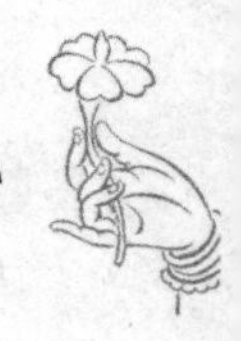

淡竹叶：清热解毒，消暑。

7月20日

晚上8点刚过，大家到得差不多了，于是大家围坐在老师身旁开始讨论交流了。大家对提出来的问题各抒己见，再由老师来帮助理清思路或点拨一二。事实上，老师就各个问题这么一发挥，就数他讲得最多了，但是大家仍觉得不够，想多挖挖老师的经验和知识。

老张发问了，余老师，你给我开的药里面有一味扣子七，我以前听都没听说过，能告诉我们它有什么功效吗？余老师回答说，这药里面带“七”字的，都说明它极不简单，比如三七、扣子七、七叶一枝花等。这个扣子七啊，长在海拔2500米以上，很罕见，外观跟蚤休（七叶一枝花）很像，像纽扣，一颗一颗地扣在一起。止血化瘀的效果相当好，对于外伤性出血，嚼烂敷上就行了。对内脏破裂的那种大出血，止血也非常有效。接着老师让张琳去药柜里取来扣子七让大家看看，果然长得像扣子，一环扣着一环。老师接着讲，扣子七也能治疗小儿疳积、各种慢性病及肿瘤。这扣子七啊，在一般药材市场找不到，很少人懂得这味好药。用量7~15克。听老师这么一讲，我们想到老师说过这扣子七配上灵芝，就能调动五脏六腑之真元，这两味药可真是治疗癌症不可缺少的良药啊。

接下来老师谈到了脉学，这内容恐怕是所有过来学习的学生最想了解的。我也一样，赶紧把耳朵竖起，深怕漏过老师说的任何一个字。老师先是给我们讲了把脉的指导思想。很多人把脉都是想去印证心里所想，心中求啥则应啥，有人想印证六邪，有人想印证五脏六腑，有人想印证气机……这些都是他们心中早先就想好了。所以很多人把脉就陷入了先入为主这样一个误区。不要想着去验证你心中所想，我们第一步就要做到“空”，“观空亦空，空无所空”，心里要放空，不要想着去印证什么，让指下告诉你答案，反映出什么就是什么，而不是你想找什么答案。如此就不会顾此失彼，也不容易乱了方向。

老师接着说，号脉首先要看的是整体脉势的平衡状态，六脉平不平和，而不是看哪一部脉强或弱。有的人样子看起来很弱，但是整体脉象平和均衡，起伏不大，能活到九十多岁；有的人看起来很强壮，也不过活到六十来岁，为什么？每个人身体禀赋不同。号脉后找出太过和不及，然后补其不及，泻其太过，再联合内外，沟通上下，使气机升降正常就够了。只要平衡得当，身体自然会往好的方向发展。所以号脉啊，把握整体的脉势是很重要的。

接着我们谈到了时下年轻人手淫或房事过度问题，这个问题东西方的观点有很

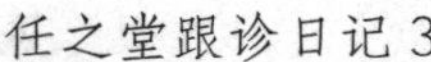

大不同。中医认为肾乃先天之本，肾主一身之阴阳。肾精是先天赋予我们的，肾精又与其他脏腑之精有着必然的联系，所以过度消耗肾精无疑是自取灭亡。而西方则认为手淫对身体不会有很大影响，反而会促进身体各功能的发育，有益于健康。

老师说了一件有趣的真人真事：有一次一位道长讲课，席间谈到手淫的坏处。道长极力反对手淫，认为肾精是只宜藏、不宜泻的。这时有位学西医的学生说，现代医学研究显示精液主要内容物是蛋白质和水，因此手淫对身体不会有很大影响，适当的手淫还能有效放松肌肉和情绪。道长听了后说，唾液主要成分也是蛋白质和水吧？要不这样，我吐一大口唾液，你就射一次精，我们分别来个十次看看如何？看对身体有什么影响？听到这里，全场￥#@%……&*（*……

同样是蛋白质和水，一个用来初步消化食物，一个用来繁育后代，孰轻孰重，大家一目了然！木炭、钻石都是碳，一样的材料，因为不同的生产工艺而价值不同。我们不能以分析物质的成分来判断价值，这是不科学的。我们要跳出这个框架来看物质背后的内容，这或许也是中医为什么有疗效，并且数千年依旧不衰的原因（由于明冠兄《跟师日记》里对这个问题总结得太好了，就摘了部分内容）。

接着我们谈到现代人吸烟的问题。为什么有的人吸烟早早得肺癌死了，而有的人吸烟却能长命百岁呢？如张学良爱吸烟，活了101岁，这又是为什么呢？老师是这样解释的：每个人的禀赋不同，有的人虽然吸烟，但能把百分之八九十的毒物都排出体外，而有的人却排出很少，几乎全部瘀堵在体内，所以打通人体的经络系统和排浊通道是至关重要的。有的人一辈子这些通道都是好的，他吸烟，也能活九十、一百岁，你拿他没办法啊！人家有这能耐，能比吗？所以啊，你能否吸烟，还得看看你的身体是否有能力吸烟，能否将吸进去的垃圾及时排出来！

老师还讲了一个小偏方，就是夏天生痱子，用藿香正气水擦擦，效果不错！

7月21日

我上午到药房时快10点了，大家都忙着看书号脉。我拿起大师兄写的《跟诊日记》坐在角落看了起来。小茴香治疗盆腔积液；霜桑叶治疗兔子眼；二丑粉治疗小儿食积发热；麻黄配大黄，治疗寒包火的牙痛；淫羊藿配小伸筋草，治疗腿脚抽筋……这些老师长期以来实用的小偏方和经验方都被大师兄写进了《跟诊日记》里，怪不得余老师常对我们说，多看看培杰他们写的《跟诊日记》，我的所有思路都在里面。忍冬藤就是金银花的藤，很多人知道金银花的功效，却不知它的藤也挺厉害的，通经活络，清经络湿热之邪而止疼痛，可以治疗风湿热痹，关节红肿热痛，屈伸不利。艾叶配苦参，一个温开，一个苦降，专治肠道湿邪积滞（老师一升一降思

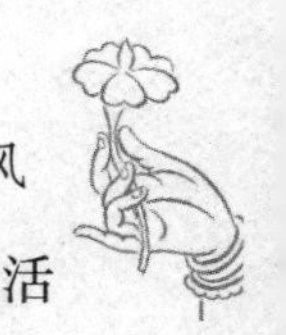

路的完美体现)。同样的,益母草配黄芪,一个升清气,一个利浊水,还能补气活血,对下肢水肿有奇效。女贞子配枸杞子,补肝肾,除虚烦以明目……

7月22日

上午在药房仍旧是在背书和看《跟诊日记》中度过的。三妙散即苍术、白术、薏苡仁。我们重用白术,能治疗死肌及各种顽固性皮肌炎、硬皮病。这是运用了补土生金的思想,肺主皮毛,虚则补其母是也。妇科的各种炎症、白带异常、宫颈糜烂,都可看作死肌,这时加上杜仲、贯众,杜仲补肾入腰肢,贯众去湿热疮毒,除下焦各种热毒,特别对宫颈糜烂有奇效。再加上黄芩泻肺金之火,枳壳、桔梗、木香、生麦芽宽胸中之郁结。这样下焦的白带异常就可以通过理上焦的气滞而愈。

药王孙思邈称当归为"血中圣药",但是我们在用的时候要注意区分当归身和当归尾,补血养血用当归身,活血破血用当归尾。茯苓也有白茯苓(里)和赤茯苓(皮)之分,补心脾、虚劳用白茯苓,利水活血用赤茯苓。

下午大家一起去爬山,大家还是标志性的"光着脚丫",把沿途的药材都认了个遍。枇杷叶降肺气,化痰止咳;生大黄清热解毒泻下;香樟树疏肝理气;南瓜子杀虫;地肤子清热利湿,去痛止痒;苍耳子止痛,疗风湿,通鼻窍;马齿苋疗热痢;利水消肿,能消肝腹水的葫芦;打得满地爬,少不了的八厘麻;降气止逆的柿蒂;桑树一家子:清肝肺热、通便、止血的桑叶,疏通右上肢的桑枝,调理气机升降、还能补虚劳的桑白皮,填精益髓的桑椹子;疏肝理气的黄花菜;常生气的人必备良茶——橘叶;健脾益胃的白扁豆;治疗白带的白果;治疗失眠和血小板减少性紫癜的花生衣;翻白草治小儿高热引起的惊厥……

大家都知道甘草能调和诸药,在开方时每每用到,但老师又问,那你们有谁知道泡药酒的时候用什么来调和诸药呢?大伙儿茫然了。老师指着枣树说,是大枣!想不到大枣还有这功效。大枣不仅能健脾益气补血,现在大家都知道了它还能在泡酒时起到调和诸药的作用。嘿嘿,又是一个不小的收获呀。

爬山亮点之一莫过于"泽伟英勇涉水,众里寻蒲黄"这一幕了,大家争先抢着看泽伟费了千辛万苦才采回来的蒲黄。说真的,它长在这杆上还真像烤肠,一闻有一股清香之味。这蒲黄是味好药,有止血化瘀、通淋的疗效,对于痛症和妇科血症等有极佳的效果。接着老师现场分享了一个方子:蒲黄10克,五倍子8克,生甘草8克,煎水漱口,可治口腔溃疡。

我们来到一处幽静的小亭,大伙坐下来休息,老师顺便跟我们讲些临床体悟。我们喝的水,进入胃之后呢,它直接穿透胃黏膜,然后通过脾上升到肺,通过肺再

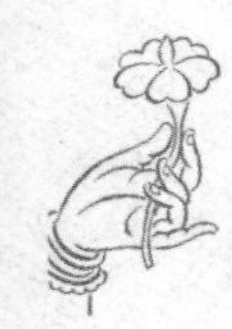

往下走三焦，下输到膀胱，然后完成一个循环。它是这样走的，而不是我们现在说的进入血液，它不是这样的，所以那个网膜就是三焦水道。通草疏通的地方，就是这些地方。这是水循环的过程，膀胱有热，小便就会黄，甚者小便带血，尿频尿急，那么这热从哪儿来的呢？肺为水之上源，源头在肺。所以治下面的小便浑浊时我们要治源头。就跟河水一样，河水浑浊了，治水就要从源头（上游）治起，你不能就在下面治，在下面治永远也治不好。所以很多尿频尿急呀，慢性膀胱炎啦，你治了八年十年也治不好的，那是没治上面，光治下面。我们经常说头痛医头，脚痛医脚，下面尿频尿急，你光治下面，就是脚痛医脚。要治水之上源——肺。把肺火稍微清一下，下面立马就好了。肺为水之上源，泌尿系统疾病，很多都要靠肺来治，不要想到小便问题都由肾来治，这是不对的。所以有很多小便带血的病人，清肺火，用白茅根、桑叶这些药，肺的下面通道是三焦，三焦有热毒用啥？栀子！栀子清三焦之火，把它炒一炒，既能清火，又能止血。

我们经常说上病下治，下病上治，说起来很容易，做起来又忘记。什么叫下病上治？刚才说的小便浑浊，小便黄，小便带血，叫下病要上治，下焦的病可由上焦来治。肺为水之上源。你们记住这些道理，这类疾病基本就能治了。

老年性的尿频，还有阴道炎等，上面有火，下面又有湿热，上面要清，下面也要清。白茅根配土茯苓，一个走上，一个走下。要上下搭配，调升降。地球是个圆的，我们在自己的位子看头上是升，脚下为降，左升右降；但地球的另一端美国呢？也来个左升右降。那你把地球缩小看，你的上是他的下，你的下是他的上，整个地球就没有了上下，你说上在什么地方？你说的上，在美国是下；你说的下，是美国的上，角度不一样啊。所以我们说的上下是相对的。我们调的是升降，不是上下。往外散也是升，往内收就是降，那么散收也是升降。寒热、开合也是升降。把升降理解后，调升降就是调阴阳，就是把对立的矛盾统一起来。人体就是一个既对立又统一的整体，当失去统一，人就病了，治病就是调至统一。

阴阳无处不在，任何事物都存在阴阳。男属阳，女属阴。我们经常跟病人说你阳虚啊，要扶阳。我们用药是扶阳，不用药，你晒太阳也是扶阳。当你知道你是阳虚时，就会有很多方法来帮你扶阳，因为阴阳就存在于万事万物中。

我对有些病人说，你这病是风水不好，阴气太盛。他问为什么？阳虚呀！阳虚就要给你找个有阳气的地方住。如果家里是一楼或地下室，潮湿阴暗，阴气太盛，你就有必要把家搬到朝阳的地方，你一味吃扶阳药，吃附子、干姜、桂枝，但还是住地下室，住潮湿的地方，你药都白吃了。有些风湿患者，你问他住的环境怎么样？

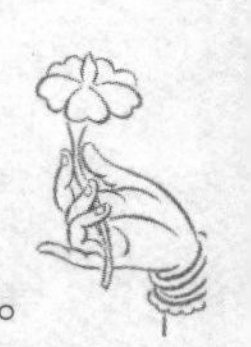

他说住地下室，很潮湿。你得告诉他换换环境，否则吃再多再好的药都有可能白搭。

所以，当医生的要从很多方面考虑，医道也通很多道，感觉看风水的虽然不看病，其实调理好阴阳就是看病。阴阳有很多层面，我们治病时一定要考虑全面，生活环境、饮食、生活习惯等一定要考虑进去。建议病人少吃瓜果，少吃寒凉食物，也是为避免破坏自身的阴阳平衡。

下山路上，我们看到了好几颗银杏树。银杏叶敛肺平喘，活血化瘀，对改善脑功能有明显效果。红景天通心脉，开心窍，一味红景天就能代替丹参和菖蒲两味药，用于高原反应效果特好，可谓是"常备红景天，高原畅意游"啊！红景天还能通经络，银杏叶配上这红景天是通补心脏，一通一补，治疗心脏病有很好的疗效。

接着我们又玩起了接龙游戏，最开始接药名，由老师说的黄连开始，然后莲子，紫苏……接不下去的时候，我们这些菜鸟们就无赖地接了一些乱七八糟的东西，惹得大家哈哈大笑。药名接得差不多了，大家又玩起了方名数字接龙游戏：一贯煎、二至丸、三妙散、四君子汤、五子衍宗丸、六味地黄丸……大家又嘻嘻哈哈接不下去了。然后大家又开始背《大医精诚》。老师说，大家想想哦，如果今天我们一行人能用朗诵接龙的方式从上山到下山，一字不漏地将《内经》《伤寒论》《大医精诚》《清静经》等内容都背下来，意味着什么？说完就微笑起来……

7月23日

今早起来，阳光灿烂，普照万物，一片清新祥和之象。来到药房后，开始了新的一天的学习。早上继续背《病因赋》《药性赋》，随后也看了几篇《跟诊日记》。

中医有种说法，凡刺皆能消肿、排脓、穿破。对于春天常见的流行性腮腺炎，腮部肿大者，在民间一味单方就搞定，就是把仙人掌捣烂外敷。它对各种热毒、脓肿都有奇效。用土大黄、桔梗熬水待凉，每日擦患处，祛消瘢痕。虽说它是其他医生贡献出来的偏方，但其中同样包含了升与降的思想，土大黄走大肠经，令邪毒瘀血下陷于肠中，降泄而去；桔梗入肺经，宣发瘢痕外透到皮肤表面。我们都知道肺主皮毛，大肠与肺相为表里，在治疗瘢痕时要注重肺的宣发与肃降。苍耳子配上辛夷花通鼻窍；苍耳子配上葛根通督升阳，打开鼻窍，治疗项背拘挛，特别是风湿痹阻在颈部引起的鼻塞不通……

早晨有一位患者是哮喘病，寒性体质，肾不纳气，胸闷，余老师叫邹桥给她扎几针缓解一下。邹桥选了两个穴位，内关和夹脊。不一会儿患者就感觉全身很轻松，胸闷感消失。邹桥的针法效果令在场的我们无不目瞪口呆，拍案叫绝！

我也为另外一位病人灸了 20 分钟。该患者也是寒性体质，颈椎病，背痛得厉

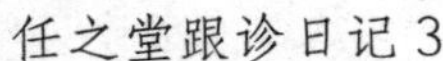

害，尤以膏肓穴这个点最痛。所以我就在大椎和膏肓两处穴位各重灸了 10 分钟。在灸的过程中，寒湿被灸条的热力逼透了出来，患者也很快感觉到了轻松感。我曾有幸涉略过针灸四书之一的《灸膏肓腧穴法》一书，宋代庄绰编撰，里面记录了宋以前论述膏肓穴及其主治的理论。关于膏肓穴的重要性，孙真人《千金方》中说"膏肓腧穴，无所不治"，"昔秦缓不救晋侯之疾，以其在膏之上、肓之下，针药所不及，即此穴是也。时人拙不能求得此穴，所以宿疴难遣。若能用心方便求得灸之，无疾不愈矣。"雷师爷也曾对我说过，无论是什么大病重病，膏肓穴必受累积瘀，针药之所不及，灸也！若能常灸之，无所不愈也！所以，当我们面对一些难治性疾病而束手无策的时候，不妨从膏肓穴下手尝试灸治，少则百壮，多则千壮，疗效颇佳。

下午 3 点，大家来到民间中医联谊会会议室，余老师也亲自来到现场听课学习，邹桥师兄的针灸课马上开始了。邹桥，江西客家人，求学于长春中医药大学，主攻针灸，获硕士学位，师从针灸名家，正准备攻读博士学位，现就职于其附院。

拯救之法，妙用者针。邹桥高中即拜师入门，通读《灵枢》等针灸大作，始交友于针，随身携针，从不离身。甚夜寐手握银针，不舍离之。晨起，针不在手，留于床。其针在床，不计其数，然针不扎之，众人皆奇！其友不信，与邹夜卧于床，被扎数次，痛刺无法入睡，然见邹安然无恙，睡之甚憨，始信然，甚敬于邹。邹求学间，其包皆藏针，横七竖八，亦不计其数，然从不扎邹，其友伸手入包者，十有九扎！众人问其何然？对曰：针乃吾挚友，遂不扎我！众人恍然大悟，始觉针乃通灵性之物，遂倍珍之。

夫医者以愈疾为良，其愈疾之理，莫妙乎针。邹之授业恩师尝赠其特制盘龙银针九枚，邹如获至宝。遂取深山幽竹一节，又摘端午正日纯艾，将针插入艾绒，撒入野麋麝香少许，养之于竹筒内。时至端午则供于纯阳之下，吸天地之阳，扶固正气。邹视之如宝，随身携之，不离须臾。此乃治病救人之急，不轻易用之。余曾得见其宝针真容，金光璀璨，光芒刺眼，高贵脱俗，安然静伫于艾绒之中，待主人召唤。众人皆惊讶有如此银针，不禁心生敬佩，甚是奇哉！

邹桥首先在黑板上写下《灵枢》开篇的条文，然后开始讲课。

中医内科有理、法、方、药。针法则有理、法、方、穴、术。其中理、法、方大致相同，主要区别在于中医内科用药作为武器，针法用穴位和针术作为武器。

穴：识穴，取穴，揣穴。人体全身有三百六十五大穴，还没包括奇效穴（如董氏奇穴）和阿是穴。针灸者必须掌握它们的名称，循行于哪条经络上，对于常用的穴位还要知道它们的功效。取穴又称配穴、选穴，是指在治病过程中，针灸师根据

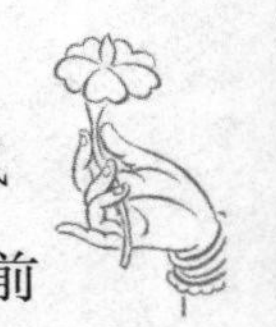

四诊合参收集到的患者病情资料辨证分析，选取合适的穴位针刺。揣穴，是进针前的主要步骤，循感将穴位入口准确地找出来。

术：包括进针、行针、运针。进针讲究一种柔力，如太极之柔，以柔克刚。以柔之力快、准、狠进针，这样才能降低患者的疼痛感。这种以柔力快、准、狠的进针手法要仰赖后天的勤奋练习。邹桥进针的时候受针者丝毫不觉得痛，我们试过的是深有体会。看来邹桥以前是下了很大的功夫啊！邹桥提到窦汉卿《标幽赋》中所述："手如握虎，目不外视。心无内慕，如待贵人。"他认为行针是一种态度，更是一种境界，并将行针分为四种等级：一是以意行针，二是以气行针，三是以术行针，四是不入流。这里就不再对每个等级详解了，大家看名字就知道了。邹桥自谦地说自己尚未入流。运针包括补法、泻法等复合手法。

针灸的治疗原则就是虚则实之，满则泻之，宛陈则除之，邪盛则虚之。其中"宛陈则除之"用的是锋针，即后来延伸出来的三棱针法。在进针后要得气，《内经》有云："若风之吹云，明乎若见苍天。"所谓得气即是指患者有酸麻肿胀痛之感。常用的四种手法是提、插、捻、转，可以得到不同的感觉。讲课过程中邹桥不断强调施针者必须熟谙穴性，跟熟谙药性是一样的，这样经气才能为你所用。他特别提到了一种"治神针"，心为神也，医者心，患者心，与针随上下。要是针灸者能做到"人针合一""以意行针"，那一定大有作为。

邹桥也有他自己惯用的施灸手法，名叫九叠浪。说到灸法，我就立马来了兴趣。九叠浪灸法我是第一次听说。此法根据灸条与患者穴位距离的感热度为标准，将开始感觉有热度时和皮肤热度承受极限时的距离分为九等份，每份一震，到九份时病人会感觉热不可耐，此时让患者深呼吸，以祛邪纳正。这和我师门的悬透灸术最大不同之处就在于：九叠浪是垂直于穴位上下移近，而悬灸则是以固定范围的距离（患者感受最舒服的那个距离）循行于经络，不限于任何穴位，属于"地毯式轰炸"的那种保健全身之法。邹桥说到风寒感冒的时候，针刺大椎穴，用泻法，后艾灸。泻邪气后再补正气，曰"和"。所以善针者一定要善灸，两者密不可分，这才是一个真正的好的针灸师！

余老师辨证施治用药有自己的一套严谨的升降思路，而邹桥自己也有一套关于理顺气机升降来治疗一般内科杂病的针刺用法，降：足三里、上下巨虚和阳陵泉。中：中脘、关元及天枢。升：后顶（百会、大椎）。

在全身十二正经上也有六升六降：手三阳升，足三阳降，手三阴降，足三阴升。这六升六降使得真气贯穿循行于全身上下、脏腑内外。

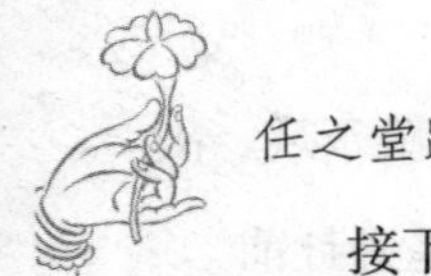

接下来邹桥谈到了他的经验用穴：胆囊炎取阳陵泉，顺刺，平补平泻。病人能迅速感到疼痛减轻。这是邹桥自己得胆囊炎时试验出来的。阳陵泉还是“筋会”之穴，抽筋的时候在此穴用温针灸法。发热时取太溪，将下身之水引上济火，能有效降温。邹桥强调说可用于肿瘤导致的发热，退热效果颇佳。癫痫取涌泉。胆子够大的邹桥好几次在病人发作用西药前大胆针刺治疗，多次奏效，等护士与医生赶来时，患者早就好了。夜咳取列缺，泻法，再取太溪，补法。中风、鼻炎针刺上星穴。脑血管病、癔症取廉泉。针刺廉泉还有生津的作用。颈椎病取后溪。针刺后溪有良好的通督脉作用。针刺尺泽、委中能收缩任何伤口。

邹桥最后的压轴大戏是子午流注取穴法。每个时辰只扎最多三个穴，最少一个穴。由于此法与天干地支相关，再加上一系列难懂的推算穴位的方法，直接把在场的我们送到太空云游去了！

接着大家又谈到了“回阳九针”，即治疗阳气绝脱的九种主要穴位：哑门、劳宫、三阴交、涌泉、太溪、中脘、环跳、足三里、合谷。此为临床急救常用的有效穴位，晕厥，肢冷，脉伏，阳虚欲脱时施术，可回阳救逆，挽救生命。出自《针灸聚英》一书。有歌诀为：哑门劳宫三阴交，涌泉太溪中脘接，环跳三里合谷并，此是回阳九针穴。

晚上大家齐聚任之堂，泽伟分享了一个老家的偏方：莱菔子加鸡蛋，煎成蛋饼，中间挖一个洞，敷在肚脐上治疗新生儿疝气。

老师对清代郑钦安先生的《医理真传》赞赏有加，认为郑氏对于阳虚的辨证确有独到之处。比如遇见满舌津液、水滑苔的，只要用上附子，都能取效，可以放胆用。老师根据自己的临床经验说，附子用量并不是量大就有效，量与疗效不成正比，只要患者需要附子，用十克八克就有效；患者病情不需要，用得再多都没用。

既然说到了附子，那就少不了药物中毒的话题。大家说了好多种解毒的方法，生姜、防风、蜂蜜等。谈到毒性问题，老师叫张琳去拿点生半夏过来，说这生半夏熬水喝汤无毒，磨成粉冲服就有毒，这是因为其毒性成分不溶于水。于是每人都拿了一小块生半夏放在嘴里。生半夏圆圆的，像小苹果一样，硬的。而解毒用的生姜，张琳早就给我们切好了。我说怎么没味道啊，就嚼烂了一点吞了，然后突然感觉呼吸加快，胸闷感涌上来，完了，完了，我中毒了（老师看到我当时的脸色是一脸铁青），赶紧吃了几大片生姜，才慢慢缓过来，变得正常了。

7月24日

本来今早打算好好背诵《药性赋》的，结果我的《中医经典要文便读》找不着

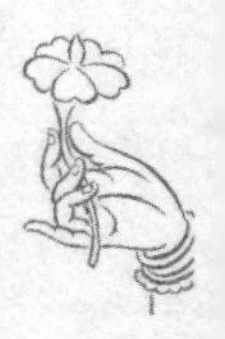

了，我们每个人都有一本的，这下我就郁闷了，这可是余老师去年送给我的宝贝啊！找了半天没找到。没办法，只好灰溜溜地跑到角落拿着《跟诊日记》第一部开始啃。

余老师治疗心血不足，心烦气躁，喜欢用酸枣仁、火麻仁。为什么呢？酸枣仁养肝血，令肝木以生新血，取五行木生火之意，这告诉我们心血是要靠肝木生养的；用火麻仁则是心与小肠相表里的思路，润通小肠，则心脏的阻力、压抑立即疏减，这告诉我们保持肠腑的通畅是养血养心的关键之所在。

肺为水上之源，肺能肃降则水气通调。肺气宣发上冲太过，皮肤手上则容易长水疱，此时，降肺肠之气，水道通调则愈。

麻子仁丸，又叫脾约丸，用于治疗各种习惯性便秘，特别是老年人或产后、月经后肠燥有积滞的便秘。老师说，要宽心，少思虑，这也是胃肠保养的关键。思虑过度伤脾，中焦瘀滞，气机不畅，引起便秘。在饮食方面，便秘者不妨试试“青菜萝卜糙米饭”，一个星期就能把肠道清理得干干净净。

冬瓜大家肯定司空见惯了，但它的籽却是一味良药，冬瓜子治疗肺痈、肠痈等各种秽浊积滞。老师常用冬瓜子加入三妙散中升清降浊，治疗妇科带下异常臭秽以及下焦湿热痹病……

今天下午没有活动安排，老师最近也太辛苦了。晚上杨鑫给大家讲课，主题是《神农本草经》的历史源流及文献的校对与校勘。

7 月 25 日

早上来到大药房时，看到门口有一大箱当归，我们准备把当归身和当归尾剪出来。有路人问为什么要剪啊？因为它们药效不同呗。我回答道，当归身补血养血，当归尾活血破血。《神农本草经》把当归纳入上品，因为当归功用极大，许多方剂里都含有这味药，有“十方九归”之说，当归更是被药王孙思邈称为“血中圣药”。

有一个腰痛的病人，余老师叫邹桥师兄给他扎几针缓解一下，师兄在后溪扎了一针，又在患者腰部扎了一针。过了一会儿，患者的腰痛感就减轻了大半。晓远姐说她头有点痛，叫我给她拍打一下颈椎。拍打颈椎有助于瘀血、寒湿这些邪气往外发散，邪气散，经络即通，通则不痛。所以颈椎病的患者可以轻轻拍打一下颈椎以舒缓疼痛。拍了十分钟后，她先前太阳穴的疼痛感就消失了。

下午是大师兄“隔三天”讲课的例行时间，大家早早来到了会议室。

《黄帝阴符经》中的“食其时，百骸理；动其机，万化安”被培杰师兄重点提出。老师常告诫我们要食当地当季盛产的食物，在这里可以理解为“食其时”。“人知其神而神，不知其不神之所以神”“神神之谓，乃以知无用、无为之贵也。信不

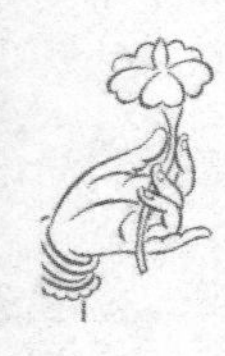

足焉，有不信。莫现乎隐，莫显乎微；能不自用者，自得其用。”这其中或许同样蕴藏着“大道至简”的思想。除了我们已经认识的“神奇之物”之外，一些毫不起眼的东西往往也有其为人不知“神”处。中医讲究取象比类，或许就是要我们有一颗善于发现的眼睛，发觉这大自然中不可思议、不为人知的神奇！

像碧桃干，俗称抽抽桃，是在春天生发之气最强盛的时候，有些未成熟的桃子萎瘪后掉下，很硬，在常人眼中不过败腐无用之物，但在老师看来就是绝佳的好药。取其“即使在生发之气最强盛的时候，也具有强大的收缩之力”之意来治病。肿瘤的特性之一就是无限增殖，生发之气强盛，若能用上碧桃干，用其强大的收缩之力就能使无限增殖的肿瘤受压缩小。因此老师在治疗食管癌的时候就用过这大家眼里的“无用之物”，可使肿块缩小，病人能进食，改善病人的生活质量。

平淡中蕴含着深远的智慧，这也是“大道至简”，就像浮在米汤上层的黏稠物，即粥油。中医认为，粥油的营养极为丰富，滋补力最强，有“粥油可代参汤”的说法。粥油大补元气，摄养精气，还能升清降浊。平时大家都是咕噜咕噜灌入胃里，果了腹却不知它的功效。其实这普普通通的上层米汤水能滋阴升阳，固摄中气，能挽消逆之胃气，一般胃气将绝或胃气不足导致的不欲食，可用这种米汤慢慢喂入，效果堪比人参，便宜又方便，不仅能果腹，在非常时刻还能救命。

自然中，生活中，这种我们“不知其神”之物还有很多，所以我们要善于观察自然，观察生活，用一颗发现探索的心去留意这些身边“所以神”之物。

大师兄说，若要身体安，淡食胜灵丹。这一句话意味深长啊！生病的人，调整平时不健康的饮食习惯比吃药的效果还好。要是我们能遵循老祖宗的良言，淡食少食就不会有现在的什么肥胖病、高血压、高血脂、糖尿病了。淡食少食是为了减轻身体的负担，给身体一个最佳最舒服的状态。有些人乱纵口欲，暴饮暴食，油腻寒凉之品齐上阵，最终会吃垮自己的身体。大家都知道“病从口入”，我觉得这有两层意思：一是大家都熟知的吃了不干净的东西，如细菌、病毒等而生病；二就是大家最不在意的饮食习惯，不好的饮食习惯也会导致身体功能紊乱。我来湖北之后就开始觉悟了，接受了每天淡食素食的日子，感觉到自己明显轻松了许多，那因为吃肉长起来的小肚子慢慢的也小了！古人还说过，味淡入腹通筋骨，纵口腹而不惜其身，不可为智。看来这淡食的好处这么多呢！

接着是分享老师的用药心得。所谓“升清降浊涩最灵”，其中最好的两味药莫过于龙骨、牡蛎。这是老师常用的两味药，有着它们的时代背景。“若五脏元真通畅，人即安和，客气邪风中人多死。”这时羌活、独活的作用就体现出来了，小剂

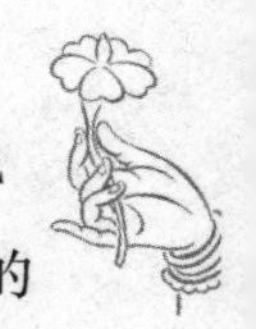

量应用 3～5 克，药能停留中焦，拨动五脏元真。大剂量应用 8～10 克，有表散的功效，能外散风湿。黄连温胆汤加黄芩、黄连，黄连降心火，黄芩降肺火，对左右寸脉上越，上焦郁热，心中难安之症有极好的疗效。

我们在临床上很少遇到单一病症，而是复合参杂之症。若遇到寒热错杂、升降失司时，老师常用以下配伍，半夏、干姜、黄连、黄芩、枳壳、桔梗、木香、火麻仁、猪蹄甲、炒薏苡仁、龙胆草。其中半夏、干姜、黄连、黄芩能清痰浊，使寒热对流；枳壳、桔梗、木香则调理中焦气机升降；火麻仁、猪蹄甲能通腑泻浊，以降治浊；炒薏苡仁、龙胆草则清热利湿。后面两组药是打开通道，给邪以去路。老师用药讲究浊道开通，使降下之浊能归其位，兼有去路，正所谓“清阳出上窍，浊阴出下窍；清阳发腠理，浊阴走五脏；清阳实四肢，浊阴归六腑”。

培杰大师兄还补充了老师前天在四方山讲“肺为水上之源”的内容，他提出了“正本清源”的思路，即源头清澈了，下注之水液自然就洁净了。师兄说还可以用枇杷叶、白茅根和芦根来使水液往下输送。枇杷叶肃降肺气，能降十二经之逆气。又在黑板上给我们画了一个水液的代谢图，真是形象生动，妙趣横生啊！他说现代人思虑过度，因此在老师这儿黄连温胆汤的使用频率很高。容易生气的人也不少，所以肝郁脾郁的患者也多，针对这种左右关脉皆郁之人，加强版逍遥散应运而生。现代人暴饮暴食，好吃好喝，又不运动，导致了腑气不通，因此老师的通肠八药（火麻仁、猪蹄甲、艾叶、苦参、鸡矢藤、红藤、扣子七、金荞麦）也是作为常规战略武器来使用。这是从社会现象及病患心态角度来分析老师的常用方药。

大师兄还提到了很多药对配伍，如皮肤水疱用杏仁、白豆蔻、薏苡仁；寸脉上越的痔疮用猪蹄甲、地龙；寸脉下陷的痔疮用黄芪、地龙；小儿脱肛用黄芪（30～50 克）、防风（6 克），来自《医林改错》；皮肤风疹：荆防、防风、蝉蜕、薄荷，再加上祛风通络的藤类药（鸡血藤、青风藤、海风藤、首乌藤、忍冬藤等）煎水洗；治疗肠痈用败酱草、红藤，红藤还可活血化瘀，有修复损伤经络、接筋续骨的作用；对于小儿疳积，一味鸡矢藤，不行再加上扣子七……

上完课回到药房，我们就和老师闲聊。老师问我们今天讲了什么？我们一一回答。当说到通肠八药时，余老师给我们着重讲了猪蹄甲这味药。猪蹄甲（不是大家常吃的猪蹄，是猪蹄最下面长的那层蹄甲）承受着猪的全身力量，可见其下沉之力有多大，加上处在至秽至浊至臭之地不腐烂，还可用来刨土挖食，可想猪蹄甲的穿透之力非常强。猪蹄甲未炮制前很臭，但切片炒后却香味四溢，香能醒脾，通肠腑，通经络。还能引药入脚，以脚治脚。老师又提到猪活骨、猪脊骨和猪鞭。这四味药

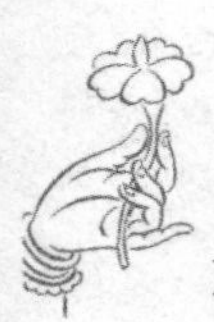
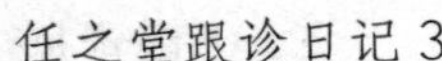

就是猪身上的“猪四宝”。猪活骨就是猪的下颌骨，这块骨是猪全身最灵活的一块骨，也是活动最多的一块骨，所以能治一切关节僵硬、屈伸不利的问题。猪脊骨，取象比类，以形补形，有脊椎问题的患者都能用。最后是猪鞭，大家想到鞭，肯定认为猪鞭和狗鞭、鹿鞭等一样，是用来壮阳的。其实不是，老师说猪鞭主要用来营养神经，凡是坐骨神经痛、腰椎间盘突出的都可以用，一般用3~5根。

我们和老师正聊在兴头上，突然来了一个病人，她说自己左下肢寒凉无比，动则出汗，要用热水泡，包棉袄，腿出了汗才舒服。病人很是奇怪，就过来看看。老师包了60克艾叶给她，嘱咐她每次用20克，煎水放温泡脚，晚上睡觉前把脚心搓热再睡觉。艾叶味辛苦，性温，归肝、肾、脾经，芳香温散，可升可降，具有温经止血、散寒祛湿止痛的功效。艾叶泡脚能祛寒除湿、通经络。想起老师之前告诉我们的一个泡脚的方子，艾叶30克，红花30克，姜50克，治疗寒湿腿（俗称老寒腿）和下肢静脉曲张，效果颇佳。

病人走后，邹桥提了一个脉学的问题，没想到余老师一说不可收，我们赶紧挥舞着手中的笔，不停地记录余老师说的每一个字。

我们号脉，号的是寸口部。寸口为手太阴肺经循行之所，而刚好桡动脉也从这里经过，两者相并而行。余老师在他的《医间道》一书中提到：肺为气之源动力，自然对周身脏腑有其感应。取寸口号脉的原因主要有二：其一，肺经循此处表浅，便于感应；其二，肺经与脉相依，影响脉之形态。两者相和，则切脉者方可依据脉形态之变化来推求脏腑经气之变化。

老师接着说人身有升降，脉也有升降。我们说左升右降，左边的脉象整体上是升的，而右手的脉势是降的。这就分别代表了督脉和任脉，所以左手主督脉，右手主任脉。所以左手寸关尺部刚好对应颈椎、胸椎、腰椎……

我们号脉的时候不要先想到寸关尺，要先感受脉整体的走势，看气的运行。就像我们看山脉绵延的势，波浪一样的起伏。对应到脉象上来看就是体会脉势的整体波动之势有无异常，然后从这个整体再来看升降，然后三焦，然后五脏六腑……这样从整体到局部，不能离开整体而只谈局部。我们说左手心肝肾阴，右手肺脾肾阳，左寸心火克右寸肺金，左关肝木克右关脾土，左尺肾阴克右尺肾阳。所以左手之脉要稍微强于右手之脉，如果右手强于左手，则是反克为主，这样的疾病就不好治。

大家围坐在一起，老师提出让大家讨论过敏性鼻炎。因为这病很棘手，西医的疗效往往没有中医明显，因此也是中医的特色。

邹桥首先发言，说对于过敏性鼻炎常常针刺上星穴。

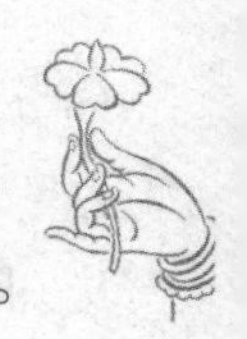

大师姐紧接着说，此为内热被寒所闭，风客表。这时要疏散风气，宣通气机。常用柴胡、炙甘草、黄芩、羌活、独活这些药。

刘博士也谈了她的经验，她会选过敏煎和玉屏风散，加宣通鼻窍的苍耳子、辛夷花。过敏煎乃祝谌予所制，被学者称为当代经方。麻黄附子细辛汤也可考虑。

余老师最后补充。肺开窍于鼻，肺气通于天。这鼻炎肯定与肺的功能异常有关。另外，风为百病之长，此类患者在吹凉风后会加重，风性痒，鼻子会不舒服。春属肝木，春天多夹风邪，所以患者常在春天发病。我们常常要加入一些疏风的药，如羌活、独活。一般患者是以风寒为主，风热比较少见。说来说去，这过敏性鼻炎的最根本病因是什么呢？是肺阳不足。老师说，阳化气，阴成形，肺阳不足，浊阴往上逆，加之肺又受寒，肺部阴邪过重，阴成形，患者就会不停流鼻涕，所以提振肺阳很关键。用桂枝汤温通心脉，扶正心阳，温煦上焦。用麻黄附子细辛汤也有效，不过要小心发散太过导致汗出不止。我们可以加牡蛎收敛一下，加葛根升清阳。对于上逆的浊阴，我们要使之往下，归其道而排出，此时用上通草、苍耳子、辛夷花利水道、通鼻窍，使浊阴归六腑。辛夷花是很特殊的药，先开花，后长叶。经过一个严寒冬天，所有能量都蓄积在花蕾上，到了春天向外发散。所以辛夷花是朝上长的，阳气很足。如果有气虚，脾虚加白术，肺虚加黄芪。对于寒邪伏于肺，老师说可以用小伸筋草舒展筋骨，用打喷嚏来排出寒邪。

接着又谈到慢性鼻炎，是胆火上犯，又遇寒邪外袭，形成寒包火。这类病很难治，清热也不对，祛寒也不对，治疗起来比较棘手。《内经》曰："胆热移于脑则辛頞鼻渊。"因此病机根本在于内热或郁热。

大师姐说，曾经伤风，风邪郁闭化热，或者肝胆郁热等，且有表证之闭，被寒闭或者被风闭，热邪无路可出，病人多数无汗或少汗、畏寒等。内热或郁热在体内久郁，须寻得出路。火性炎上，因此往上窍寻找出路，流涕流泪。鼻炎病人发病与时间、季节有关，如阴天严重，晴天轻，早轻暮重，夏轻冬重等。人身阳气与自然相应，得阳气足则气能宣通，故而鼻炎症轻。治疗上以宣通气机为主，法以解表透热为主，麻黄汤，桂枝汤，小柴胡汤加辛夷、苍耳之类。

7月26日

"常在松下走，风湿痹证除"，古人这句话说了松树治疗风湿痹证的独特作用。松树一身都是宝贝，松针能祛风除湿；松脂能治跌打损伤、风湿肿痛；松节除了对风湿痹证、关节肿痛、屈伸不利以及跌打损伤有很好的疗效外，还能治疗贫血。《外台秘要》里说，单用松节浸酒服，专治风湿痛，四肢如解脱。用松节泡茶也有这样

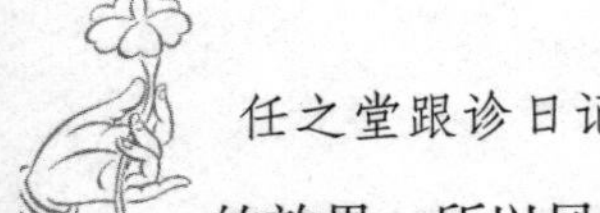

的效果。所以风湿病患者，不妨每天泡一点松节喝，说不定会有意想不到的效果。

这松树身上常见的松节啊，是大量松的精华所化，还能安神助眠，实在不简单！国医大师朱良春老先生对于心脾两虚、血不养心而导致的失眠，在归脾汤中加入松节30克，能大大增强安神养心助眠之力。朱老还说这松节能提高机体免疫力，对体虚容易患感冒的人，每天用松节30克加上大枣七枚煎水服，能有效预防感冒。松节配上大枣，就是咱中药里的“丙种球蛋白”呢。

松节还有其他意想不到的疗效，譬如老年慢性支气管炎，咳嗽久治不愈的，痰比较清稀的，加入松节有顺气止咳之功。慢性肾炎，蛋白尿，久治不愈，体内虚寒的人也可以加入松节30克，可改善肾脏功能。

看书看累后，我就出去找病人练习号脉。一位中年女患者，两手脉象沉细，寸尺部微弱，尺部尤甚，关部比较郁紧。我推断她腰椎不好，颈椎可能也不好，全身寒湿重，胸闷等，阿姨一一点头回答是。她告诉我颈椎不舒服，这次过来看病主要是头晕目眩，此乃颈椎病比较严重时出现的典型症状。给阿姨看完之后，我们俩又聊了一会儿，然后我就拿出我师门独特的悬透灸条为其灸治颈椎。阿姨颈椎肌肉特别僵硬，瘀血粘连特别严重，用手使劲捏也捏不起来，硬度太大了，整个大椎从外形上看往外凸起。

现代人有着不良的生活习惯，长时间低头工作，躺在床上看手机、看电视、看书，喜欢高枕睡觉，长时间看电脑，熬夜，吹空调，洗冷水澡，等等，这些都造成了颈椎的慢性劳损。在中医看来，颈椎病是由内因和外因共同作用导致的，内因是阳气不足、气血瘀滞所致；外因是风寒湿三邪侵人，即为痹证，闭阻经络，气血循环受阻。参合着现代人日常的不良生活习惯，单纯的内因和外因很少见了，更多的是内外因综合，虚实夹杂之证。

每个时代的疾病都有每个时代的特殊性，我认为寒湿和瘀血就是我们这个时代最鲜明的特征。就拿颈椎病来说，为什么现在这么多人患颈椎病？上到头发花白的老年人，下到青春飞扬的青年人，到底是什么原因？是我们的生活习惯出了问题啊！刚才在前面也提到了很多现代人的不良生活习惯。我们的身体就像一个热源体一样，处在自然界之中，和周围的环境进行着热交换，当我们在排汗的时候，毛孔打开向外发散热量，如果在这个时候，再接触到风湿或者寒凉之物，就很容易进入体内。比如我们在大汗后洗冷水澡，刚洗完澡或大汗后吹风扇、空调同样如此；常食寒冷、生湿食品，如冰冻食品、泡菜等；长期身处潮湿环境之中，如四川盆地；啤酒生湿；危害最大的莫过于男女房事后大汗满身，身体处于极度开放状态，马上去洗冷水澡，最容易导致寒湿证，男的容易阳痿，女的容易胞宫寒。

正是因为我们现代人不注重这些日常的生活和饮食习惯，只知道纵其欲望，而不知惜其身体，造成了多数人身体呈现寒性体质，表现为手脚冰凉、痛经、腰酸背痛等一系列症状。寒性凝滞，积于经络，则造成经络不通，气血阻滞，久而久之，形成离经之瘀血，严重者瘀血与周围其他组织形成包块，坚硬无比。在颈椎的话，出现这种硬性包块是比较难治的。在其他部位的这种情况造成机体局部处于“无对外交流”状态，容易形成癌变（气血严重瘀滞，经络堵塞严重）。

从上面的时代特征可以看出，颈椎病最主要的病因就是寒湿和瘀血（都与自身体质有关）。我在阿姨的大椎、肩部重灸了半小时，很多寒冷的湿水被药力逼出体外，我又沿着督脉灸了下去，这时我发现阿姨脊柱上全是水珠，这说明阿姨的寒湿很重，在灸条强大的药力之下无所遁形，被逼出体外。阿姨说她感觉很舒服，先前的头晕症状也消失了。看到自己为患者缓解了病痛，作为一个医学生而言，心里是很高兴的。

7 月 27 日

余老师看完病人后，又和我们聊起了脉学。这左手和右手之脉，不仅仅只是一升一降那么简单，我们说左手主升，它是升中有降；右手主降，也是降中有升。如肝主升，胆主降；脾主升，胃主降。

精不足则思欲，神不足则思眠，气不足则思食。肾精不足的人反而性欲越亢，这叫虚亢，这样就容易形成恶性循环，导致肾精亏虚得更厉害。对于这种人，补肾精是很必要的。对于遗精的人，不可见遗就用收涩的药，所谓精满自溢（无梦而遗），是排出体内过多湿热浊邪的过程，是机体的自我保护，是正常生理现象。用薏苡仁、滑石粉可以把湿浊祛除，则遗精自愈……

晚上，老师从“眼二药”开始说起，蒲公英、白蒺藜各 50 克，研粉，一次 5 克，日二次，治疗眼痒之疾，尤其对老年人有奇效。这两味药相配，无论是虚火还是实火导致的眼痒都有效。

对于白睛溢血，老师常用桑叶配生麻黄。这个方子老师在网上公布了，有位病人为这病奔波了几年，四处求医，花了不少冤枉钱，结果上网看到了这个方子之后照方抓药，没想到几付就解决问题。他感慨道：没想到花了几千块解决不了的问题现在几块钱就解决啦！正所谓大道至简，这就是中医的神奇！

桑叶具有疏风散热、清肺润燥、平抑肝阳、清肝明目、凉血止血的功效。老师常用它来治疗眼部疾病。这桑叶又叫“神仙叶”，除了清肝火、肺火，还能止咳，

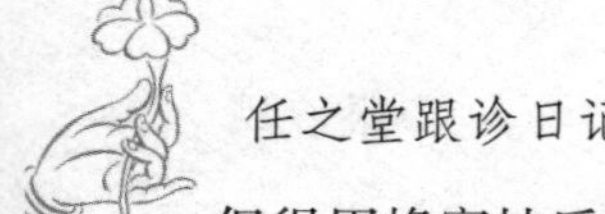

但得用蜂蜜炒后效果才好。身体肥胖的人，长期煎水喝还可以减肥。

对于肺火重导致的便秘，用桑叶泡茶喝也可以。有位当地的老太太，看到药房采了很多桑叶，便说这桑叶是一味好药啊，治好了我多年的便秘。原以为老阿婆会有一番大道理解释桑叶的好处，没想到老太太说，你看蚕宝宝吃了桑叶长得白白胖胖的，多好啊，一定是好东西。呵呵，老太太果然懂得观察啊，桑叶能把蚕宝宝养好，至少证明一点：桑叶没毒！一般用大黄泻下的话容易伤正气，因此可用桑叶代替，而且不会泻，一样能达到治疗便秘的目的。

接下来大家聊到了口腔溃疡，之前老师就告诉了我们一个验方：五倍子、蒲黄、生甘草（前面已有提及），此方源于丁香园的一位西医朋友的经验。说到口腔溃疡，大家顿时有了共同语言，因为大家或多或少都有过这样的麻烦，大谈口腔溃疡的苦处。邹师兄说他的经验就是用庆大霉素软膏直接贴上。老师接着补充道，可以用吴茱萸贴肚脐或脚心，引火下行。用细辛或大蒜贴脚心也可以。真没办法的话蒲黄直接研末敷上也行。

刚来不久的向辉提到用五倍子、蜈蚣打粉加醋蜜调治疗伤疤，他说当时在网上看见老师在网上公布这个方法时他刚好受伤，因此就试了试，没想到效果很好。

接下来大家开始热烈讨论起来，交流各自知道的妙招。藿胆丸，由藿香和猪胆汁组成，对于胆火上扰导致的鼻炎很有效，猪胆汁能降胆火，藿香能升清开窍，也是老师一升一降的思路。我师门的秘制清热药取名为“胆精”，其中主要药物之一就是猪胆汁，具有强大的清热解毒疗效，尤其对于脏腑积热。民间用猪骨头制成腊骨（跟腊肉制法一样），然后烧成灰，冲服，可治疗肠易激综合征。猪尿泡（膀胱）加伸筋草治疗腿没劲儿，这也是民间用法，来一个治一个，比一般常规治法效果更快。猪心煲酸枣仁，加点辰砂，可养心安神，治疗失眠。猪肚熬汤，可以治疗各种胃病，常喝可以养胃。猪肝拌百草霜，荷叶或菜叶包裹蒸熟吃，治疗夜盲症。

谈到百草霜，老师说百草霜乃至阳之物，能治疗食管癌。百草霜就是我们说的锅底灰、锅烟子，为杂草经燃烧后附于锅底或烟筒中所存的烟墨。止血，消积，治吐血、衄血、便血、血崩、带下、泻痢、食积、咽喉口舌诸疮。《本草纲目》记载：治衄血不止，百草霜末吹之。

老师接着告诉我们一段很有“道”的话，即天上的雾，地上的霜，半空中的水，在天为阳，如百草霜、白酒、硫黄（蒸馏上升的）等药物；在地为阴，如西瓜霜。懂得了这些，再应用“阳病阴治，阴病阳治”的原则来治病。老师强调了这句话的重要性。让我们要认真留意并探索发现身边那些动植物之“道”，它们的颜色，它们的性味，它们的生长特性，它们的生长环境，这些与自然相通之物都隐藏着不为人知的“大道”。像以前提到过的碧桃干，发现了它强大的自然收缩之性，用以治疗食管癌患者，就取得了匪夷所思的疗效。再比如之前提到过的灵药扣子七、灵芝也是如此。

老师接着又谈到了一味神奇的药，叫云雾草。因其生长在高海拔云雾山地、高山石头之上和树丫上，可谓餐云吸雾，故称云雾草。该药具清热解毒、止痛的功效。用于治疗风火头痛、眼睛疼痛等。同时云雾草治疗老年慢性支气管炎有奇效，这是取象用药法，治疗上焦如雾，肺部的升降变化就像云雾一样，所以云雾草治疗肺部、支气管方面的疾病有佳效。

在聊天的过程中，邹师兄提到了中医的放血疗法，对治疗白癜风有很好的疗效。放血疗法是中医针刺方法的一种，即《内经》中的刺络法，根据不同的病情，用三棱针刺破人体特定部位的浅表血管，放出适量的血液，通过活血理气，达到治疗的目的。古代医家对放血疗法非常重视，《内经》说：“凡治病必先去其血”“心疝暴痛，取足太阴、厥阴，尽刺去其血络。”放血疗法治疗的疾病比较广泛，小到感冒发热，头痛脑热，大到急病重症都可以放血治疗……

后记　学医八难

在任之堂这一年，最常碰到的话题就是如何学好中医，不仅从事临床的中医工作者，来任之堂交流的老师们，还有众学生想寻求解答，甚至大批的中医爱好者，以及长期被疾病困扰的人们，他们想学中医，利用业余时间学，为己所用，他们也充满着疑惑。老师说，这是中医传承发扬的重要问题，大家都说中医难学，但凡事都是“难易相成”的。他们总感到中医书籍浩如烟海，不知从何入手。中医的学说百家争鸣，不知该宗何门何派。

老师又说，要把难处找出来，就像开门要找到钥匙洞一样。古人说，天下事，有难易乎，为之则难者亦易矣，不为则易者亦难矣。那么在这医学道路上有哪些难关呢？我们又要怎么克服这些难关呢？在跟诊过程中，我们总结出学医八难。

第一难　经典难读

我们阅读《名老中医之路》，发现这些中医大家没有一个不是从经典学习过来的，所以铁杆中医邓铁涛老说：“四大经典为根，根深则叶茂，源远则流长。”我们

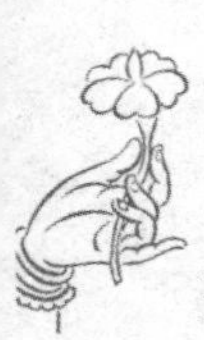

要善于从经典中汲取源头活水，吸收营养，这样才能枝繁叶茂，硕果累累。

但读经典，初入门者，必有文、思、修三大障碍。文就是起码你要能够看得懂里面的文字，这第一关就是文字障。我们这一代人，古书读得少，传统文化接受得少，这中医本身就是一门历久常新的古医学，它深奥的医理通常隐藏在古文字里。

中医学院的大一新生第一学期就要学医古文。为什么呢？学了医古文，古文功底上去了，才能跟古圣先贤交流沟通。厚朴学堂的徐老师说过，中医的启蒙由认识古文汉字开始，中华民族的复兴从振兴中医开始。

但不少人苦于古文难认难读，很拗口，那是因为还没有从苦读里头尝到乐趣。有位传统国学老师说，你只要背会五十篇古文，那时你不单能读能诵古文，甚至你连作古文的冲动都有。这样你基本的文字障就能够解决了。

有个中医爱好者想跟老师学传统中医，老师跟他说，那你先把《金刚经》里所有的繁体字都认熟了，我就教你。结果他知难而退。这还是放低了要求，如果连基本的古文素养都不具备的话，学医越学进去，阻力便越大。就像放风筝一样，你想放得越高，绳子越要牢固，如果不牢固那就危险了。学医也如放风筝，要能够飞得高而不断线，必须要有牢固的文字功底。所以自古就流传着这样的俗语，秀才学大夫，好像切豆腐。秀才学医，笼中抓鸡。这就是识文断字给学医带来的巨大方便。你去研究古代名医的成长历程，他们很多都有秀才之学，甚至还有不少状元之才，他们就是因为扎实的文字功底才迅速步入中医之门，并且还不断提高攀升的。

我们想一想，五十篇古文，像《劝学》《诸葛亮诫子书》《清静经》等，这些短小精悍、朗朗上口的传世名文，真有那么难背诵吗？我们读进去后，提高的不仅是中医的修养，更多的是直接得到古圣先贤智慧的沉淀。背会五十篇古文，估计只需几个月，几个月下来，你就拥有一把打开古圣先贤智慧门户的钥匙，估计这世界上再也找不到比这更容易获取五千年人类智慧的捷径了。

第二关是义理障。如何透过表面的文字，去挖掘深层次的义理呢？字只是载义理的工具，所以会读书的人“得意而忘言”。如果说，背诵是叩门砖，那么领悟里面的医理便是登堂入室。怎么去领悟呢，是不是只看各家注解就行了？

老师说，别人的东西要变为自己的，化为己用，要善于用取象比类的悟性思维。中医并不在高高的金字塔里，而是存在于日用生活大自然里。比如你看到土壤肥沃的地方长的草木特别茂盛，我们采药时就可以发现在这些肥沃土壤里采的药物总是个大壮实，而且这些药物不容易枯萎凋零，因为这些地方水土好。所以我们就可以联想到《内经》里说的“四季脾旺不受邪”的道理。你脾土壮旺，邪风之气就干扰

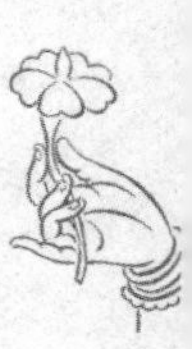

不到你，这样一下子就想到为何用玉屏风散来治疗小孩子反复感冒，属于脾虚体弱的。用这个思路，孩子体质一改善，身体就好了。老祖宗就用这七个字，把扶土培土、提高自身抵抗力的思路讲得很透。所以即使《内经》里的一两句话，你能和大自然、日常生活对应起来，也将会受用终身。

第三关是实践障。如何让深奥的经文奥义变为平常而去反复实践躬行呢，这经文奥义不是拿来辩论的，是拿来在实践中受益的。读诵经典不是为了世智聪辩，而是为了变化气质。老师说，你学《内经》，不是成为你卖弄的资本，而是成为你实践的指南。你如果读了《内经》之前是这种人，读完《内经》后还是这种人，那等于你没有读《内经》。有些人把《内经》“上古天真论”背得滚瓜烂熟。老师问他，你有没有“食饮有节”，有没有“起居有常”，有没有“不妄作劳”？他没话可说。暴饮暴食吃出了胃病，不知道七分饱就是最好的调脾剂。晚上宵夜，熬夜工作，严重透支身心，导致神疲乏力、记忆力减退等。读的是《内经》，干的却是和《内经》完全相背的行为，这样经文和自身怎么能合一呢？不合一的话，经典的真正价值怎么能体现出来呢？

第二难　临床难行

有学生担心中医的兴衰存亡，老师说，不用担心，只要人还生病，还有烦恼，山上还长草，中医就不可能进博物馆。你想让它进博物馆，老百姓还不同意呢。老百姓看重的是中医的临床实效，中医几千年来之所以没消亡，是因为它临床的实效。临床是中医的生命力，使中医能成为常青之树。

所谓千方易得，一效难求。很多医学生在读书的时候掌握了不少理论与方药，但一到临床，发现满腹经纶，居然欲求一良效而难得。这是怎么回事呢？他们急于想理顺思路。不然的话，学中医的信念岌岌可危，随时都有可能放弃掉。为何临床难行呢？这么难行又该怎样去行呢？

第一要早临床，多临床。所谓熟读王叔和，不如临证多。你多临床就能见多识广。我们在广州中医药大学读书时，有个医林好友张少聪，家传中医，他自己很早就开始帮人看病，所以读大学时他就占尽先机。在学校里每周也应诊无数，帮助不少学生答疑解惑，治病调理。记者去采访他，问他为何在校求学期间就有如此本事？他便说，这都是少年功夫，学医要早临床，多临床，自然经验丰富，信心坚固。

现在很多读完研究生的中医，他们中的不少人学医七八年，不怎么给自己开方调理，更很少给亲朋好友处方用药。学就要有所用，如果不能学以致用，学了又有什么意义呢？很多中医学院的学生最大的问题就在这里，一旦踏出校门，发现自己临床还是一片空白。临床不是说要学校去安排你，是要自己去主动把握机会。先帮家人亲朋好友调理，建立名气，由小到大，由浅入深，先从小病常见病入手，进而再去摸索攻克一些疑难杂病。所以说早临床、多临床是学医必经的途径。

第二要有屡败屡战的勇气。这不单是中医的精神，更是科学的精神。爱迪生发明电灯，经历过数千次的失败，人家问他，失败了这么多次，有什么感想？他说，我不认为这是失败，最起码让我知道有一千多条不适合的路。百步穿杨的箭法是在无数次没射中的基础上练成的。庖丁解牛，也是练坏无数把刀之后才游刃有余的。卖油翁把油顺利倒进铜钱孔，这绝技也是经过倒了千万桶油的过程才成就的。为什么很多人临床上一试刀，铩羽而归，从此便丧失了临床的勇气与自信呢？他们开始怀疑自己，怀疑中医，其实不是中医乏术，更非自己乏才，而是缺乏屡败屡战的精神。所谓的成功，就是你站起来比你倒下去多一次而已。

为何那么多老中医，甚至有中医绝技的青年中医，他们能够笑傲江湖，凭什么？凭的就是这份屡败屡战、反复回炉再炼的精神。只要你斗志仍在，不断思过改进，你就在一点一点接近真理，练成绝技。所以临床实战是难，但你只要不失去勇气与斗志，你就会在千磨百炼中成为铁杆中医，慢慢地把理论和实践打成一片，临床上就会得心应手，更上一层楼。所以每个初学的中医师，都要有自己的思过崖，思过崖里放满中医经典，在与疾病交锋论战中，打不过了，立即回到中医经典里寻求思路，出去再打。只要经典在，古圣先贤的教诲在，你的信念在，那么突破疾病的困扰便指日可待。

第三，多总结。你听到看到的未必是你的，你用手头的拙笔总结下来的才是你的。所以说，好记性不如烂笔头。江西有个年轻中医师，他从学医的时候，就喜欢做各种卡片，在报刊中看到一些有用的经验、特效的偏方秘方，随手摘录，写在卡片上，十年如一日，这个习惯让他临床大受益处。别人搞不定的一些疾病，他总能从卡片堆里找出一些奇奇怪怪的妙法。那些病人刚开始看他看病时还带上一些卡片，便半信半疑，后来发现他的临床疗效确实好，他的病人就迅速多起来，人家还称他卡片医生。可见中医成不成才，不在年龄，学无老少，达者为尊。这位青年中医总结的东西多，即便是别人的经验，拿过来用熟了，也照样可以为自己所用，所以能够得到病人青睐。故曰：读书临证，每日必有一得；修学为人，每夜反省一失。横批：早临床，多临床。

第三难　明师难拜

中医是自古至今代代相承的医学，古代医学叫岐黄之术，《内经》是岐伯和黄帝对话而成，为什么叫岐黄之术，而不叫黄岐之术呢？为何黄帝贵为天子，还要向岐伯学习呢？因为尊师重道。韩愈《师说》里说，师者，所以传道授业解惑也。你没有老师传承的话，很多关键的理法疑惑搞不通，就会阻滞前进的步伐。

中医是很重个人悟性的，同时也重视老师的言传身教，有了师传，等于直接注入老师大半辈子行医的功力。特别是在关键的时候，师传能够让学生质变，所以俗语说，师父领进门，修行在个人。学生自悟，就像小鸡出壳，从里面往外嗑一样，这叫啐；老师旁敲侧击，就像母鸡在恰当时机在外面啄开蛋壳一样，这叫啄。这样一啐一啄，一个新生命就破壳而出。一个弟子修学的时机成熟后，师父就会在适当时候给予他悟的突破。你自己在里面不努力，蛋壳就不会从内动；没有老师在外面点拨，这表层的束缚就很难彻底突破。所以关键的时候，师传可以让学生迅速质变。古代把这种悟道式的师传，称之为“啐啄之机”。

学中医的人，没有哪个不想拜一个好老师的，也没有哪个不感到拜师难的。因为好的老师，不仅是有名气，而且重要的是能真明达。所以中医拜师不是拜名师，而是拜明师。拜明师有三点。

第一点是寻到。古代做学问的人，不管是儒家还是佛道，到一定瓶颈后，都要到全国各地行走，为什么？拜访明师，扩充见识，以求“百尺竿头，更进一步”。儒家叫壮游天下，佛道称为云游觅道或参访。像古代很多名流，如司马迁、孙思邈、唐三藏、李白、杜甫、丘处机、李时珍等都壮游天下过。他们都寻觅过很多良师益友，得到很多传承，最后才汇总一处，如蜂酿蜜一样，结出自己的正果。

现在很多人也四处访师，走了很多地方，他们得出一个结论说，明师太难找了，怎么就找不到呢？这就不是师父的问题了，是自己的问题。孔子说，三人行，必有我师。会学习的人，到哪里都能找到师父。不会学习的话，全国走个遍，也觉得无师可寻。所以说不是明师隐藏了，而是自己的“法眼”未开。

老师常教我们要向生活，要向自然，要向同行学习。首先自己要善于学，就不愁觅不到明师。会做学生，不怕不能遇见明师。是那个才器，就能受那个法。很多绝技，不单徒弟在找师傅，更多师傅在找徒弟。你如果具足谦虚恭敬，那么你的师缘就很容易成熟。这就是朱老所说的传统的拜师，最讲究弟子的人品修养。没有哪个明师不喜欢人品修养好的弟子。就像一个法器，它完好无缺，就能够承法。但如果漏洞百出，你拿去盛多少漏多少，又有谁愿意往里面装东西呢？所以作为寻师的第一条件，便是个人道德品质修养要上去，陋习要修正过来。这样你才能遇见明师，盛装正法。

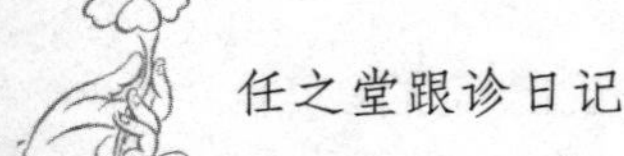

第二点拜到。这一年来，老师拒绝了不少学生，老师的医门不是常开的吗？为什么会拒绝呢？拒绝只是表面的考验，拒绝不了真心想学医的人。如果真按做弟子的要求做，把基本的道德文章背诵熟悉，老师没有不高兴的。所以拜师是通常表面的拒绝和考验，是在看弟子道心够不够坚固。不然的话，你即使遇见了明师，也失之交臂。当时向辉刚来任之堂，发现老师前面拒绝了好几个学生，他们都回去了。但向辉心中说，即便余老师不要我，我也在任之堂门口站上一两个月，拿出点程门立雪的精神。既然我出来拜师学医，我就要学到底！老师一个月后才叫出他名字。在很多人回去的时候，他依然留在任之堂，学习了足足一年。从炒药、采药到抓药、配药，到抄方、跟师临证、记录医案，没有哪个环节他不是全力以赴的。

为何叶天士能够师从十七师，孙思邈能够访到天下明师，因为他们有虚心下人、恭敬于道之心。孙思邈深有体会地说，但凡有一事长于己者，不远千里，服膺取决。就是说在医道上有特长的，他不远千里也要去请教别人。当时千里靠的可不是坐火车、飞机，而是徒步参访啊！对于学验俱丰、名气又大的孙思邈尚且能够有时时求师拜师之心，我们就可以知道为何孙思邈能够集医学之大成而为药王了。正是这种孜孜不倦、追求医理的精神，才让他能够不断拜到明师，得到传承。

第三点学到。拜到师父，不等于能学到，进师门不等于登堂入室。这个世上总是拜师父的多，而得师父心传的少。古代很多绝技，之所以传不下来，不是明师不肯教，谁不想薪火永传呢，而在于弟子能否真正学到。就连做豆腐的绝技，也不容易传下去。有个善做豆腐的老爷子，他做的豆腐十里八乡没有不称好的。他的豆腐每天供不应求，人家问他，为何年纪大了，不把做豆腐的秘诀传给别人呢？老爷子说，我也想传给我孩子、我徒弟啊。那为什么他们学不到呢？老爷子说，我的技术是公开的，我光明坦荡地做豆腐，他们没有一个人来偷，这秘诀不能给，只能靠偷，不能教，要靠你们来夺。

同样古书上记载了一个历史故事，齐桓公读古人书时，看到工匠在做车轮，工匠问齐桓公说，不知君王所读何书？齐桓公骄傲地说，圣人之言。工匠叹了口气说，不过是古人的糟粕而已。齐桓公大怒说，寡人读书，匠人怎能随便议论，你必须说个所以然。工匠泰然自若，从容答道，臣虽从事做车轮工作，但这做车轮的功夫却没法口传给我的孩子。因为轮子慢了就不坚固，快了就容易滞涩，必须恰到好处，手艺操作须得心应手。现在我七十多岁了，儿子还继承不了，我也想早点退休。圣人所得的道理也是如此。所以说君王所读的不过是古人的糟粕。

连一个木工小绝活都不能靠口授言传，必须要躬自实践，甚至要能够夺师偷师所学，才能够领会其中玄奥。否则的话，就算父子之间，也有传不下去的障碍啊！所以老师平时的言传身教，只是指月的手指而已，至于能否领悟到月光，要看我们有没有积极地朝那方向看。所以说，没有师传，连方向都没有，有了师传，却不能躬行实践，也到达不了。故曰：

学医容易遇师难，不遇明师总是闲。
自作聪明空费力，盲修瞎练亦徒然。
灵山拈花一笑间，一啐一啄法现前。
欲求甚深岐黄术，千古师传永不变。

第四难　医友难交

古人曰：“学贵得师，亦贵得友。”又曰：“良友之功，有益于良师矣。”交友的重要性可知。甚至古往今来，不管是建功立业，还是著书立说，很多都是友道成就。知道交友重要性，但世人没有不困惑的，欲求于一知己而难得。

第一，学医首重医德。孟子说：“友者，友其德也。”若交友不慎，就如同白纸受到污染一样。《菜根谭》曰：教弟子如养闺女，最要严出入，谨交游。若一接近匪人，是清静田中下一不净的种子，便终生难植嘉禾矣！所以孟母要三迁教子，为的就是有个好的学习环境，好的良师益友，这样直谅士，就能渐相亲。那些正直有包容心的朋友，就会渐渐聚在一起，孟子就会不断去亲近善知识。故《颜氏家训》“慕贤篇”曰：“人在年少，神情未定，所与款狎，熏渍陶染，言笑举对，无心与学，潜移暗化，自然似之。何况操履艺能，较明易习者也！是以与善人居，如入芝兰之室，久而自芳也；与恶人居，如入鲍鱼之肆，久而自臭也。墨翟悲于染丝（染苍则苍，染黄则黄），是之谓矣，君子必慎交游焉。”

第二，要求良友。首先要自己能成为别人良友。自己不真心付出待人，怎么能够遇到真心付出待人的良友呢？所以俗话说，门内有君子，门外君子至。很多人向外面苦苦寻觅良友，却很少要求自己具备良友的素质。“律己亲贤能”，其实你只要严于律己，自然就会感应相应的好友。若无好友来朝，便应反思自己律己功夫是否疏忽了。老师曾对大家说，你要求得金凤凰，必须要自己先种梧桐树。搭建好自己的品德平台，就能够引来相应的知己好友。所以老师在任之堂举办中医交流会，前来学习交流的天下医友日渐增多，为什么呢？还是《论语》里那句话：“君子以文会友，以友辅仁。”你只要心存仁术，那么你就会以中医而交到大量仁心好友。

《论语》中司马牛曾经忧虑地说，人家都有那么多的好兄弟好朋友，为什么我没有呢？子夏对他说，君子敬而无失，与人恭而有礼，四海之内皆兄弟也，君子何患乎无兄弟也？这就是说，一个人能恭敬待人，到处都有好兄弟好朋友。如果担心好友难交，那是因为自己没有形成这一品质，这时不要急于向外求，赶紧向里修吧！你有一分的恭敬，就能感应一分的好友。你有十分的恭敬，就能感应十分的好友。

其实孔子很早就提到损者三友和益者三友的道理，友直，友谅，友多闻，就是益者三友，如果独学而无友，则孤陋而难成。明代苏竣在《鸡鸣偶记》中把朋友分为四类：道义相砥，过失相规，畏友也。缓急可共，死生可托，密友也。甘言如饴，游戏征逐，昵友也。利则相攘，患则相倾，贼友也。我们要多交畏友、密友，远离昵友、贼友，这样学业道术上就会渐增渐长，久而久之，得到益友相助，良师点拨，则蔚然壮观矣。

第五难　病人难化

《内经》把基本的病因归为五大类，一是外感六淫，二是内伤七情，三是饮食不节，四是起居无常，五是劳逸无度。这五方面，真正邪气害人的是第一方面外感六淫，用药治疗也是最快的。老师说，另外四方面导致的疾病却是最难调的。因为它不是外来的，而是自已惯坏了自己的身体，是自己招的，是各种不良生活方式导致的疾病。所以说，医药真正能够迅速治愈的大都是外感邪气疾病，而内伤杂病慢性病却必须靠修正观念、加强锻炼、注意忌口等，才有望根治疾病。但现代的病人，一旦生了病，只有一个想法，把身体交给医生，从来很少反思己过，修改不良行为习惯。这样单凭药物，想要疾病很快治愈，怎么可能呢？

很多医生，在临床上只把眼光看在药物上，没有看到人是社会的人，疾病是人的病，人的各种行为习惯与起心动念直接关联到他所得的疾病。想单凭药物去改变病人的行为习惯与心念思维，这是多么困难的事啊！所以《寿世青编》说：“惟知疗人之疾，而不知疗人之心，是犹舍本而逐末也。不穷其源而攻其流，欲求疾愈，安可得乎？”所以病人难化，主要体现在以下三方面。

第一，观念误区多。我们经常在临床上看到很多孩子咳嗽，父母带着他们在医院里输液，一输十来天，咳嗽越来越重，老好不了。但到了老师这里，老师叫孩子只吃七分饱，不吃水果、冷饮、凉茶，然后少吹空调，再开几付通宣顺气的汤药，几十块钱就把反复不愈的咳嗽治好了，他们的父母没有不开心的。

他们问，为何输液老不好，吃中药就好得这么快？老师说，本身小孩就是少阳嫩阳，吹空调，吃水果、冷饮，输进去凉水，这不都加重他的寒咳吗？本身孩子脾胃就弱，你们关心则乱，担心他营养不良，给他高营养，甚至吃饱吃撑，给他买零食，把脾胃堵得满满的。脾胃为生痰之源，这些痰浊源源不断就往肺上泛，他能不咳吗？那些家长惊讶地说，孩子不吃饱一点，怎么能长高长大？孩子馋了，吃点零食没问题吧？水果不是补充维生素、通便的吗？维生素含量高，小孩子正长身体，需要啊。这鸡蛋蛋白质那么高，每天都不可少啊。

老师摇摇头笑着说，这就是病根啊，已经病到思想观念了。身上的病好调，思想根源上出了问题难纠正啊。你们想想，以前你们父母辈吃什么？粗茶淡饭，哪有什么水果、牛奶、鸡蛋吃，大家一样健康成长，根本不知道吃药去医院是怎么回事。老一辈的都知道养小孩想要身体安，三分饥与寒。稍有小感冒，你让他适当饿饿，吃点清淡的，他反而好得快，你给他加大营养，熬鸡汤煲骨头的，他不生痰化湿才怪呢？鸡蛋吃得太多的孩子，脾气大易发火，身体不通透。什么东西都不能过，适可而止就好。现在你们都过度溺爱了。给他零食就是让他生病，零食养病不养命啊！

很多父母还是不解，老师每天劝病人，劝得口干舌燥，通常这些戒条每天都要反复说，每个学生都能倒背如流，但孩子的家长或病人们却依然彻悟得少。

那天在小区里，看到一个病人，她和她的孩子都是任之堂的铁杆粉丝，孩子一感冒咳嗽，来抓几付药一吃就好了。她的子宫肌瘤在老师这里治好了，老师千叮咛万嘱咐，要远寒凉，戒生冷。但我们碰到她的时候，发现她和孩子都在吃雪糕，老师交代的东西，转身就忘在脑后了。这样不久她又病了，又来任之堂。

老师感慨地说，我们其实不是在跟疾病做斗争，而是在跟病人的观念行为习惯做斗争。病人如果认识到这一点，疾病就好治了。病人如果认识不到这一点，那么我们用药无非就是跟疾病在拉锯战。所以老师酝酿了几年，要我们搜集临床上病人常见的饮食生活习惯，哪些出现了误区，要如何去纠正，然后写一本《万病之源》的书，希望此书能够发挥更广的宣传作用，帮助更多人从根源上摆脱病苦。

第二，心中妄想欲望多。心主欲望，脑管妄想。人的妄想和欲望伤人最重。因为它们直接消耗精气神三宝里最高的神的层面。同样吃两碗饭，一个到田地里干活，他越干越有精神；一个就坐在那里不动，打妄想，欲望纷飞，没几个小时，肚子就饿了，人就没劲了，困了，久而久之，就变得神疲乏力，疾病蜂起。所以老师说，现在很多人的病都是闲出来的，小人闲居为不善。你身体一闲下来，思虑就无穷，想法欲望不断，心无片刻安，神无片刻宁。这心神就像开车的人，身体就是那车，如果疯狂地开，乱开，不让这车歇着，能保养得好吗？

遇有肿瘤病人，老师说，你观察他眼睛，如果这病人眼睛贼亮，神往外越，静不下来，不断地打妄想，这样的病不要说是肿瘤，就连简单的头痛、失眠都不好治。这疾病并不是要置人于死地，而是妄想摧毁了人身。这肿瘤不是真的要人的命，而

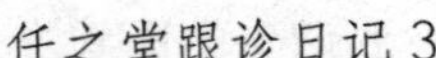

是要人减少欲望，少思寡欲。所以说向哪里求医药呢？苏东坡说，安心是药更无方。你由纷乱繁杂的心念变成能专注一处，过一种简单的生活，这病就好治多了。因为你简单了，你的病也变简单了。

所以《内经》开篇就跟大家说："恬淡虚无，真气从之，精神内守，病安从来。"恬者，内心安宁也；淡者，外无所逐也；虚无者，恬淡之极也，乃至虚极守静笃，归于自然也。人能常清静，天地悉皆归。你常恬淡虚无，精神便日日长足。所以古人说，自静其心延寿命，无求于物长精神。养生治病不在于做加法，拼命地吃药吃补品，而在于要懂得做减法，努力地减少压力与欲望。那些年过百岁而动作不衰的老人家，笑口常开，没有哪个不是过得单纯简朴的。

这样我们就知道为何老师药房里印了很多善书，如《化性谈》《根除烦恼的秘诀》《了凡四训》等，这些善书从未间断过。目的都是帮助人心归于至善，心有一分善，病痛烦恼便会少一分。心有十分善，病痛烦恼便会减少十分。这是一个传统中医从疾病的根本里认识到的愈病之法。儒者不能舍孔孟之书，而成就功业；医者不能外岐黄仲景之书，而修成医道；病者又怎能抛开养生养心向善之书，而根除疾病、获得寿康呢？故曰：治人一时，以药物良言；治人一世，以书籍观念。

第三，平时运动锻炼少。老师说，我一周不出去爬山，看病、读书效率就会降低，所以老师常年坚持爬山锻炼，还带学生入山采药，开垦良田，在劳其筋骨、挥汗如雨的状态之中，大家都达到忘我的境界，紧张的脑神经能够得到彻底放松。可见适当的体力劳动锻炼，大有助于身心舒畅。

有些人说，我没时间运动啊，工作每天都安排得满满的。老师说，磨刀不误砍柴工，农夫再忙，他都不会说我没时间去磨刀，你拿钝刀去砍柴，消耗更多时间，所以运动是为了更好地工作。一个不懂得运动锻炼的人，是不懂得长久工作、生活的人。法国思想家卢梭说，到户外散步运动，能够促进我的思想，我的身体必须不断运动，我的脑力才会开动起来。俄国大文豪，《战争与和平》的作者托尔斯泰说，每当我文思不畅时，便放下笔，走入田间，和农夫们一起劳动，因为肌肉的劳动，可以放松头脑的紧张。当我再提笔时，灵感就会泉涌而出。

一些病人，特别是年轻人，他们经常苦闷地说，运动很辛苦，又出汗又累，还晒得黑黑的。我宁愿待在卧室里，上上网，聊聊天，玩玩游戏。老师说，温室的花朵怎么比得上旷野的大树呢？运动虽辛苦，但苦中有乐，苦尽甘来，你们只看到运动时筋骨酸痛劳累，却没看到运动过后，肌肉变强壮了，晚上睡得更沉稳了。只看到出汗，却没看到是在排病气、排寒气。只看到表面晒得黑黑的，没看到他的骨骼日渐坚固质密，黑得有光泽，更加长寿健康。所以病态美怎么能比得上健康乐呢？你如果真尝到了运动带来的健康滋味，你会觉得运动是一种天大的享受，而不会肤浅地认为是在痛苦地折磨。所谓生命在于运动，没有运动就没有生命。现在很多人多病，如果找原因，缺乏运动绝对是主要的一个原因。古人认为，人体勤劳于行，百病不能成。《吕氏春秋》提出运动养生的原理：流水不腐，户枢不蠹，动也。形体亦然。形不动则精不流，精不流则气郁。

我们临床上，为什么每天都能摸到很多中焦关郁脾滞，属于典型郁脉的病人，因为他们大都养尊处优，又思虑过度。他们连上个五楼都要坐电梯，不愿劳其双脚，甚至到附近五百米的超市都要开上小车，不乐于安步当车。古人说，你出入都坐车马，这是瘫痪的先兆啊！确实，用进废退，你不去反复锻炼它，它就退化了，腿有劲，才长命。我们荒弃自己的双腿，不就是在荒弃自己的生命吗？并且长期熬夜，竞争压力大，整天处于思虑焦虑状态，大量地消耗精血，又得不到很好的补充，这样即使父母给你天底下最好的身子，你又能用多久呢？

养尊处优让气血流通不利，思虑过度，思则气结，让气血郁结在中焦。古人说，百病皆生于气，气血长期郁滞不通，什么病都有可能得。所以老师常跟这些郁脉的病人说，你们要记住，健康掌握在自己手中，要管住自己的嘴，迈开自己的腿。把心静下来，让身体动起来。健康很简单，就在你的日常生活行为里。

这三点是病人难化的根源所在，所以医生要紧扣这三点，帮助病人走出疾病的泥潭。不然的话，虽有扁鹊华佗、金丹玉液，亦难疗矣。我们想，为何老师说，《伤寒论》代表着医术的至高点，而《内经》却代表着医道，道是永无止境的，惟道可以统术，我们从《内经》“上古天真论”中就可以发现，《内经》是一部针对人体万病根源的书，是一部教人不生病的经典。而《伤寒论》灵活的辨证论治思想，却是教人如何治病的经典。两个一结合，有病时早治，未病时先防。治病找医生，健康靠自己。这样你就会离寿康越来越近，离疾病越来越远。

第六难　精进难恒

老师说，学医就像徒步旅行，要最终到达目的地，须具备三点。

一是坚定目标，初心不退。你如果目标动摇了，就没办法走下去。我们看《西游记》里的唐三藏，他坚定目标，一心向着西天取经，不论再多艰难困阻都未曾动摇过。所以刚开始考验学医者，第一关便是恒心关，是不是有不达目的、誓不罢休的韧劲。孔子也说了，人而无恒，不可以做医生。当一个人一遇到挫折，就怀疑自己的初衷，甚至想打退堂鼓，或者在临床看病学医过程中，碰到解不开的矛盾，便

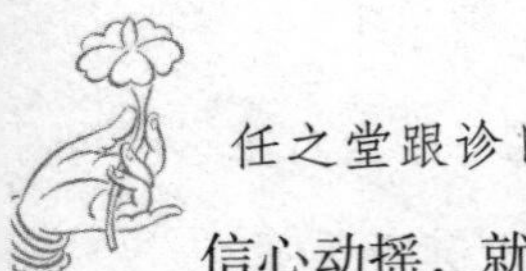

信心动摇，就像还没打仗就先退缩一样，这样怎么可能取得最终的成就呢？故曰：若不计寒暑，亦不论困阻。信心能坚固，朝夕勤修悟。医业无不成，天天在进步。

二是制心一处，心无旁骛。老师曾给我们讲到，哪种类型的人适合学中医，其中当聪明碰上笃行时，老师说，笃行的医子更容易成就。我们问为什么？不是那些聪明的可以举一反三，更容易学成吗？老师说，聪明容易被聪明误，心浮散的聪明，远不及单根筋的笃行。就像你想爬上山顶，聪明的人可能刚开始走很快，途中看到花便赏花，看到果就摘果，最后把目标抛在一旁，当他真正想爬到山顶时，发现天已黑，年已老，精力已疲惫。但是一根筋的人不同，他心中只有一个目标，不轻易受外界干扰，所以即使起步晚，走起来慢，但终能达到目标。

这修学中医，就讲究专一。章太炎曾经对学医的章次公说："学技要专，即诗词亦当所戒。"为什么？因为花繁者实少，旁骛者难成。所以做学问，要懂得剪枝蔓，立主干，这样才能有骨有肉，不蔓不枝。可见古人用心之专之纯，是我们难以想象的。他们宁可一丝进，不可一丝停。宁可一丝专，不可一丝乱。你每天专一了，即便是滴水也会满大器，也能穿巨石。故古人曰：如天雨滴，后不及前，虽不相及，能满大器。修学智慧，亦复如是，从微小起，终成大器。这也是古人常说的"制心一处，无事不办"的道理。我们在《劝学》里就可以看出，为何号称铁甲将军的螃蟹，自己从来造不成房子，非蛇鳝之穴，无可寄托者。就是说，螃蟹如果不是因为水里有蛇鳝打的洞，它还无处藏身呢。而相比较，蚯蚓虽软绵绵，无爪牙之利，亦无筋骨之强，却能够上穿土壤，下饮黄泉，自力更生，自建家宅。为什么呢？因为螃蟹是浮躁的性子，而蚯蚓却是专一的性子。一个用心躁也，一个用心一也。最终成就不在资质，而在用心！所以老师教脉法时提到，凡心浮气躁者，即便聪明过人，亦不可以与之言脉巧。因为一克的专注笃行，抵得上一百克的聪明才智。

前面提到要到达目的地，须坚定目标，专心一处。还有第三点，那便是要注重方法。我们沿途要有地图，有工具。古人说："将升岱岳，非径奚为？欲诣扶桑，无舟莫适？"《劝学》说"君子善假于物也"，一个人善于借助外界工具来达到目标，或搭桥过江，或渡舟过河，或问道于人，这就是君子，而不是一味地蛮干。我们要到中医的山顶上去，什么是舟，什么是桥，什么是大道呢？老师建议大家去看《名老中医之路》，因为这些名老中医都是过来人，欲知灵山路，须问过来人。他们的经验教训就是我们的舟楫，他们说的话在我们学医过程中常常有关键的指导作用。

朱良春老先生善于学习他人长处。朱老在年轻时就有个习惯，身上常带个小本子和短铅笔，听到哪一位先生发言好，马上用笔记下，或者老师临证时一点拨，随手录下，晚上回去整理。他说，我从这里头受到很多启发，我做学问就两点，一点是“勤笔免思”，就是勤记录，可以免掉你以后的思考。当一个人书读多了，知识越来越广博，有些用药思路，某位医家讲得很好，但一下子又记不起来，如果你有勤动笔、做记录的习惯，随手一查便知道了，不用在那里咬着笔头发愁，可以免掉很多无谓的苦思冥想。第二点就是“有闻必录”，好的东西要马上记下来，不然过后即忘，好记性总不如烂笔头。老中医们随性说出的一两句话，可能都是毕生的总结，而且说过后未必会反复地说第二、三次。如果没能抓住机会记下来，可能就流失了。当你记下来后，你会发现，在关键时刻，它常常能帮你破除迷雾，指点迷津。

所以说，这三点虽然很难，但无限风光在险峰，梅花香自苦寒来，突破难关，后面便是成就。西天取经，要历九九八十一关，我们学医同样每天要面临很多疑难杂病关，在这难关里头，我们不退反进，愿以此座右铭与医友们共勉：

穷已彻骨，尚有一分生涯，饿死不如读死；

学未惬意，正须百般磨炼，医通即是运通。

第七难　中医难兴

中医界后继乏人乏术的主题，一直萦绕在中医学子的头上。爱之深，责之切，甚至很多老中医痛心疾首地称当代中医现象为泡沫蝉蜕，泡沫就是一吹就破，经不起考验；蝉蜕就是一捏就瘪，有壳无实。这对于我们当今学中医的人来说，面临着相当严峻的考验，振兴中医，可谓任重而道远。很多人看到中医难兴，纷纷都放手转向他处。很多人看中医矛盾多，磨难多，于是踟蹰不前。老师常说，难易相成，我们不能只看到苦难的一面，所谓多难兴邦，磨难多，同时它也在慢慢地振兴中医。

第一，理论难兴。这是继承方面的困难，很多学子一入门，看到阴阳五行、升降出入这些玄奥的中医概念时便眉头紧皱，无所适从。甚至很多研究生，高年级的中医学子，案头都很少放四大经典，即便偶有翻阅，随手便放置一旁，不能时常熏修，他们严重低估了经典的深远价值。特别是《内经》《伤寒论》，其文简，其义博，其理奥，其趣深，其旨远，乃至道之宗，生生之始也。

古代的医家，没有不勤求古训、博采众方而成就医术的，亦没有不博极医源、精勤不倦而领悟医道的。木能够不断地生长，是因为根本牢固；水能够流得长远，是因为泉源不竭。中医振兴，怎么能少得了木本水源呢？所以必“取法乎上，寻师经典，溯源岐黄，问道长沙”，乃可以本源受气，华叶递荣，名实相副，大济苍生。

任何一个学科，常常是理论高于实践，理论的高度决定实践的深度。好比《内经》“地气上为云，天气下为雨”这一句话，老师就说奥妙无穷，可以打开一扇医

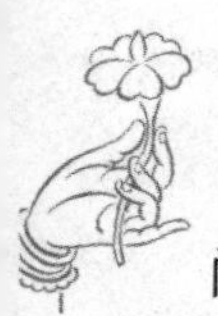

门。我们治疗一些脾虚泄泻，口有干渴、头晕、颈僵的病人，老师常选用七味白术散的思路，里头有白术、木香、葛根这些看似很平常的药物，病人服下去，却泄泻止，口干得润，头晕、颈僵立缓。一个汤方为什么能同时治愈上下疾病呢？按常规医理可能不好解释，但《内经》“地气上为云”一句话就把道理和盘托出。我们看地底潮湿泥泞，就如人脾虚湿滞泄泻一样，这时我们不是去除湿，而是通过怎么去把有害的湿邪流通，变为津液，为我所用，就像大自然没有多余之物一样。泥泞的道路，接受阳光气化，把水湿蒸上天空，这样道路干爽，而天空蔚蓝，一片晴朗，云朵滋润，如同人体下焦湿邪干，上焦颈僵、头晕、口渴得以滋润，用自身有余来调节自身不足，这就是《内经》教我们治病不要把邪气当敌人，要让身体气机上下流转，升降开合，这样便可以化邪为正，变水患为水利，引郁滞的湿浊成为流通的津液，本身湿浊与津液便是同根兄弟，相煎何急，这样则善莫大焉。

这只是经典理论里的半句条文，便能引出很多精彩的医理，何况里头有那么多精彩的条文，真是一生用之不尽，百世耕之有余啊！有老中医形容那些抛却经典的中医学子为捧着金饭碗去讨饭，真是一语中的。

第二，实践难兴。这是发扬方面的困难，中医继承在经典，发扬在实践。临床实践乃中医生命线，临床实践是检验中医经典理论的惟一标准。要把古人的经验、其他医家的心得变成自己的直接经验，为我所用，这需要一个过程。就像哲学上所说的，认识一个真理，不是一步到位的，这认识过程是曲折反复的。中医临床由理论到实践就是这样一个过程。初上临床不可能一步到位，即便是久经沙场，一样有很多要攻克的难关，老师正是这样在临床上反复打磨的。即便是今天，他依然白天看病，晚上看书，从未间断过从古籍里汲取营养智慧，验证于临床，甚至还通过寻师访友来打开思路。

不是说一个医生考到证，毕业了，开了诊所，他这中医就合格了，就不用进步了。恰恰相反，这时正是他中医真正起步的时候，能力大，责任更大，学无止境，你有一分的才智，就有一分的难关让你去突破，总有新的病种，疑难的杂病，临床实践之难就难在这里，你永远会觉得自己学得不够用，思有所不及。所以医者要活到老，学到老，而且不能思维定式，要能不断打破过往，如同回炉再炼一样，这个过程是艰辛的。但你每学有突破，你治疗有心得、有把握的疾病就会更多。

老师从渭南孙师那边回来时，访到了风药的应用，这也是汉唐医籍的精髓，可惜淹没年代已久，很多医家都不太重视了。结果老师把风药运用到临床，治疗很多顽固性腹泻，屡获奇效，感叹古人说“风能胜湿，湿胜则濡泄”，诚不我欺也！进

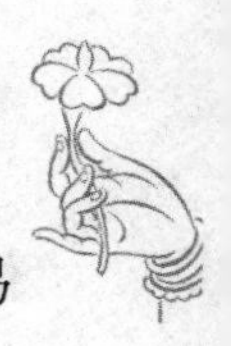

而治疗很多大便不成形的病人，只要稍加一两味风药，如羌活、独活，大便很容易就成形了，腿脚也有劲了，这时我们就切切实实体会到了经典的精义。

有人悲叹说，中医古籍经典像古树一样，叶子都快掉光了。但他们却没有看到，这古树仍然根深蒂固，部分叶子掉落，是根尘脱落，它依然在不断地吐嫩芽，这就是生命之树长青。老师最后感慨地说，如果提前十年八年能知道这个认识的话，很多顽固性腹泻病就不会那么难治了。可见一个医家只要在临床实践中突破见悟一两句话，他将拯救更多病人，增长更大的信心。

为何那么多医家学到中途就止步了呢？就是因为实践难，反复地修正自己不容易做到。古人说，要日日知非，日日改过，一日不知非，一日就安于现状，一日无过可改，一日就无可进。天底下聪明优秀的人不少，但因知识没有反复拓宽，实践不能进一步广大，最终就变得平庸起来。

第三，教育难兴。中医教育不仅是医学院校的教育，还包括民间的师承教育，更包括老百姓的中医知识普及教育。一个传统行医者，不仅要担负起看病的责任、授徒的责任，同时他也担负传播中医文化的责任。在当今时代，面临中医难兴的问题，向民众普及中医知识，和治疗疾病、培养中医后进是同样重要的，它们是鼎之三足，缺一不可。关于学院教育和民间师承教育，现在国家越来越重视，我们在这里就不多赘言了。民众中医知识普及是中医教育的薄弱环节，而现在电视里中医养生的节目越来越多，报刊里中医保健的文章越来越多。我们看《广州日报》等报纸，都有保健养生版块，这都是在向民众普及中医知识。民众也很喜欢看这些养生保健文章、节目，因为这些知识可以指导平时日用生活。这个薄弱环节也渐渐得到加强。

老师为什么要写《万病从根治》，要写“养生误区”，因为临床发现很多疾病是由于病人不懂得中医保健养生的常识。如果了解了这些常识的话，很多疾病可能就不会发生。有个过敏性鼻炎的小伙子，服了麻黄附子细辛汤后，能够管住一两周，早上起来不打喷嚏了，头脑也很清爽，但一两周后又复发，来找老师。老师帮他摸脉说，你有没有吃水果、喝凉茶、运动后洗冷水呢？他说，有啊。老师说，以后不要这样了。他疑惑地说，我的朋友都是这样做的，为什么他们不得过敏性鼻炎呢？老师说，阳气足，就能抵抗外邪。阳气不足，稍微受触风冷，就流清鼻涕。所以在你阳气不足的时候，要注意呵护。平时再买些玉屏风颗粒，保护一下脾胃肌表之气，上焦抗邪的能力需要补充于中焦。以后要少喝酒，每天晒晒太阳，多运动。这小伙子按老师说的去做，果然发现困扰了他两三年的鼻炎不用再靠药物维持了。

老师也多次感叹地说，现在很多年轻人，生病了不知道基本的饮食起居禁忌，

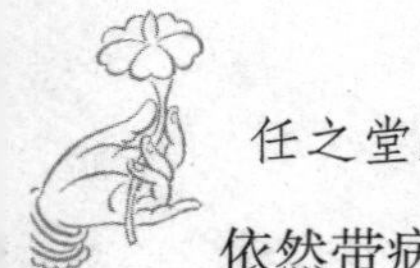

依然带病暴饮暴食，带病熬夜。一些上了年纪的人来看病，却更懂得中医常识，他们会问医生得了这个病该注意什么？你可别小看这句话，自古以来，传统中医就是在病人问起这句话时进行健康常识的教化。

现在很多人并不缺乏医生、药物，他们缺乏的是中医的普及知识，因为人的健康不是靠药物养出来的。提倡终身服药，不如提倡不断修正自己的养生误区。西方有句话说，生病起于无知偏见。确实，没有源源不断的误区，就没有缠绵的疾病。你找出这些误区，找出发病的缘由，从饮食、生活、情志、起居等方面去修正它，常常比昂贵的药物、不得已的手术，更能帮助人在根源上摆脱病苦。

所谓的病痛，在教育层面上来说，就是全民缺乏普及养生保健知识。这是在最高层的理念上去纠偏，比用药物从身体上去纠偏，更深刻，更久远。因为你有什么样的知识理念，就有什么样的身体。身体只是这些理念的投影，扭曲的理念就容易有扭曲的身影。健康合于自然的理念，就容易养成健康的生命。

第八难　大心难发

有一天晚上，老师跟大家谈及中医药发展的十大策略，只谈及其中一策，大家听了都觉得不够那个高度去思考这些问题。老师不仅站在治病、诊所经营层面上去看中医，而且站在中医药如何发展好的层面上去思考。当时我们一听，才发现我们和老师还有这么大的差距。而且这种差距绝不是靠多读古书、多临床、多摸脉可以弥补的。我们思考中医是思考如何用好中医，老师思考中医是站在中医发展的高度，是从“兴灭继绝”的层面上来思考，此小大之别也。

大家想想，中医家和中医师有什么区别呢？区别就在这里，用心大小不同而已。有位老中医感慨地说，我们学医，从古人身上挖掘这么多东西，说白了，还是拾前人的牙慧。我在中医殿堂里溜达了一辈子，都是从里面拿东西、取东西，受益无穷，却从来没有给这里添点砖瓦，虽然每天病人无数，也感到惭愧啊！

老中医惭愧，是惭愧自己只是一个普通的中医，不能担起中医家的责任，家是什么？就是能够给人温暖、养育人的地方，所以一个中医家他要能够负起教育弟子、传承绝学、普及民众中医知识的三大重担。所以我们就可以知道为何邓老、朱老他们这些国医大师是中医家而不是普通的中医师。他们干的都是兴灭继绝的事，荷担的都是岐黄的大法。他们知道，中医不是在培养一两个人，而是要造一股时势，中医不是在救治一两种疾病，而是要普及全民教育。

自古以来有三不朽之事业也，便是立功、立德、立言，那么什么才叫作真正的事业呢？现在很多人都认为，我有一技在身，我有铁饭碗，足以养家糊口，有好的职位在手，这便是我的事业。古人不这样认为，四书五经里说："举而措之天下之民，谓之事业。"这是说，你的言行举止、思考行为要站在天下民众的层面上，有了这样的大心，才是事业。

为何孔子那么受人尊敬，被称为万世师表，因为他当时看到礼崩乐坏，就想兴灭继绝，《论语》曰："兴灭国，继绝世，举逸民，天下之民归心焉。"就是想复兴中国传统最精髓的文化精神，这是何等的豪情与勇气啊！即使周游列国，屡屡受挫，仍然豪情万丈。所以后世便有一句很有分量的说法，即孔子以前的中国文化都收在孔子手中，孔子以后的中国文化都是从孔子手中放出来的。这就是孔子在立德、立言方面不朽的事业，为后人所传诵钦佩的地方。他不是简单的教育家，而是伟大的教育家。他为何拥有这独一无二的地位，这与他的发大心有很大关系。

我们回归到中医来，中医是古代传统文化里的一朵奇葩，是中国绝学，正面临着从衰弱走向振兴的时机，而学中医的人们，最缺乏的便是这四个字——兴灭继绝，发大心，立大愿，做中医事业。

有人说，这些都快要进博物馆的东西，你还去振兴继承有何意义呢？其实中医如果真像他们说的那样垂朽不可扶，功用低微，没有广大的社会效益，那么那些老中医以及我们后继者，就根本不值得花毕生精力去继承发扬。这中医自古以来就是三不朽事业，而且是彻彻底底的不朽，万世长青。何也？清代叶天士《临证指南医案》说："良医处世，不矜名，不计利，此其立德也；挽回造化，立起沉疴，此其立功也；阐发蕴奥，聿著方书，此其立言也。"这些功德言，都是在为中华民族伟大复兴添砖加瓦，注入强大的力量。兴灭继绝不是无奈，而是一种责任与豪情。

所以这发心很重要，发大心更是学医入道要门，修学急务。发心不大，不坚固，不能从兴灭继绝的高度去思考中医，学医的时代紧迫感就出不来，学医就难以真正进入状态。古人有座右铭曰：不谋万世者，不足以谋一时，不谋天下者，不足以谋一域。而现在的中医事业，不正是万世之事业吗？不正是天下之事业吗？不正需要兴灭继绝这股大勇气、大豪情、大责任、大发心吗？故我们《劝发大医心文》曰：

入道要门，发心为首。修学急务，立愿当先。愿立则病人可救，心发则医道能成。苟不发广大心，立坚固愿，则纵苦读经卷，亦难有所成，虽访师无数，终是徒劳辛苦。故轩岐问道，为天地立心；神农尝百草，为生民立命；灵胎目诵万卷书，为古圣继绝学；天士师从十七师，为后世立法度；孙思邈作《千金》，为医门树津梁；张仲景著《伤寒》，为万世开太平。此诚兴灭继绝之医门宗匠也！

值此中国盛世，传统文化即将大兴，我们后学医子要面向古圣先贤，见贤思齐，

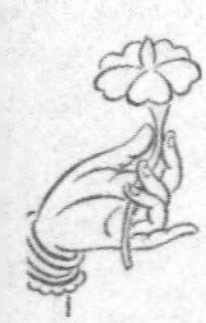

面向世界未来，眼界高远，荷担岐黄大法，传承中医薪火，此虽任重道远，事大路难，但《论语》曰：仁者，先难而后获。《道德经》曰：图难于其易，为大于其细。天下难事，必作于易。天下大事，必作于细。合抱之木，生于毫末。九层之台，起于垒土。千里之行，始于足下。民之从事，常于几成而败之。慎终如始，则无败事。

愿天下医子，皆能从初始发大心，不退转，始终如一，则医业可兴，医术可成，中华古医道将大放光辉于世界矣！

《任之堂跟诊日记 3》完，敬请期待下一部《任之堂跟诊日记 4》。